T0155374

Hartmut Bärwolff
Frank Victor
Volker Hüsken

**IT-Systeme
in der Medizin**

Aus dem Bereich IT erfolgreich nutzen

www.vieweg.de

Hartmut Bärwolff
Frank Victor
Volker Hüsken

IT-Systeme
in der Medizin

IT-Entscheidungshilfe für den Medizinbereich – Konzepte, Standards und optimierte Prozesse

Mit 70 Abbildungen

vieweg

Bibliografische Information Der Deutschen Nationalbibliothek
Die Deutsche Nationalbibliothek verzeichnet diese Publikation in der Deutschen Nationalbibliografie;
detaillierte bibliografische Daten sind im Internet über <http://dnb.ddb.de> abrufbar.

1. Auflage September 2006

Alle Rechte vorbehalten
© Friedr. Vieweg & Sohn Verlag | GWV Fachverlage GmbH, Wiesbaden 2006

Lektorat: Günter Schulz / Andrea Broßler

Der Vieweg Verlag ist ein Unternehmen von Springer Science+Business Media.
www.vieweg.de

Konzeption und Layout des Umschlags: Ulrike Weigel, www.CorporateDesignGroup.de
Umschlagbild: Nina Faber de.sign, Wiesbaden
Druck- und buchbinderische Verarbeitung: MercedesDruck, Berlin
Printed in Germany

ISBN-10 3-528-05904-4
ISBN-13 978-3-528-05904-0

Vorwort

Unser Buch „IT-Systeme in der Medizin" verfolgt das Ziel, einen Überblick über das praxisnahe Anwendungsspektrum der Informatik in der Medizin zu geben.

Da beide Gebiete – Medizin und Informatik – sehr komplex sind und dieses Buch sich mit der Schnittstelle dieser beiden Gebiete befasst, sei vorweg angemerkt, dass es unmöglich ist, das gesamte Feld abzudecken.

Wir haben uns aus diesem Grunde dazu entschlossen, auf eine Auswahl von Themen einzugehen, die für Entscheider besonders interessant sind:

- Qualitätsmanagement
- Kommunikationsstandards
- Web-Technologien
- Wireless-Standards
- Funkfrequenzidentifikation (RFID)
- Handheld-Lösungen
- Kommunikation zwischen Krankenhaus und Ärzten
- Datenaustausch mit Krankenkassen
- Archivierungssysteme und
- Sicherheitskonzepte

Für jedes Thema stellen wir zunächst den „State of the Art" vor und beschreiben dann die Erfahrungen und Empfehlungen aus Referenzprojekten, die wir im Kreiskrankenhaus Gummersbach und anderen medizinischen Einrichtungen durchgeführt und begleitet haben. Die Themen werden dabei nicht nur oberflächlich angerissen, sondern auch, soweit sinnvoll, im Detail für Mediziner, Betriebswirte und Informatiker erläutert, sodass dieses Buch auch als Nachschlagewerk fungieren kann.

Das Buch soll als Unterstützung für Entscheider aus den Bereichen Geschäftsleitung, medizinische Leitung, IT-Leitung, Leitung Einkauf/Materialwirtschaft, u.a. dienen, die sich über aktuelle Themengebiete gezielt informieren wollen. Es dient trotz mancher Hinweise und dem Anbieterverzeichnis im Anhang nicht in erster Linie der Produktübersicht – denn naturgemäß können diese nicht alle dargestellt werden – und es enthält keine Bewertungen von IT-Systemen oder Empfehlungen hinsichtlich ihrer Auswahl.

Die im Buch genannten Produkte und Systeme sind vielmehr als Beispiele anzusehen, die Ihnen den Zugang zur nicht immer ganz einfachen Materie erleichtern sollen. Vor allem möchten wir ein Verständnis für die grundsätzlichen Herangehensweisen und Technologien anhand konkreter Erfahrungen vermitteln. In den meisten Fällen haben wir diejenigen aufgenommen, die uns in der Praxis begegnet sind, in anderen Fällen sind wir auf die eingegangen, zu denen aussagekräftige Informationen verfügbar waren. Sehr wohl aber werden Technologien, Methoden und Verfahren hinsichtlich ihrer Nutzbarkeit im medizinischen Umfeld bewertet.

Am Gelingen dieses Buchs haben viele Personen mitgewirkt. Besonders hervorheben möchten wir unseren Mitarbeiter Andreas Wagen (FH Köln), der während der ganzen Zeit intensiv mit uns zusammengearbeitet hat. Ein Dank geht auch an Matthias Schmieder (FH Köln), Patrick Hilbrenner und Sascha Klein (Kreiskrankenhaus Gummersbach), Tobias Trapp (AOK Systems GmbH Troisdorf), Thomas Brehm und Norbert Witt (Cedavis Technology GmbH Berlin) und Michael Schmidt (Scemtec Transponder Technology GmbH Reichshof). Ein besonderer Dank gilt unseren Studenten an der Fachhochschule Köln: Juri Bauer, Markus Bonsch, Robert Fischer, Christian Haase, Henning Kannen, Ralf Kitz, Stefan Knappstein, Christian Kohler, Torsten Kühne, Stefan Kuhn, Christian Lenz, Andreas Lorenz, Frank Oberlinger, Guido Münster, Beate Otrzonsek, Stefan Richter, Sven Ricks, Sebastian Rosoda, Gregor Sälker, Andre Theus, Andre Tretter, Juliane Volz und Stephan Wiemann.

Für Christina und Michael.
Hartmut Bärwolff, Gummersbach, im Mai 2006

Für Manuela, Luisa und Christina.
Frank Victor, Bonn, im Mai 2006

Für Karin, Manuel, Niels und Florin.
Volker Hüsken, Hennef, im Mai 2006

Inhaltsverzeichnis

1 Einleitung

1.1 Die aktuelle Situation im Gesundheitswesen

Krankenhäuser, soziale Hilfeeinrichtungen und Dienstleister sind zunehmend schneller werdenden politischen, wirtschaftlichen und gesellschaftlichen Veränderungen ausgesetzt. Mit wachsenden Anforderungen aus dem Umfeld dieser Einrichtungen steigt der Druck, interne Organisationsstrukturen diesen Veränderungen anzupassen und die Leistung der Einrichtungen nach innen und außen offen zu legen.

In der Medizin spielen Effizienz und Qualität der Prozesse eine wichtige Rolle, um die best- und schnellstmögliche Versorgung der Patienten zu ermöglichen. Jeder Fehler und jede Verzögerung kann kritische Auswirkungen für die Gesundheit der Patienten haben, so dass eine optimale Kooperation und Kommunikation zwischen allen beteiligten Partnern angestrebt werden sollte.

Bei der Organisation und der Erbringung von Dienstleistungen im Gesundheitswesen entsteht ein enormer Informationsaufwand. Aus diesem Grund begannen die Krankenhäuser bereits in den 80er und 90er Jahren damit, ihre Informationsverarbeitung zu automatisieren. Diese Entwicklung erfolgte zunächst nicht mit dem Blick auf das gesamte Krankenhaus, sondern wurde zumeist abteilungsspezifisch durchgeführt. Dies und der Umstand, dass jede Abteilung ihre besonderen Anforderungen an die Funktionalität einer Software stellt, haben dazu geführt, dass heute sehr viele Anwendungen und IT-Systeme verschiedener Hersteller eingesetzt werden. Beispiele hierfür sind

- Krankenhaus-Informationssysteme (KIS),
- Laborsysteme,
- Bildarchivierungssysteme (PACS) oder
- radiologische Informationssysteme (RIS).

Ein Krankenhaus kommuniziert mit vielen weiteren Einrichtungen, z. B. mit Krankenkassen, niedergelassenen Ärzten, Gesundheitsämtern oder Reha-Kliniken. Die Kommunikationsarchitektur ist daher sehr heterogen: Eine Vielzahl proprietärer Insellösungen, verbunden mit vielen Medienbrüchen kennzeichnen die bestehende Situation. Darüber hinaus besteht die Herausforderung bei derzeit existierenden Systemen in der Redundanz bei der notwendigen Datenhaltung. So lässt sich abschätzen, dass zwischen 70 und 95 Prozent aller in ein System neu einzugebender Inhalte mehrfach eingegeben werden müssen.

Die Schnittstellenentwicklung, -verwaltung und -anpassung entwickelt sich zu einer Aufgabe mit enormer Komplexität. In der Praxis entfällt ein hoher Anteil der laufenden Kosten auf diesen Bereich.

Nun ist Organisation ein wirksames Mittel, die Kräfte des einzelnen zu vervielfältigen und Strukturen effizienter zu gestalten. Der Ursprung des Begriffes Organisation, das griechische „Organon", (Werkzeug) erinnert immer wieder daran, was Organisation wirklich will und sein soll: Ein Werkzeug, das Abläufe, Arbeiten und den Personaleinsatz erleichtert und effizienter macht. Bezogen auf die Medizininformatik bedeutet dies, medizinische Prozesse in der Gesamtheit mit allen Ressourcen optimal zu steuern.

Dies stellt hohe Anforderungen an eine moderne Krankenhausverwaltung. Erfolgreiches Wirtschaften bedeutet eine stärkere Vernetzung der Leistungen und intensivere Auseinandersetzung mit den eigenen Stärken und Schwächen im regionalen wie überregionalen Wettbewerb aus organisatorischer, wirtschaftlicher und leistungsbezogener Sicht. Mit der Aktivierung landeseinheitlicher Basisfallwerte im Jahr 2007 wird der wirtschaftliche Wettbewerb nochmals deutlicher werden. Häuser, deren Kosten die Erlöse aus landeseinheitlichen DRG-Entgelten übersteigen, werden Verluste machen. Die Herausforderung besteht in der Verbesserung der Dokumentation der Diagnosen und Prozeduren wie in der Optimierung der Leistungsprozesse selbst und der Minimierung der Kosten. Prozesse in medizinischen Abläufen sehen sich mit Optimierungsansätzen konfrontiert, die in der Industrie schon lange üblich sind. Es steht außer Frage, dass die Anwendung moderner Informations- und Kommunikationstechnologien im Gesundheitswesen zur Effizienzsteigerung und Kosteneinsparung beiträgt.

Die veränderten Rahmenbedingungen führen zu erhöhten Anforderungen an die Informationsgewinnung im Krankenhauscontrolling. Aus heutiger Sicht müssen vor allem Aspekte, wie die Verbesserung von Abläufen, die Prozessoptimierung, Ist-Kostenerfassung pro Patient und die Qualitätssicherung im eigentlichen Sinn als auch der Vergleich von Leistung und Ergebnis berücksichtigt werden.

Als wesentliche Herausforderung an die IT im Optimierungsprozess lässt sich die Tatsache nennen, dass Daten aus verschiedenen Systemen nicht oder nur mit hohem manuellem Aufwand miteinander in Beziehung gesetzt werden können. Lösen lässt sich dieses Dilemma nur durch einen ganzheitlichen Blick auf Daten und Prozesse.

Die aktuelle Situation im Krankenhaus-Bereich ist nach unseren Erfahrungen sehr unterschiedlich. Es gibt einerseits hochmoderne Häuser mit beachtlicher IT-Durchdringung und andere, die diesbezüglich in den Anfängen stecken. Nachfolgend der Versuch einer Zusammenfassung von typischen Mängeln in Krankenhäusern:

- Steuerungs- oder Auswertungskriterien sind nur teilweise transparent

- Das Unternehmen „Krankenhaus" kann nicht oder nicht schnell genug auf sich verändernde Wettbewerbssituationen reagieren

- Eine Vielzahl von Informationen werden dokumentiert, sind aber nicht unmittelbar auswertbar

- Steuerungsrelevante Daten aus den Bereichen Abrechnung, Medizin, Pflege, Planung oder Kosten liegen in verschiedenen Systemen oder in Papierform vor

- Bisher nicht erfasste Daten müssen zukünftig eingepflegt werden

- Kontinuierlich hoher manueller Aufwand ist erforderlich, um die wichtigsten Daten überhaupt bereit zu stellen und zu verteilen

- Wesentliche Anteile der verfügbaren Arbeitszeit fließen in die Bereitstellung und das Handling von Daten

- Schnittstellenprobleme und Medienbrüche treten auf

1.2   Visionen

Visionen sind dazu da, kommuniziert und umgesetzt zu werden. Das „Digitale Krankenhaus" markiert den Endpunkt der Entwicklung. Eine Reihe von Krankenhäusern haben hier bemerkenswerte Fortschritte erreicht. Es werden heute schon Röntgenbilder häufig nur noch digital betrachtet und archiviert. Krankenhaus-

Informationssysteme (KIS) werden fast flächendeckend eingesetzt. Moderne Kommunikationstechniken sind auf dem Vormarsch. Das ließe sich beliebig fortsetzen. Dies ist nur möglich
durch moderne Grundlagenforschung, insbesondere im Bereich
der Drahtlostechnologien, der modernen Kommunikationsstandards sowie Multimedia- und Internet-Technologien. Durch interdisziplinäre Betrachtungsweisen und das Verschmelzen neuer
Technologien werden Synergien entfaltet (vgl. Abb. 1).

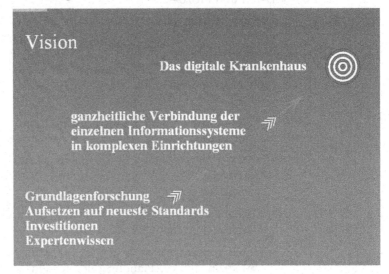

Abb. 1: Evolutionsschritte

Der Trend geht einerseits in Richtung Zentralisierung, etwa im
Bereich KIS, andererseits verzeichnen wir eine Zunahme von
dezentralen Systemen durch Einsatz von PDAs (Personal Digital
Assistant), anderer mobiler Komponenten und spezieller Systeme.

Das Krankenhaus der Zukunft lässt sich im Hinblick auf die IT
mit folgenden Schlagworten beschreiben:

- Papierlos
- Keine Medienbrüche
- Keine Insellösungen
- Einsatz von Krankenhausinformationssystemen (KIS)
- Einführung einer elektronischen Patientenakte (EPA)
- Homogene Integration
- Standardisierung und Automatisierung

- Einheitliche Kommunikationsstandards

- Digitale Signatur

- Einsatz von Radio-Frequenz-Identifikation

- Standardisierte Behandlungspfade (Clinical Pathways)

- Einsatz von Handheld-Lösungen

- Elektronische Kommunikation mit den Leistungsträgern und

- Starke Nutzung von Internettechnologien

Gehen wir kurz auf Krankenhausinformationssysteme (KIS) ein, denn sie gehören zu den wichtigsten Informationssystemen der Medizin überhaupt, da sie es ermöglichen, abteilungsübergreifende Arbeitsabläufe zu integrieren und globale Daten bereitzustellen.

Ein KIS ist ein System, das alle informationsverarbeitenden (und informationsspeichernden) Prozesse, in denen menschliche und maschinelle Handlungsträger beteiligt sind, umfasst. Es unterstützt und automatisiert die Administration, Leistungsabrechnung und in herstellerabhängigem Umfang, die medizinische Dokumentation klinischer Prozesse.

Krankenhausinformationssysteme unterstützen auf diese Weise klinische, administrative und finanzielle Entscheidungen durch die integrative Sammlung von Daten und den Einsatz flexibler Auswertungsmechanismen. Auf ein KIS greifen viele andere Systeme zu – es hat daher eine herausragende Bedeutung für die Systemintegration (vgl. Abb. 2).

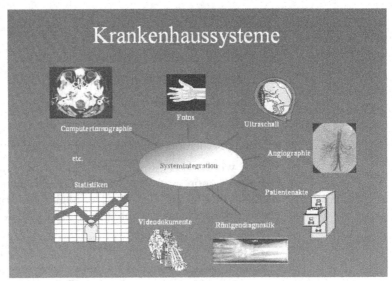

Abb. 2: Integration von Krankenhaussystemen

In diesem Zusammenhang spielt die elektronische Patientenakte (EPA) eine große Rolle, die so etwas wie den Schmelztiegel aller patientenbezogenen Informationen darstellt.

Der Informations- und Wissensbedarf des Klinikpersonals über einzelne Patienten sowie patientenübergreifendes Wissen (Krankheiten, Therapien oder Studien) kann nur durch umfangreiches und qualitativ hochwertiges Datenmaterial optimal gedeckt werden. Dabei müssen die Informationseinheiten auf den jeweiligen Nutzertyp (Ärzte, Pflege- und Verwaltungspersonal) abgestimmt sein. Des Weiteren ist es erforderlich, dass empirisches Wissen und Informationen regelmäßig abgeglichen und erneuert werden.

Fazit: Strukturelle Änderungen im Gesundheitswesen sind ohne IT-Unterstützung nicht möglich. Das trifft natürlich auch auf den Bereich niedergelassener Ärzte zu. Neben den klassischen Aufgaben von Praxis-Computer-Systemen rücken daher neue Einsatzbereiche ins Blickfeld.

Heute werden Arztpraxis-Computersysteme in fast allen Arztpraxen eingesetzt. Das macht den Fortschritt deutlich: Es lässt sich feststellen, dass – nach einer Phase der Ernüchterung – Informations- und Kommunikationstechnologien heute aus allen medizinischen Bereichen nicht mehr wegzudenken sind. Während 1999 die IT vorwiegend im administrativen Bereich eingesetzt wurde, hat sich der Trend umgekehrt, wie Abb. 3 zeigt.

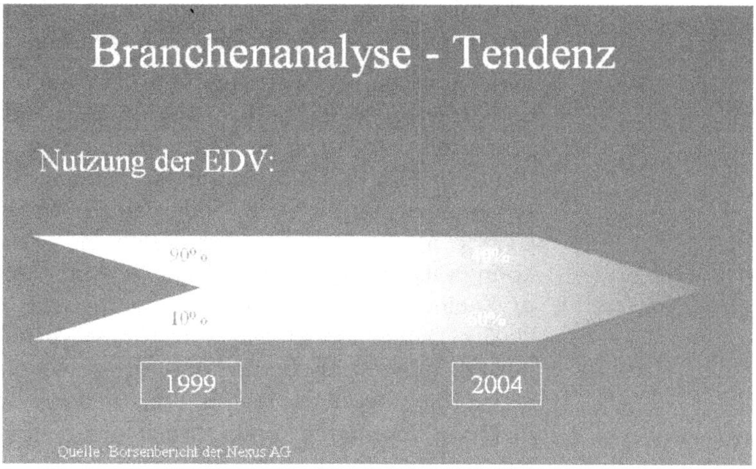

Abb. 3: Einsatz der IT in der Medizin

Ab dem 1.1.2004 müssen Ärzte, die bisher auf den Einsatz von Computern verzichtet haben, die Abrechnung elektronisch bzw. elektronisch verwertbar erstellen. Andernfalls sind die Krankenversicherungen nicht mehr zu einer Annahme verpflichtet. Der große Verwaltungsaufwand mit Einführung der Praxisgebühr ist ohne IT kaum zu leisten.

Zum 1. Januar 2006 war die Einführung der Gesundheitskarte geplant (in 2006 werden voraussichtlich erst 8 Testregionen starten). Ziel ist der schnelle Informationsaustausch in einem Computer- und Internetgestützten Netzverbund, der Ärzte, Apotheken, Krankenhäuser und die Patienten einschließt. Auch wenn viele Fachleute diesen Zeitplan nicht für realistisch halten – die Telematikinfrastruktur wird kommen und spätestens dann müssen die Praxen der niedergelassenen Ärzte gerüstet sein.

Die Patienten sind immer besser informiert und werden zu Mitgestaltern des Behandlungsprozesses. Sie fordern Einsicht in ihre Befunde. Um dem hohen Informationsbedürfnis der Patienten entgegenzukommen, könnten Befunde sowohl aus der eigenen Praxis bzw. als auch aus externen Laboren am Bildschirm direkt im Behandlungsraum visualisiert werden.

In Zukunft wird man bestimmte Patienten fernüberwachen können. So kann man den Blutdruck von Geräten messen lassen, die eine Mischung aus Blutdruckmessgerät, Handy, Computer und Kleidungsstück sind. Der Blutdruckwert wird über Mobilfunk und/oder eine Internetverbindung an einen Überwachungscomputer geschickt. Ist er zu hoch, dann wird der behandelnde Arzt informiert. Er kann sich melden, einen Termin verabreden oder den Patienten per Webkamera in Augenschein nehmen.

Viele Ärzte versprechen sich von ihrer Internetpräsenz Chancen und Möglichkeiten. Zum einen können Patienten auf diese Weise seriös informiert werden und zum anderen kann eine Internet-Plattform zum Praxismarketing, zur Patienten-Akquisition und zur Bekanntmachung neuer Serviceangebote eingesetzt werden. Gerade in der letzten Zeit hat sich hier Erhebliches getan. So konnte im August 2005 der neue Krankenhaus-Navigator der AOK einer breiten Öffentlichkeit vorgestellt werden (vgl. [AOK, 2005]). Damit können alle 2200 Krankenhäuser in Deutschland bezüglich medizinischer Behandlungsgebiete und anderer Details recherchiert werden. Das ist ein weiterer wichtiger Schritt in Richtung Transparenz und Qualität

Jeder Arzt sollte seine Fortbildung planen und optimieren. Durch die Teilnahme an Qualitätszirkeln übers Internet können wichtige Punkte im Rahmen der ärztlichen Pflichtfortbildung erworben werden. Wichtige medizinische Informationsquellen finden sich im Internet. Medizinportale sammeln auf ihren Seiten neueste wissenschaftliche Erkenntnisse, medizinische Artikel sowie Fortbildungsangebote.

All diese Beispiele zeigen das enorme Potenzial der IT im Gesundheitswesen. Das folgende Zitat von Paracelsus, das auf eine maßvolle Dosierung von Substanzen und Medikamenten hinweist, möchten wir auf den IT-Einsatz in der Medizin übertragen: *„Alles ist Gift, nichts ist ohn Gift, allein die Dosis macht, ob ein Stoff ein Gift sei"*. Die Devise muss lauten, nicht soviel IT wie möglich, sondern soviel IT wie nötig einzusetzen.

Nicht alles, was in einer medizinischen Einrichtung sinnvoll ist, macht in einer anderen Sinn. Natürlich versucht man Betrachtungen möglichst allgemein anzustellen, aber das kann bestenfalls auf eine 80/20-Lösung hinauslaufen. Das Ziel des Buches besteht auch darin, diesen Ansatz deutlich zu machen. Insbesondere müssen medizinische Institutionen lernen, zwischen sinnvollen und weniger sinnvollen Innovationen zu unterscheiden: Nur diejenigen sind im Rahmen des Wettbewerbs gut „gerüstet", die die richtigen Innovationen mit Augenmaß zum richtigen Zeitpunkt umsetzen.

Zum Schluss noch einige Anmerkungen zum Thema „Kostenreduktion": Dass IT zur Kostenreduzierung im Gesundheitswesen eingesetzt werden kann, ist unbestritten. Dies zu quantifizieren, ist aber schwierig. Laut einer Studie der Unternehmensberatung McKinsey ([McKinsey, 2003]) könnten die Kosten der Krankenhäuser um 10 bis 15 % niedriger sein, wenn moderne Informationstechnologie eingesetzt würde. Die modernen Informationskonzepte lassen sich heute gar nicht mehr ohne moderne IT umsetzen. Bei über 2000 Krankenhäusern in der Bundesrepublik Deutschland ergäbe sich ein Einsparpotenzial in Milliardenhöhe. Insbesondere haben wir in Deutschland – was den IT-Einsatz im Gesundheitswesen betrifft – einen starken Nachholbedarf im Vergleich mit unseren europäischen Nachbarn. Wir wissen aus den USA, dass durch den Einsatz moderner IT-Lösungen Kosteneinsparungen von bis zu 20 % möglich sind.

1.3   Überblick über das Buch

Im folgenden Kapitel werden wir uns mit dem Blick auf die Organisation von IT im Gesundheitswesen mit Methoden des Qualitätsmanagements im Krankenhaus beschäftigen, verschiedene Verfahren bewertend vergleichen und unsere Erfahrungen in einem konkreten Projekt beschreiben.

Kapitel 3 diskutiert die Bedeutung von Kommunikationsstandards in der Medizin – angesichts der heterogenen Ansätze ein wichtiges Thema.

Webtechnologien stehen im Mittelpunkt des vierten Kapitels. Das Internet wird für die Medizin immer wichtiger. Insbesondere wird in diesem Zusammenhang der Portalgedanke diskutiert.

Die mehr technologisch orientierten Kapitel 5, 6 und 7 gehören thematisch zusammen und behandeln Wireless- und Handheld-Technologien sowie den Einsatz von Methoden der Transponder-Technik (RFID) in der Medizin. Hier wird u.a. das von uns entwickelte Patienten-Tracking-Konzept vorgestellt. Wir glauben, dass dieses neue Verfahren in der Medizin eine besondere Innovationskraft entfalten wird.

Kapitel 8 und 9 über Kommunikation zwischen niedergelassenen Ärzten und Krankenhäusern bzw. Krankenkassen legen dann den Fokus auf die krankenhausübergreifende Kommunikation.

Die letzten zwei Kapitel des Buches behandeln die Archivierung von medizinischen Daten sowie Sicherheitskonzepte in Krankenhäusern.

Der Anhang enthält neben der verwendeten Literatur und einem Abkürzungs- und Abbildungsverzeichnis Tabellen mit Adressen und Informationen zu Anbietern für den Bereich „IT-Systeme in der Medizin".

2 Qualitätsmanagement

2.1 Einleitung

Die Institutionen im Gesundheitswesen sind wie kaum eine andere Organisation schneller werdenden politischen, wirtschaftlichen und gesellschaftlichen Veränderungen ausgesetzt. Hierdurch entsteht ein enormer Anpassungsdruck, sowohl im Hinblick auf interne Organisationsstrukturen (Medizin aber auch IT oder Telekommunikation) als auch im Hinblick auf Transparenz der Leistungserbringung.

Dem **Qualitätsmanagement (QM) im Gesundheitswesen** kommt damit die besondere Rolle zu, die Dynamik von Veränderunsgprozessen in den Griff zu bekommen. Hierbei müssen verschiedene Faktoren Berücksichtigung finden:

Demographische und epidemiologische Entwicklung

Die durchschnittliche Lebenserwartung der Menschen steigt u.a. durch eine verbesserte medizinische Versorgung und verbesserte Lebensbedingungen. So sind in Zukunft zunehmend alterstypisch-chronische Krankheitsbilder zu behandeln, was bedeutet, dass die durchschnittliche Behandlungsdauer ansteigt.

Technologische Entwicklung

Innovationen im Bereich Medizintechnik ermöglichen neue Diagnose- und Behandlungsmethoden, sind aber mit erheblichen Anschaffungs-, Betriebs- und Personalkosten verbunden. Ausserdem wachsen Medizin- und Informationstechnik immer mehr zusammen.

Gesellschaftlich-soziale Entwicklung

Sowohl Transparenz bezüglich des Service-Spektrums als auch steigendes Anspruchsdenken seitens der Patienten zwingen medizinische Einrichtungen mehr und mehr dazu, als Dienstleister kundenorientiert zu agieren.

Gesetzliche Rahmenbedingungen

Im Gesundheitswesen bestehen wesentlich mehr Reglementierungen und Gesetzesvorgaben als in anderen Bereichen, wobei erschwerend hinzukommt, dass die realisierenden Änderungsprozesse in medizinischen Institutionen häufig und in sehr kurzen Abständen umgesetzt werden müssen. Beispiele hierzu sind

- das Pflege-Qualitätssicherungsgesetz (PQsG)

- das Sozialgesetzbuch, v. A. SGB V

- die Grundsätze der Qualität nach § 80 SGB XI in vollstationären Pflegeeinrichtungen

- die Richtlinien der Kassenärztlichen Bundesvereinigung für Verfahren zur Qualitätssicherung und

- §137 SGB V zusammen mit §§17/17b KHEntgG (Krankenhausentgeltgesetz).

Das aktuellste Thema sind sicherlich die Vorgaben des Gesetzgebers für Leistungserbringer im Rahmen von §137 SGB V und §§17 KHEntgG: Neben der Einführung eines Fallpauschalen-Preissystems (Diagnostic Related Groups, DRGs) sind hier vor allen Dingen umfangreiche Anforderungen an das Qualitätsmanagement zu nennen. Vorgeschrieben wird u.a. die „Orientierung an Qualitätsstandards", die „Verbesserung der Qualität der Versorgung" und die „Qualitätsprüfung der Krankenhausbehandlung".

Der erste Versuch der Umsetzung dieser Richtlinien seitens einiger Kostenträger (VdAK[1], Bundesärztekammer, Deutsche Krankenhausgesellschaft u.a.) ist KTQ®[2], die sich im Wesentlichen an bestehenden QM-Methoden (u.a. ISO 9001:2000, EFQM und ProCumCert) orientiert, aber speziell auf Krankenhäuser abgestimmt ist.

Fallpauschalen (DRGs)

Die wichtigste Änderung im Abrechnungssystem der Krankenhäuser gegenüber den Kostenträgern ist die Einführung so genannter DRGs, Diagnostic Related Groups, auch bekannt als Fallpauschalen. Hierzu werden Krankheiten nach einem einheitlichen Schema (insgesamt 661 verschiedene Diagnosefallgruppen nach der internationalen Klassifikation für Krankheiten ICD-10 der WHO und dem Operationen- und Prozedurenschlüssel OPS-301) klassifiziert und jeder Krankheit wird ein bestimmter, zwi-

---

[1] Verband der Angestellten–Krankenkassen.

[2] KTQ® steht für „Kooperation für Transparenz und Qualität im Krankenhaus" und ist ein eingetragenes Warenzeichen des VdAK.

schen Kostenträger und Krankenhaus vereinbarter Pauschalbetrag beigemessen. So werden Dienste am Patienten unabhängig von deren tatsächlicher Aufenthaltsdauer und Behandlungsintensität in Abhängigkeit vom Krankheitsbild pauschal berechnet.

Ziele der Einführung der DRGs sind:

- Hebung von Wirtschaftlichkeitsreserven

- Qualitätsverbesserungen

- Vergleichbarkeit der Leistungen

- Preisvereinbarungen und Preiskonkurrenz

- Senkung der Verweildauer (da bisher u.a. nach Aufenthaltstagen abgerechnet wurde)

- Adjustierung der Fallschwere

Im Folgenden gehen wir auf den Begriff des Qualitätsmanagements weiter ein und stellen Methoden dar, mit denen man die Qualität der Prozesse in Krankenhäusern nachhaltig verbessern kann. Dazu werden die Modelle *DIN EN ISO 9000ff, European Foundation for Quality Management (EFQM)* und *Kooperation für Transparenz und Qualität im Krankenhaus(KTQ)* erläutert und miteinander verglichen. Abschließend wird der Qualitätsmanagement-Ansatz des Kreiskrankenhauses Gummersbach skizziert und diskutiert.

2.2   Grundbegriffe des Qualitätsmanagements

Die Definition von **Qualität** gemäß DIN EN ISO 8402 lautet: *„Qualität ist die Gesamtheit von Eigenschaften und Merkmalen eines Produktes oder einer Dienstleistung, die sich auf deren Eignung zur Erfüllung festgelegter oder vorausgesetzter Erfordernisse bezieht."*

Qualität ist damit nur dann objektiv messbar und vergleichbar, wenn die Qualitätskriterien von Produkten und Dienstleistungen vorher festgelegt worden sind.

Im Gesundheitswesen spielt aber die subjektiv empfundene Qualität eine nicht zu unterschätzende Rolle, da Patienten eigene Vorstellungen von Qualität haben, die sowohl durch ihre Erfahrung in bestimmten Situationen als auch durch die Summe eines Gesamteindrucks geprägt ist.

Die wesentliche Aufgabe des **Qualitätsmanagements** besteht darin, die einzelnen Aspekte von Qualität regelmäßig zu erfassen, zu bewerten und Maßnahmen für erkannte Probleme abzuleiten. Eine umfassende Definition gibt [Palmer, 1991]:

„Quality of health care is the production of improved health and satisfaction of a population within the constraints of existing technology, resources, and consumer circumstances."

Um *Quality of health care* zu erreichen, müssen die mit dem Qualitätsmanagement verbundenen Maximen vorgelebt, kommuniziert und weiterentwickelt werden. Hierzu gehören sowohl fachliche[3] als auch interdisziplinäre[4] Aspekte.

Die Einführung eines QM-Systems dauert je nach Größe, Organisation und Branche unterschiedlich lange, wobei in der Regel mehrere Jahre angesetzt werden müssen. Ein QM-System gilt dann als eingeführt, wenn die folgenden Punkte realisiert sind:

- Ein **kontinuierlicher Verbesserungsprozess (KVP)** innerhalb des Krankenhauses ist etabliert.

- Das QM-System wird aktiv gelebt.

- Durch Mitarbeiter erkannte Verbesserungspotenziale werden umgesetzt und der Grad der Umsetzung wird kontrolliert.

- Qualitätskennzahlen werden kontinuierlich gemessen und bewertet.

Wichtig ist, dass kein QM-System eins zu eins auf verschiedene Institutionen übertragbar ist, sondern dass es immer an die jeweiligen Prozesse angepasst werden muss, da sonst das QM-System nicht zur Organisation „passt" und aus diesem Grund Gefahr läuft, nicht akzeptiert zu werden (**generisches Modell**).

2.3   QM-Systeme für Krankenhäuser

Eine wichtige Anmerkung vorweg: Es gibt eine große Zahl unterschiedlicher QM-Modelle[5]. In Großbritannien beispielsweise werden seit 1989 ca. 30 verschiedene Bewertungs- und Zertifizierungsverfahren eingesetzt. In den Niederlanden gibt es nur vier Verfahren, die zurzeit über ein Harmonisierungskomitee koordiniert und zusammengeführt werden.

---

[3] Z. B. neue Behandlungsmethoden

[4] Z. B. Kommunikation und Motivation

[5] Z. B. KTQ, DIN ISO 9000ff, EFQM, Baldrige, Deming, QMK, Joint-Commission, ProCum Cert, Öko Audit, Peer Reviewing

Im Folgenden stellen wir die Verfahren vor, die in Deutschland am Häufigsten angewendet werden:

- Die Normenreihe der DIN EN ISO 9000ff (9000-9004): ISO

- Das Modell der „European Foundation for Quality Management": EFQM

- Das Modell der „Kooperation für Transparenz und Qualität im Krankenhaus": KTQ

2.3.1   ISO 9000 ff - International Organization for Standardization

Ursprünglich wurde die internationale Normenreihe, basierend auf Entwicklungen in den USA in den 50er Jahren, als Rahmenwerk zum Aufbau eines Qualitätssicherungssystems für die Industrie entwickelt. Die QM-Normen der Reihe DIN EN ISO 9000[6] sind 1987 eingeführt worden. Sie bilden die Basis für eine Vielzahl von Organisationen unterschiedlicher Branchen die Basis für Qualitätssicherung und QM.

„Die Normenreihe zeichnet sich dadurch aus, dass sie branchenunabhängig umgesetzt werden kann. Sie „funktioniert" somit neben Produktions- und Dienstleistungsbetrieben auch in der Medizin. Weltweit ist eine Vergleichbarkeit gegeben und die Normen sind auch Grundlage für die Regelung der Zusammenarbeit zwischen Vorgesetzten und Mitarbeitern, zwischen Zulieferern und Verbrauchern, sowie zwischen Anbietern und Kunden." (vgl. [http://www.q-m-a.de]).

Zielsetzung

Ziel der DIN EN ISO ist die Identifizierung und Anwendung geeigneter Methoden zur Prozessüberwachung. Die Methoden müssen darlegen, dass die Prozesse zu den geplanten Ergebnissen führen.

Das Verfahren erlaubt keine direkte Beurteilung der medizinischen Qualität, sondern beruht auf der Annahme, dass eine Qualitätsverbesserung bzw. -sicherung mit der Optimierung von Strukturen und Prozessen einhergeht (vgl. [Selbmann, 1996]). Das Ziel ist die Schaffung eines Rahmenprogramms zur kontinuierlichen Qualitätsverbesserung.

Im Jahr 1999 wurde das Modell überarbeitet und als „ISO 9001:2000-Prozessmodell" vorgestellt. Die Normenreihe besteht

---

[6] Abkürzung für „Deutsches Institut für Normung / Europäische Norm / International Organisation for Standardization".

aus den Einzelnormen 9000, 9001 und 9004; die Norm 9001 bestimmt dabei als zentrales Regelwerk die Struktur eines QM-Systems und der zugehörigen Dokumentation, des QM-Handbuchs. Die neue Normenreihe bietet eine verbesserte Darstellung der Prozess- und Ergebnisqualität, vor allem im Hinblick auf Kundenorientierung.

In Audits wird überprüft, ob die im QM-Handbuch definierten Regelungen in der betrieblichen Praxis Anwendung finden. War die Auditierung durch eine anerkannte Zertifizierungseinrichtung erfolgreich, so wird das QM-Zertifikat nach ISO 9000 vergeben.

Das QM-Modell der DIN EN ISO 9001:2000 ist in Abb. 4 dargestellt.

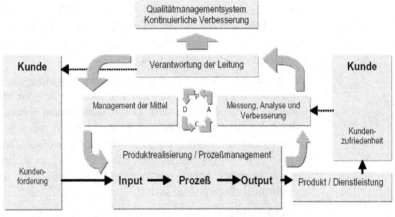

Nach ISO/CD2 9001:2000

Abb. 4: QM-Modell der ISO 9001:2000

Aufbau

Die Anforderungen der DIN ISO 9000:2000 sind in 5 Hauptabschnitten formuliert

- Qualitätsmanagementsystem
  Den Rahmen des Qualitätsprozesses bildet der Kunde. Die Zufriedenheit der Leistung kann nur an Hand vordefinierter Kundenforderungen gemessen werden. Dies ist die Grundmaxime des QM-Modells.

- Verantwortung der Leitung
  Die Leitungsebene wird in die Pflicht genommen, alle nach

innen und außen gerichteten Qualitätsforderungen zu erfüllen und kontinuierlich für eine Verbesserung zu sorgen.

- Management von Ressourcen
Personelle Ressourcen und Mittel für die Informationsweiterleitung, der Bereitstellung und Aufrechterhaltung der Infrastruktur sowie der Arbeitsumgebung müssen Berücksichtigung finden.

- Produktrealisierung
Der gesamte Prozess der Leistungserbringung wird durch einen Informations- und Kommunikationszyklus entlang des Prozessgeschehens der Organisation betrachtet.

- Messung, Analyse und Verbesserung
Hierzu gehören die Überwachung der Wirksamkeit des QM-Systems, die Erstellung von Kennzahlen, Auswertungen und Maßnahmen zur Überwachung der Kundenzufriedenheit sowie die Behandlung von Fehlern und Korrekturmaßnahmen.

In diesen Abschnitten sind 51 Forderungen enthalten, davon 23 Hauptforderungen, die alle Forderungen der bisherigen ISO 9001:1994 integrieren.

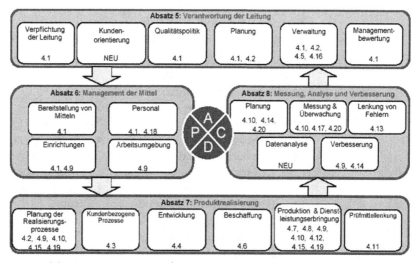

Abb. 5: ISO 9001:1994 vs. 9001:2000

Instrumente

Die Instrumente der DIN EN ISO sind:
- interne Audits
- Ermittlung der Kundenzufriedenheit

- Managementbewertung
- Mitarbeiterbefragung und -gespräche
- Reklamations- und Fehlermanagement

Verfahrensanweisungen

Der formale Aufbau der DIN EN ISO 9000 ff besteht aus:

- Titel
- Erstellung, Prüfung und Freigabe
- Änderungsdatum
- Geltungsbereich und Ziel
- Verantwortungsregelung
- Ablaufdiagramm
- Dokumentation und Unterlagen

Das Handbuch umfasst Aufgabenbereich, Belegungsdaten, Leistungsdaten, Maßnahmen zur Qualitätssicherung und Ziele.

Gültigkeit

Alle Zertifikate müssen drei Jahre nach Verbindlichkeit der neuen Normen umgestellt sein (Übergangszeit: drei Jahre). Ab 2004 gilt nur noch das Zertifikat nach DIN EN ISO 9001:2000

Nach [Ollenschläger, 2000] können die folgenden Stärken und Schwächen der DIN EN ISO 9001:2000 im Hinblick auf das Gesundheitswesen identifiziert werden:

Stärken	Schwächen
<ul><li>Standardisierung</li><li>Internationale Erfahrungen, Einbindung in internationales Normensystem</li><li>Hoher Bekanntheitsgrad</li><li>Fremdbewertung</li><li>Transparenz durch Standardisierung</li><li>Nachweisbare Wettbewerbsvorteile</li></ul>	<ul><li>Keine speziellen Instrumente für Gesundheits-Institutionen</li><li>Kommerzielle Zertifizierung</li><li>Kein Peer-Review-Verfahren</li><li>Hoher Bearbeitungsaufwand</li><li>Zielt nicht in Richtung Angemessenheit medizinischer Leistungen</li><li>Kosten-Nutzen-Relation fraglich</li></ul>

2.3.2   **EFQM — European Foundation for Quality Management**

Die EFQM wurde 1988 durch den Zusammenschluss von 14 führenden europäischen Wirtschaftsunternehmen (u.a. Volkswagen AG, Robert Bosch AG) und der Unterstützung der EU als gemeinnützige Organisation auf Mitgliederbasis gegründet. Die Stiftung hat ihren Sitz in Brüssel.

In Deutschland wird das Programm der EFQM von der nationalen Partnerorganisation der Deutschen Gesellschaft für Qualität (DGQ) umgesetzt.

Laut EFQM ist das „EFQM Excellence Model" das wohl umfassendste TQM (Total Quality Management)-Modell.

Es kann u.a. verwendet werden:

- als Instrument Selbstbewertung einer Organisation (unabhängig von Branchenzugehörigkeit und Größe)

- als Grundlage zum Aufbau eines Managementsystems, das mit der neuen ISO 9000:2000 sowie anderen Normen kombiniert werden kann.

- als Grundlage für Benchmarking, d.h. zu Leistungsvergleichen unter diversen Aspekten (beispielsweise mit anderen Organisationen)

Zielsetzung

„Vision der EFQM ist die herausragende Positionierung europäischer Organisationen im globalen Wettbewerb. Die Mission der EFQM ist es, den Organisationen in Europa eine umfassende Managementmethode an die Hand zu geben, mit der sie Exzellenz, nachhaltige Spitzenleistungen auf allen Managementebenen, erreichen können." (vgl. [http://www.efqm.org]).

Um dies zu erreichen, wurde das *„EFQM Excellence Model"* entwickelt. *„Es wird verwendet, um den „Reifegrad einer Organisation auf dem Weg zur Exzellenz und ihre Verbesserungspotenziale festzustellen und ihren kontinuierlichen Reifeprozess zu begleiten."* (vgl. [http://www.efqm.org]).

Ziel ist es, mit Hilfe des Modells den Nachweis zu erbringen, dass exzellente Ergebnisse auf einer exzellenten Organisation basieren.

Das EFQM-Konzept beinhaltet 8 Grundkonzepte, die als Eckpfeiler der Exzellenz dienen (vgl. Abb. 6)

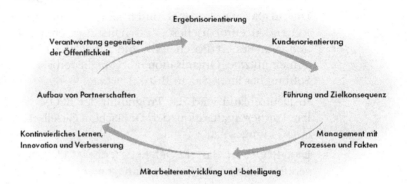

Abb. 6: Eckpfeiler der Exzellenz in EFQM [www.efqm.org]

Aufbau

Das EFQM Excellence Model besteht aus neun unterschiedlichen Qualitätskriterien.

Auf der oberen Ebene sind diese in die so genannten „Befähiger-Kriterien" aufgeteilt, die sich mit der Abwicklung der Hauptaktivitäten einer Organisation beschäftigen und die Qualität ermöglichen und fördern. Daneben gibt es die „Ergebnis-Kriterien", die sich mit den erreichten Ergebnissen beschäftigen. Zusammen mit der unteren Ebene des Modells „Innovation und Lernen" bildet sich ein geschlossener Regelkreis, um eine kontinuierliche Qualitätsverbesserung zu gewährleisten (vgl. Abb. 7)

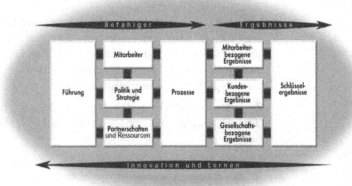

Abb. 7: EFQM-Modell [www.efqm.org]

Bewertungskriterien

Alle Kriterien werden in einem *Self-Assessment* mit Punkten bewertet. Insgesamt werden 32 Teilkriterien geprüft (vgl. Abb. 8)

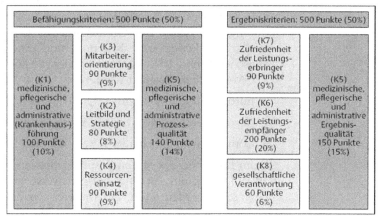

Abb. 8: EFQM-Bewertungskriterien [www.efqm.org]

Die Bewertung erfolgt nach der RADAR-Terminologie, die dem PDCA-Zyklus (Plan/Do/Check/Act) ähnelt und mit der eine kontinuierliche Qualitätsverbesserung sichergestellt werden soll. Die Elemente sind:

- Results: Die gewünschten Ergebnisse bestimmen.

- Approach: Vorgehen und Umsetzung planen und erarbeiten

- Deployment: Vorgehen umsetzen

- Assessment and Review: Vorgehen und Umsetzung bewerten und prüfen (vgl. http://www.efqm.org)

Die Elemente Vorgehen, Umsetzung, Bewertung und Überprüfung dienen zur Einschätzung der „Befähiger-Kriterien" und das Ergebnis-Element zur Einschätzung der „Ergebnis-Kriterien".

Die Qualitätsanalyse erfolgt durch **Selbstbewertung (Self-Assessment)**. Häufig werden hierzu die Beschäftigten zu so genannten EFQM-Assessoren ausgebildet, um die Bewertung durchzuführen. Durch eine regelmäßige und systematische Durchführung der Selbstbewertung der Tätigkeiten und Ergebnisse der Organisation werden Stärken und Verbesserungspotenziale sichtbar. Diese werden in einem Assessorenbericht festgehalten, der eine Auflistung der Verbesserungspotenziale, vor allem hinsichtlich der Ergebnisqualität, enthält. Es wird eine zyklische Wiederholung der Beurteilung der Maßnahmen empfohlen, um den Qualitätsgewinn sicherzustellen.

Neben dem Self-Assessment kann eine **externe Bewertung** durch einen EQA-Assessor durchgeführt werden. Die EFQM schreibt jährlich den *European Quality Award* aus. Dieser ermöglicht eine objektive Bewertung durch einen Experten, der auf Basis des internen Berichts und einer Vor-Ort-Begehung durchgeführt wird. Der Gesamteindruck des Gutachters spiegelt sich in Punktwerten je Kriterium und einer Gesamtbewertung zwischen 0 und 1000 Punkten wieder. Es können drei Stufen der EFQM Exzellenz erreicht werden:

1. European Quality Award (EQA) – Europäischer Qualitätspreis

2. Recognized for Excellence – Anerkennung für Exzellenz

3. Committed to Excellence – Verpflichtung zur Exzellenz

Beim Erreichen der Stufen 2 und 3 erhält man eine Urkunde, die zwei Jahre gültig ist und beispielsweise zu Marketingzwecken eingesetzt werden kann. Ein weiterer Qualitätspreis, der sich an den Kriterien des EFQM-Modells für Exzellenz orientiert, ist der „Ludwig-Erhard-Preis – Auszeichnungen für Spitzenleistungen im Wettbewerb".

Die folgende Tabelle zeigt auszugsweise den Inhalt des EFQM-Kriterienkatalogs „öffentlicher Dienst und soziale Einrichtungen".

EQA-Kriterium	Teilkriterien (Auszug)	Punkte
1. Führung(sverhalten) Bin ich ein guter Vorgesetzter?	• Führungskräfte erarbeiten die Visionen, die Mission und die Werte and agieren als Vorbilder für eine Kultur der Excellence. • Führungskräfte bemühen sich um Kunden, Partner, Vertreter und Gesellschaft.	100
2. Politik und Strategie Wohin entwickeln sich die Dinge?	• Politik und Strategie werden entwickelt, überprüft und aktualisiert. • Politik und Strategie werden kommuniziert und eingeführt.	80

3. Mitarbeiterorientierung Wohin entwickeln sich die Dinge?	• Mitarbeiterressourcen werden geplant, gemanagt und verbessert. • Mitarbeiter werden belohnt, anerkannt und betreut.	90
4. Ressourcen(einsatz) Ist verfügbar, was wir brauchen? Machen wir davon zielführend Gebrauch?	• Externe Partnerschaften werden gemanagt. • Information und Wissen wird gemanagt.	90
5. Prozesse Wie erfüllen wir unsere Aufgaben?	• Prozesse werden systematisch gestaltet und gemanagt. • Kundenbeziehungen werden gepflegt und vertieft.	140
6. Kundenzufriedenheit Sind unsere Kunden (mehr als) zufrieden?	• Messergebnisse aus Kundensicht • Leistungsindikatoren	200
7. Mitarbeiterzufriedenheit Arbeiten die Mitarbeiter hier gern?	• Messergebnisse aus Mitarbeitersicht • Leistungsindikatoren	90
8. Gesellschaftliche Verantwortung Wie wirken wir auf die Umwelt?	• Messergebnisse aus Sicht der Gesellschaft • Leistungsindikatoren	60
9. Geschäftsergebnisse Erreichen wir so viel, wie wir können?	• Ergebnisse der Schlüsselleistungen • Schlüsselleistungsindikatoren	150

Die Stärken und Schwächen des „EFQM Excellence Model" sind in der folgenden Tabelle dargestellt (vgl. [www.q-m-a.de]).

Stärken	Schwächen
• UQM-Modell • Anreizmodell durch Quali- tätspreise • Hohe Akzeptanz durch Selbstbewertung • Zunehmende Erfahrung im Gesundheitsbereich • Zielt auf Ergebnisqualität im Managementbereich ab • Relativ kostengünstig	• Unzureichende Standar- disierung • Zielt nicht auf medizini- sche Ergebnisqualität und Angemessenheit der Leistungen ab • Kein Peer-Review- Verfahren • Kosten-Nutzen-Relation nicht evaluiert

2.3.3 KTQ® - Kooperation für Transparenz und Qualität im Krankenhaus

Speziell für Krankenhäuser wurde in Deutschland das KTQ®-Modell der Selbstverwaltung entwickelt. Es kombiniert Elemente des Audit-Modells der ISO 9000 und des Assessment-Modells der EFQM. Im Zentrum des Modells steht ein Fragenkatalog, der sechs verschiedene Qualitätsbereiche berührt. Seit 2002 ist die freiwillige Zertifizierung nach KTQ möglich, die ersten Kliniken haben das Zertifikat im Juni 2002 erhalten. Derzeit wird das KTQ-Modell in einem weiteren Pilotversuch an die spezifischen Bedingungen psychiatrischer Kliniken angepasst.

Der Firmensitz der KTQ®-gGmbH befindet sich in Siegburg. Ihre Gesellschafter sind (vgl. [http://www.ktq.de]):

- Bundesärztekammer – Arbeitsgemeinschaft der deutschen Ärztekammern (BÄK)

- Verband der Angestellten Krankenkassen/Arbeiter-Ersatzkassen-Verband e.V. (VdAK/AEV)

- Bundesverband der Innungskrankenkassen

- BKK Bundesverband

- Bundesknappschaft

- Bundesverband der landwirtschaftlichen Krankenkassen (BLK)

- AOK-Bundesverband

- Deutsche Krankenhausgesellschaft e.V. (DKG)

- Deutscher Pflegerat Bundesarbeitsgemeinschaft der Pflegeorganisationen

Zielsetzung

Mit der KTQ®-Zertifizierung bietet die KTQ® den Krankenhäusern ein krankenhausspezifisches Zertifizierungsverfahren, das zwei wesentliche Ziele verfolgt:

- Das Personal des Krankenhauses und die verantwortlichen Leistungsebenen zur Umsetzung eines internen Qualitätsmanagements zu motivieren, um somit die Prozessabläufe im Krankenhaus zu verbessern.

- Die Öffentlichkeit (Patienten, Angehörige) über die Qualität der Krankenhausleistungen nach außen zu informieren. Dies geschieht zum einen durch das Zertifikat selber und zum anderen durch den Qualitätsbericht den man veröffentlichen muss.

(vgl. [Walger, 2000])

Im Vordergrund der Zertifizierung steht die Patienten- und Mitarbeiterorientierung. Das Qualitätsbewusstsein wird mit KTQ im Innenverhältnis gefördert und über die aktive Einbeziehung der Mitarbeiter wird ein Motivationsschub ausgelöst, der den kontinuierlichen Verbesserungsprozess fördert. Das wiederum führt zu erhöhter Arbeitszufriedenheit, verbessert den Stellenwert der KTQ-Selbstbewertung und der Qualität der eigenen Leistung.

KTQ soll aber auch eine verbesserte Beurteilungsmöglichkeit und Hilfestellung für den zuweisenden Arzt sein. Das Verfahren soll das Krankenhaus unterstützen, sich mit seinem Leistungsspektrum im Markt zu positionieren.

Aufbau

Der KTQ®-Katalog (Version 4.0) besteht aus Kategorien, die jeweils in Subkategorien unterteilt und in Kriterien näher beschrieben werden. Diese Kriterien werden durch Fragen, die es zu beantworten gilt, spezifiziert.

Der Katalog besteht aus sechs Kategorien, 20 Subkategorien, 69 Kriterien und 698 Fragen.

Der Schwerpunkt liegt eindeutig auf der Patientenorientierung, da sich hierauf schon 20 der 69 Kriterien beziehen.

- *Kategorien* entsprechen den Sachgebieten, die sich bei einer Betrachtung des Krankenhauses unter der Perspektive des

Qualitätsmanagement sowohl international als auch national bewährt haben.

- *Subkategorien* stellen Teilgebiete der Kategorien dar, von denen aus die nächstfolgende Ebene der Kriterien abgeleitet wird. Sie bestehen aus einem eingängig formulierten Satz und einer stichwortartigen Zusammenfassung.

- *Kriterien* stellen den zu bewertenden Sachverhalt bei der Selbst- und Fremdbewertung dar. Sie bilden die Basis zur Unterscheidung zwischen Strukturen, Prozessen und Ergebnissen im Krankenhaus. Ein Kriterium besteht aus einem eingängig formulierten Satz, der die Inhalte des Kriteriums zusammenfasst und aus Erläuterungen, die unterhalb des Kriteriums als Fragen formuliert sind.

- *Kernkriterien* sind solche, die in der Pilotphase als „unverzichtbar" für das Erreichen guter Qualität im Krankenhaus identifiziert wurden. Diese werden durch KTQ® bei der Gesamtwertung mittels eines Multiplikators gewichtet.

Die *Hauptkriterien* der KTQ® sind:

- Patientenorientierung in der Krankenversorgung

- Sicherstellung der Mitarbeiterorientierung

- Sicherheit im Krankenhaus

- Informationswesen

- Krankenhausführung

- Qualitätsmanagement

Bewertungsverfahren

Alle Kriterien haben einen Punktwert, mit dem sie in der internen Selbstbewertung beurteilt werden. Die Bewertung erfolgt nach dem PDCA-Zyklus:

Anzahl	Art	Max. erreichbare Punkte je Kriterium	Max. erreichbare Punkte
24	Kernkriterien	27	648
10	4 Zyklusschritte	18	180
17	3 Zyklusschritte	15	255
18	2 Zyklusschritte	12	216
Summe: 69			**Summe: 1299**

Insgesamt werden 64 Teilkriterien geprüft und es können maximal 1299 Punkte erreicht werden. 34 der Kriterien fordern einen vollständigen PDCA-Zyklus. 24 davon sind Kernkriterien und werden mit einem Faktor von 1,5 gewichtet. Die weiteren 35 Kriterien fordern einen unvollständigen PDCA-Zyklus.

Der PDCA-Zyklus der KTQ® ist in Abb. 9 dargestellt (vgl. [Kolkmann, 2003], [Kolkmann et al, 2003] und [Schoppe, 2003]).

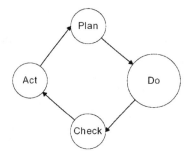

Abb. 9: PDCA-Zyklus

Die Phase „Plan" beinhaltet die Erfassung und Analyse der Ist-Situation, die Ziel- und Prozessplanung sowie die Festlegung von Verantwortlichkeiten. Die Phase „Do" enthält alle Schritte zur Umsetzung der Maßnahmen. Die Phase „Check" widmet sich der Überprüfung und die Phase „Act" den Verbesserungsmaßnahmen.

Die folgende Tabelle zeigt, wie sich die Punktzahl der einzelnen Kriterien errechnen lässt. Die KTQ-Bewertungssystematik ist zweidimensional angelegt, man bewertet demnach pro PDCA-Schritt

- *Erreichungsgrad (E)*: Inwieweit sind die Kriterien erfüllt? (zur Orientierung dient die Beantwortung der Unterfragen)

- *Durchdringungsgrad (D)*: Liegt diese Erfüllung über alle relevanten Bereiche des Krankenhauses vor?

PDCA-Schritt	Max. erreichbare Punkte für E und D	Erreichungsgrad (E)	Durchdringungsgrad (D)	Ergebnis
Plan	3			E + D
Do	9			E + D
Check	3			E + D

Act	3			E + D
Summe:	18			
Gewichtung als Kernkriterium	multipliziert mit 1,5			
PDCA-Endwert	max. 27			

Pro PDCA-Schritt wird das arithmetische Mittel aus dem Errei-
chungs- und dem Durchdringungsgrad gebildet. Die Summe
über alle PDCA-Schritte ergibt die Kriterienpunktzahl. Gerundet
wird grundsätzlich erst in der Summenzeile. Bei den Kernkriterien wird die Punktzahl mit dem Faktor 1,5 gewichtet. Die Punk-
tevergabe erfolgt dabei nach dem folgenden Schema:

		Anforderungen sind ...	**Anforderungen sind ...**	**Anforderungen sind ...**	**Anforderungen sind ...**
	EG	nicht erfüllt	ansatzweise erfüllt	teilweise erfüllt	umfassend erfüllt
	DG	in keinem Bereich umgesetzt	in wenigen Bereichen umgesetzt	in mehreren Bereichen umgesetzt	in allen Bereichen umgesetzt
Plan	EG	0	1	2	3
	DG	0	1	2	3
Do	EG	0	1 / 2 / 3	4 / 5 / 6	7 / 8 / 9
	DG	0	1 / 2 / 3	4 / 5 / 6	7 / 8 / 9
Check	EG	0	1	2	3
	DG	0	1	2	3
Act	EG	0	1	2	3
	DG	0	1	2	3

Erreichungsgrad (EG), Durchdringungsgrad (DG)

Ablauf einer Zertifizierung

Das Zertifizierungsverfahren nach KTQ® basiert auf der Selbst-
und Fremdbewertung von spezifischen, krankenhausbezogenen
Kriterien in 2 Phasen:

- In der ersten Phase bewertet sich das Krankenhaus selbst. Dazu werden Gruppen gebildet, die Personen aus verschiedenen Abteilungen enthalten und sich mit der Bewertung einer Kategorie beschäftigen.

- In der zweiten Phase findet die Fremdbewertung durch ein Team aus Krankenhausexperten, den so genannten „Visitoren", statt. Im Rahmen dieser Fremdbewertung werden die im Selbstbewertungsbericht dargestellten Inhalte gezielt hinterfragt und durch Begehungen einzelner Krankenhausbereiche überprüft.

(vgl. [http://www.ktq.de])

Die Zertifizierung erfolgt, wenn 55 % der Gesamtpunktzahl erreicht wurden. Danach muss der Qualitätsbericht veröffentlicht werden.

Der **KTQ®-Katalog in der Version 4** hat die folgende Struktur:

1. **Patientenorientierung in der Krankenversorgung**

   1.1. Vorfeld der Stationären Versorgung und Aufnahme

   > 1.1.1. Die Vorbereitungen einer stationären Behandlung sind patientenorientiert
   > 1.1.2. Orientierung im Krankenhaus
   > 1.1.3. Patientenorientierung während der Aufnahme
   > 1.1.4. Ambulante Patientenversorgung

   1.2. Ersteinschätzung und Planung der Behandlung

   > 1.2.1. Ersteinschätzung
   > 1.2.2. Nutzung von Vorbefunden
   > 1.2.3. Festlegung des Behandlungsprozesses
   > 1.2.4. Integration von Patienten in die Behandlungsplanung

   1.3. Durchführung der Patientenversorgung

   > 1.3.1. Durchführung einer hochwertigen und umfassenden Behandlung
   > 1.3.2. Anwendung von Leitlinien
   > 1.3.3. Patientenorientierung während der Behandlung

2.3.3. Einarbeitung von Mitarbeitern im Umgang mit Mitarbeiterideen, Mitarbeiterwünschen und Mitarbeiterbeschwerden

3. Sicherheit im Krankenhaus

3.1. Gewährleistung einer sicheren Umgebung

3.1.1. Verfahren zum Arbeitsschutz
3.1.2. Verfahren zum Brandschutz
3.1.3. Verfahren zur Regelung von hausinternen nichtmedizinischen Notfallsituationen und zum Katastrophenschutz
3.1.4. Verfahren zum medizinischen Notfallmanagement
3.1.5. Gewährleistung der Patientensicherheit

3.2. Hygiene

3.2.1. Organisation der Hygiene
3.2.2. Erfassung und Nutzung hygienerelevanter Daten
3.2.3. Planung und Durchführung hygienesichernder Maßnahmen
3.2.4. Einhaltung von Hygienerichtlinien

3.3. Bereitstellung von Materialien

3.3.1. Bereitstellung von Arzneimitteln, Blut und Blutprodukten sowie Medizinprodukten
3.3.2. Anwendung von Arzneimitteln
3.3.3. Anwendung von Blut und Blutprodukten
3.3.4. Anwendung von Medizinprodukten
3.3.5. Regelung des Umweltschutzes

4. Informationswesen

4.1. Umgang mit Patientendaten

4.1.1. Regelung zur Führung, Dokumentation und Archivierung von Patientendaten
4.1.2. Dokumentation von Patientendaten
4.1.3. Verfügbarkeit von Patientendaten

6. **Qualitätsmanagement**

6.1. Umfassendes Qualitätsmanagement

6.1.1. Einbindung aller Krankenhausbereiche in das Qualitätsmanagement

6.1.2. Verfahren zur Entwicklung, Vermittlung und Umsetzung von Qualitätszielen

6.2. Qualitätsmanagementsystem

6.2.1. Organisation des Qualitätsmanagements

6.2.2. Methoden der internen Qualitätssicherung

6.3. Sammlung und Analyse qualitätsrelevanter Daten

6.3.1. Sammlung qualitätsrelevanter Daten

6.3.2. Nutzung von Befragungen

6.3.3. Umgang mit Patientenwünschen und Patienten-beschwerden

Die Stärken und Schwächen des KTQ®-Modells sind (vgl. [KVH, 2003]):

Stärken	Schwächen
• Aktuelle Innovation im deutschen Gesundheits-System • Speziell für Gesundheits-Institutionen • Peer-Review-Verfahren • In Abstimmung mit Kosten-trägern entwickelt (VdAK) • Non-Profit-Zertifizierung	• Zielt primär auf den stati-onären Bereich • Zielt nicht obligatorisch auf medizinische Ergeb-nisqualität • Kosten/Nutzen-Relation nicht evaluiert • KTQ® Untermenge von Joint Comission-Verfahren

2.4   Vergleich der Methoden KTQ, EFQM und ISO 9000:2000

Die folgende Tabelle fasst die Charakteristika der verschiedenen QM-Modelle zusammen:

Kriterium	KTQ	EFQM	ISO 9000:2000
Krankenhaus-spezifisch	Ja	Nein:	Nein:
Ziel	Zertifikat	Exzellenz	Zertifikat
Modell	„Gut genug Modell"	kontinuierliche Verbesserung	„Gut genug Modell"
Bewertungssystem	Rudimentär	Bewertungs-systematik	Rudimentär
Bewertung	Selbst/Fremd Ja/Nein	Selbst/Fremd Punkte	Fremd Ja/Nein
Selbstbewertung	Patientenabläufe, Mitarbeiterbezug, Sicherheit, Information u. Dokumentation, Führung, Qualitätsmanagement	Umfassendes Konzept aller Bereiche eines Unternehmens	Kein konkretes Selbstbewertungskonzept
Grundlage	Konzepte auf Basis med. Modelle von Qualitätsmanagementsystemen	TQM	TQM, ISO 9000
Mittelpunkt	Patienten-Versorgung, aber keine nach außen gerichteten Faktoren (Lieferanten, Konkurrenten)	Management in allen Bereiche	Alle Bereiche
Verbreitung	Deutscher Standard	Fast alle europäischen Länder	Weltweiter Standard

Das Bewertungsinstrument KTQ wird am häufigsten angewendet, dicht gefolgt von EFQM. Beide Methoden decken ungefähr zwei Drittel des Marktes ab. Das restliche Drittel wird durch andere Verfahren abgedeckt, wobei DIN ISO 9001 noch zu erwähnen wäre. Die Gründe für eine Zertifizierung sind vielfältig. An vorderster Stelle stehen Wettbewerbsfähigkeit und Kundenorientierung, gefolgt von Imagegewinn und Internationalisierungsaspekten.

2.5 Einführungsstrategien für Qualitätsmanagement-Systeme

Im Folgenden gehen wir auf den Prozess ein, der grundsätzlich bei der Einführung von Qualitätsmanagementsystemen durchlaufen werden sollte, unabhängig vom gewählten Qualitätsmanagementsystem. Wir stellen hierzu die 7 wesentlichen Phasen vor.

Phase 1: Entscheidung

Sobald die Notwendigkeit der Einführung eines QM-Systems erkannt und der entsprechende Beschluss gefasst worden ist, beginnt die Bewertung der verschiedenen QM-Modelle durch den Vergleich der eigenen Ziele mit denen der Modelle. Oft werden bestimmte Modelle von Kostenträgern empfohlen oder verpflichtend vorgegeben (z. B. KTQ®). Im Allgemeinen bieten sich die folgenden Orientierungsmöglichkeiten:

- QM-System nach ISO 9001:2000 und anderer einschlägiger Normen mit oder ohne Zertifizierung

- Selbstbewertungsansätze mit oder ohne anschließende Fremdbewertung: KTQ®, EFQM

- Einführungsbeispiele von Krankenhäusern, die bereits ein QM-System eingeführt haben

- Bewerbung um Qualitätspreise: EFQM, Helix-Award und andere

- ProCum Cert, das ursprünglich für kirchliche Träger entwickelt wurde

- Degemed als QM-System für Rehabilitationseinrichtungen

- Der Schweizer ID***-Ansatz für kleinere Krankenhäuser mit oder ohne Zertifizierung durch die SQS

- Empfehlungen und Beispiele der Kostenträger

Mit der Entscheidung über das einzuführende QM-Modell müssen einige interne Dinge betrachtet werden wie notwendige Ressourcen für die Umsetzung, Ziele, Mitarbeitermotivation, Festlegung der Qualitätspolitik und die Bildung von Vorbereitungs- und Durchführungsgruppen.

Phase 2: Start

In Phase 2 wird die Vorgehensweise der Einführung des QM-Systems festgelegt, beispielsweise in welcher Abteilung begonnen wird und wer die Projektverantwortlichen sind. Bei der

Auswahl der Personen spielt deren Motivation und Einstellung zum Qualitätsmanagement generell eine wichtige Rolle.

Danach werden die zu bearbeitenden Themen ausgewählt und priorisiert. Darüber hinaus gilt es, einen Abteilungsübergreifenden Lenkungsausschuss zu bilden, der die Tätigkeiten aller QM-Gruppen koordiniert und deren Umsetzung kontrolliert.

Motivation des gesamten Personals und umfassende Kommunikation der Ziele des Projekts sind ein sehr wichtiges Ziel, das in es in der Startphase umzusetzen gilt.

Phase 3: Analyse

In dieser Phase werden die Ist-Abläufe der Organisation erfasst und mögliche Lösungsansätze für offensichtliches Verbesserungspotenzial (Soll-Abläufe) erarbeitet. Bei der Reorganisation der Abläufe ist es nützlich, sich in die Situation des Patienten zu versetzen, um verdeckte Probleme in Abläufen zu erkennen.

Darüber hinaus bietet sich die Möglichkeit an, Verbesserungsvorschläge von Mitarbeitern und anderen Prozessbeteiligten zu analysieren, zu bewerten und umzusetzen. Hier ist insbesondere das betriebliche Vorschlagswesen zu berücksichtigen.

Phase 4: Konzeption

Die in der Diagnosephase erarbeiteten Organisationsabläufe und Verbesserungsvorschläge werden erfasst und bewertet. Es wird anschließend über deren Umsetzung entschieden. Die Teilaufgaben werden priorisiert und terminiert. Zuständigkeiten werden festgelegt.

Mit der Konzeptphase ist der zeitintensivste Schritt der Umsetzung abgeschlossen und es ist eine erste Zwischenbewertung durch die Geschäftsführung und den Lenkungsausschuss möglich. Im Rahmen dieser Bewertung sollte zudem überprüft werden, ob alle wichtigen Bereiche, Abläufe und Informationen erfasst worden sind.

Phase 5: Umsetzung

Die in der Konzeptphase erarbeiteten Abläufe werden modelliert und unter Einbeziehung aller Beteiligten umgesetzt. Hierzu bedarf es mitunter eines größeren Schulungsaufwands - je nach Umfang der Veränderungen. Alle Prozesse sollten im Rahmen der Umsetzungsphase verständlich und ausreichend dokumentiert werden, damit sie für die Prozessbeteiligten und für neues Personal nachvollziehbar sind.

Phase 6: Zertifizierung

Nachdem die erarbeiteten Maßnahmen umgesetzt worden sind, wird das (Prozess-)System von internen und/oder externen Auditoren bewertet und auf den Grad der Umsetzung hin überprüft. Es wird damit sichergestellt, dass die Prozesse nicht nur niedergeschrieben sind, sondern von den Beschäftigten gelebt werden. Darüber hinaus werden zukünftige Ziele festgelegt und Qualitätskennzahlen definiert.

Phase 7: Integration

Die aus dem QM-System entstandenen Erfahrungen der Beschäftigten sollen in dieser Phase gesammelt und zur weiteren Verbesserung des Systems genutzt werden. Dieser kontinuierliche Verbesserungsprozess (KVP) ist nicht zuletzt ein Mittel zur Steigerung der Akzeptanz und zur Nutzung weitergehender Synergieeffekte.

2.6 Erfahrungen des Kreiskrankenhauses Gummersbach

Das Kreiskrankenhaus Gummersbach hat aufgrund gesetzlicher Vorgaben die Zertifizierung nach den Kriterien der KTQ® umgesetzt. Weiterer Motivationsaspekt ist die Hoffnung, dass sich durch die Strukturierung der Abläufe des Krankenhauses sowie durch die Einführung eines kontinuierlichen Verbesserungsprozesses (KVP) organisatorische und qualitative Potenziale nutzen lassen.

Die gesetzlichen Rahmenbedingungen (§§ 17 und 17b KHEntgG, Krankenhausentgeltgesetz) sehen vor, dass Krankenhäuser, die ab 2005 nicht zertifiziert sind, mit Kürzungen der DRGs (Diagnosis Related Groups – Fallpauschalen) rechnen müssen.

Entscheidung und Start

Wesentliches Entscheidungskriterium für die Zertifizierung nach KTQ® war zum einen die Akzeptanz der KTQ®-Richtlinien seitens der Kostenträger, die schließlich die DRGs zahlen, sowie die Tatsache, dass KTQ® im Gegensatz zur ISO-Norm auf Krankenhäuser zugeschnitten ist.

Analyse und Konzeption

In der Analysephase ergab sich aus Sicht des Krankenhauses das Bild, dass viele grundlegende Forderungen des Qualitätsmanagements bereits erfüllt sind. Es gibt u. a. eine umfangreiche Informationsplattform, die im Intranet des Krankenhauses implementiert ist und in der die Prozesse verschiedener Abteilungen abgebildet und aktuell gehalten werden. Für die Unfallchirurgie wird beispielsweise der Ablauf einer Operation von der Vorbereitung des Patienten bis hin zur Nachsorge in Checklisten dargestellt.

Die von der KTQ® geforderte Messung der Mitarbeiter- und Patientenzufriedenheit war bereits vor der Vorbereitung auf die Zertifizierung eingeführt (Patientenbefragung in 2001, Mitarbeiterbefragung in 2002 und Einweisungsbefragung in 2003).

Aus der Analysephase ergibt sich das Ziel, das bestehende QM-System zu erweitern. Ein Zielerreichungsgrad von 70 – 75 % wird hier bezüglich der Zertifizierungskriterien nach KTQ® angestrebt (55 % sind zum Bestehen notwendig).

Die Einbindung und Zielorientierung der Mitarbeiter erwies sich als einer der wichtigsten Punkte. Daher wurden ein Ziel- und ein Strategieworkshop mit der Geschäftsführung durchgeführt. Die Mitarbeiter wurden in Seminarform über die Ziele von KTQ® eingehend informiert. Hierbei ging es vor allem darum, zu verdeutlichen, wie wichtig die Nutzung erkannter Verbesserungspotenziale ist, um im Anschluss an die Kontrolle der Abläufe diese zu bewerten und Verbesserungen umsetzen zu können. Ein detaillierter Projektplan wurde entwickelt und die entsprechende Projektorganisation aufgesetzt.

Umsetzung und Zertifizierung

Nachdem die Arbeitsergebnisse der Selbstbewertungsgruppen und der Prozessbegleitung vorlagen, wurde der Selbstbewertungsbericht erstellt, um darauf aufbauend den Maßnahmenkatalog erarbeiten zu können. Abschließend wird die Zertifizierung angestrebt.

Erfahrungen

- Um die Zertifizierung nach KTQ® zu erreichen, sollten möglichst heterogene Selbstbewertungsgruppen gebildet werden, um sicherzustellen, dass Personen aus allen Bereichen des Krankenhauses eingebunden sind.

- Ein Zertifizierungsprojekt sollte mit dem notwendigen Zeitrahmen versehen werden. Das Kreiskrankenhaus Gummersbach rechnet vom Start des Projekts bis zur Zertifizierung mit ca. drei Jahren.

- Es sind viele Personen in ein solches Projekt einzubinden. Im Kreiskrankenhaus Gummersbach steht ein leitender Mitarbeiter zur Verfügung, der sich ausschließlich um die Belange des QM-Systems kümmert. Dabei wird er von einem engeren Kreis von sechs Mitarbeitern unterstützt, denen wiederum ca. 20 Moderatoren unterstehen. Jeder dieser Moderatoren ist Leiter einer der oben erwähnten „heterogenen Gruppen", die sich aus Mitarbeitern verschiedener Bereiche zusammensetzen.

- Als Anhaltspunkt dessen, wie viel Zeit die einzelnen Mitarbeiter des Krankenhauses für die Arbeit am QM-System investieren, wurden für Moderatoren und Gruppenmitglieder jeweils zwei, maximal drei Tage innerhalb von zwei Wochen vorgesehen.

- Die Kosten des Verfahrens und der Zertifizierung werden auf ca. 100.000 EUR geschätzt. Davon sind etwa 50 % interne Kosten, 30 % Beratungskosten durch Externe und der Rest Zertifizierungskosten.

2.7 Six Sigma

Im Folgenden ergänzen wir die oben aufgeführten Ansätze zum Qualitätsmanagement durch ein weiteres neues Konzept zur Qualitäts- und Ergebnisverbesserung in Krankenhäusern – Six Sigma. Das Six Sigma Konzept hat seinen Ursprung in der Industrie und findet dort bereits seit mehr als 15 Jahren Anwendung – unter anderem mit beachtlichen Ergebnissen bei Konzernen wie GE (General Electric), Honeywell, Motorola, Ford etc. [7]

2.7.1 Was ist Six Sigma?

Six Sigma ist ein formalisiertes und systematisches Managementkonzept, das verschiedene erprobte Komponenten aus dem Qualitäts- und Projektmanagement sowie aus anderen Bereichen miteinander verknüpft. Ähnlich dem PDCA-Konzept liegt der Schwerpunkt darin, mit einer systematischen Vorgehensweise Prozesse zu verbessern.

Bei Six Sigma wird die Verbesserung kontinuierlich und schrittweise in kleineren Projekten vorangetrieben. In einem eingefahrenen Six Sigma Programm werden durchgehend neue Projekte gestartet, die laufenden regelmäßig reviewed und die Ergebnisse der beendeten Projekte auf Nachhaltigkeit überwacht. Besondere

---

[7] Der Beitrag über Six Sigma stammt von Prof. Dr. Schmieder, FH Köln.

Merkmale von Six Sigma Projekten sind ein festes Ablaufmodell, eine konkrete monetäre Zielvorgabe und speziell ausgebildete Projektleiter.

Im Gegensatz zu ISO 9000 ff., EFQM und KTQ gibt es bei Six Sigma keine Auditierung und/oder Zertifizierung. Das Anliegen des Six Sigma Konzeptes ist nicht der Aufbau eines QM-Systems, sondern die effiziente und effektive Realisierung vieler kleiner Verbesserungs- bzw. Einsparungsprojekte.

Die Kombination von Six Sigma mit anderen Ansätzen stellt, wie in der Praxis zu beobachten ist, kein Problem dar. Sie ist sogar positiv zu bewerten, da die „Vorarbeiten" der anderen Konzepte großen Nutzen in den Six Sigma Projekten finden.

Der Ursprung von Six Sigma liegt in der Elektroindustrie. In den späten achtziger Jahren entwickelten und publizierten Mitarbeiter der Fa. Motorola, unter anderem Dr. Mikel J. Harry, das Six Sigma Konzept. Der vorwiegende Gedanke der Null-Fehler-Qualität veranlasste die Pioniere dazu, diese Zielstellung im Namen festzuhalten: Six Sigma bzw. ein Sigma-Niveau von 6 steht für 3,4 Fehler pro Million Möglichkeiten (z. B. Einzelteile oder Prozessschritte). Der Ansatz zur Erfüllung dieses Maßstabs lautet die Optimierung der Prozesse im gesamten Unternehmen.

In den USA ist Six Sigma durch die Anwendung in nahezu 1.500 Unternehmen bereits fest etabliert. Seit einigen Jahren konzentrieren sich deutsche Unternehmen auf Six Sigma. Nahezu 200 Unternehmen in Deutschland gehören inzwischen zu der Anwendergruppe - Tendenz weiter steigend.[8]

Zu den Anwenderbranchen gehören neben der klassischen Fertigungsindustrie (vorwiegend Automobil- und Elektroindustrie), die Chemie-/Pharmaindustrie und der Servicesektor generell, insbesondere die Finanzbranche (Banken und Versicherungen) und das Gesundheitswesen (Krankenhäuser).

Umsetzungen in Krankenhäusern sind in den USA bereits zahlreich vollzogen worden. In Europa ist bisher nur ein Beispiel aus den Niederlanden bekannt. Das steigende Interesse europäischer und insbesondere deutscher Krankenhäuser ist jedoch unverkennbar.

---

[8] 2004 wurde durch die Fachhochschule Köln eine Befragung der deutschen Six Sigma Anwender durchgeführt, deren Ergebnisse unter anderem diese steigende Tendenz belegen.

2.7.2   Six Sigma Gesamtkonzept

Bei der Einführung und Umsetzung von Six Sigma ist die sorgfältige Integration der einzelnen Aspekte des Gesamtkonzepts, das im Folgenden dargestellt ist, der Schlüssel zum Erfolg:

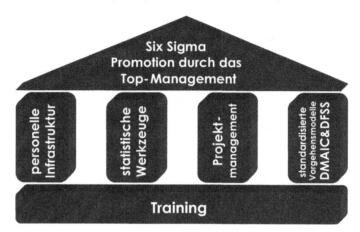

Abb. 10: Six Sigma Gesamtkonzept

Die **Promotion durch das Top-Management** ist fortwährend ein kritischer Erfolgsfaktor: Es stellt von Anfang an sämtliche notwendigen Ressourcen bereit und protegiert das Konzept während der Umsetzung.

Die Umsetzung von Six Sigma benötigt eine eigene **Personalstruktur** innerhalb der Organisation. Angestellte aus dem oberen Management fördern, steuern und überwachen die ganze Initiative (Champions). Qualifizierte Mitarbeiter aus dem mittleren Management erhalten eine gesonderte Ausbildung und werden vollständig oder teilweise für Six Sigma Aufgaben freigestellt (Black Belts, Green Belts).

Innerhalb dieser Projekte werden komplexe Probleme angegangen, die neben gängigen Lösungsmethoden auch anspruchsvolle **Statistikwerkzeuge** erfordern.

Six Sigma steht für stringentes **Projektmanagement** und intensive Projektarbeit innerhalb der einzelnen Projekte. Dabei werden ein Ablaufmodell und der dazu gehörige Werkzeugkasten vorgegeben. Eine strenge Ausrichtung der einzelnen Projekte auf die Gesamtstrategie erfolgt durch die Geschäftsleitung.

Die **Trainingsmodule** für die Projektleiter bilden das Fundament des Konzepts. Schulungsinhalte sind neben den statistischen Werkzeugen, analytische Methoden, Projektarbeit, Personaleinsatz und Rahmenkonzept. Parallel zur Schulung führen die Black Belts und Green Belts ihr erstes Projekt durch.

Bei Six Sigma gibt es zwei Projekttypen: Die Verbesserung bestehender Prozesse erfolgt nach dem **Vorgehensmodell** DMAIC (Define, Measure, Analyze, Improve und Control). Werden Prozesse/Produkte neu aufgesetzt bzw. entwickelt, wendet man die DFSS-Methodik an. Das Akronym DFSS steht für „Design for Six Sigma". Als Ablaufmethode für DFSS-Projekte ist DMADV (Design, Measure, Analyze, Design und Verify) gängig.

2.7.3   Zielsetzung von Six Sigma in Krankenhäusern

Die Beweggründe für die Anwendung von Six Sigma in Krankenhäusern sind im Wesentlichen die gleichen wie die der Industrie: Qualität erhöhen und Kosten senken.

Der Handlungsbedarf in Sachen Qualität im Gesundheitswesen wurde in den USA durch Vergleiche mit der Industrie unterstrichen. Den Aussagen von Fachleuten nach bewegte sich die Qualität im Gesundheitssektor zwischen 3 und 4 Sigma, wobei bei der Luft- und Raumfahrt Industrie und IT-Branche auf einem Sigma-Niveau zwischen 5 und 6 gearbeitet wurde [Vgl. Crago 2000].

Studien zufolge ist die Fehlerrate[9] bei medizinischen Prozessen wie Mammographie-Screening, Antibiotika-Anwendungen, stationären Medikationen etc. schlechter, als die bei der Gepäckabfertigung in Flughäfen (vgl. [MBGH et al. 2002, S.4] und [www.milbank.org]).

---

[9] DPMO = Defects per Million Opportunities

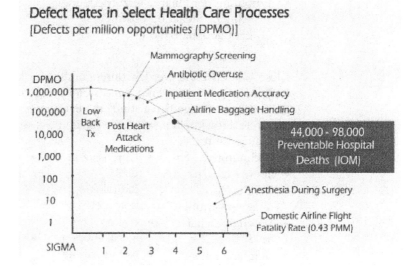

Abb. 11: Fehlerraten medizinischer Prozesse

Neben der Qualität, die im Mittelpunkt steht, sind natürlich die Kosten ein wichtiger Faktor: In Deutschland zwingt das DRG-Abrechnungssystem die Krankenhäuser dazu, die Verweildauern der Patienten zu reduzieren. Enorme Kosten für die medizinische Infrastruktur wie Operationssäle, Computertomographen und anderes Equipment verlangen, genau wie bei Produktionsunternehmen sorgfältig organisierte und geplante Prozesse.

Krankenhäuser, die Six Sigma anwenden, umschreiben die einzelnen Hauptziele wie folgt:

- Optimierung der Qualität der medizinischen Versorgung
  - weniger medizinische Fehler
  - erhöhte Patientensicherheit
  - Anwendung angemessener Technologien

- Reduzierung der Klinikkosten
  - erhöhte Bettenverfügbarkeit
  - erhöhter Patientendurchsatz
  - weniger Rechtsprozesse

- Erhöhung der Patientenzufriedenheit
  - reduzierte Wartezeiten
  - konsistente Versorgung

- Erhöhung der Mitarbeiterzufriedenheit
  - schnelle Stellenbesetzung
  - geringe Fluktuation

Diese oberen Ziele werden durch zahlreiche kleinere Six Sigma Projekte angestrebt. Deren Einsatzfelder liegen gleichermaßen in Verwaltung, Pflegedienst und medizinischer Behandlung. Als konkrete Projektfelder werden von den Six Sigma Krankenhäusern aufgeführt:

- Rechnungswesen
- interne Logistik
- Geräte-/ Anlagenwartung
- Materialbeschaffung
- Lieferantenauswahl
- Bestandsoptimierung

- Durchsatz in OPs, Radiologie, Laboren etc.
- risikoreiche Medikationen
- Notaufnahme
- Bettenverfügbarkeit
- OP Vor- /Nachbereitung

- DRG
- Patientendurchsatz, -aufnahme, -entlassung
- Personalbeschaffung, -fluktuation, -auslastung

Dazu kommen sämtliche spezifische Themen in der Verwaltung, im Pflegedienst und in den medizinischen Abteilungen, die Probleme oder Potenziale darstellen.

Aus den oben genannten Bereichen müssen einzelne Prozesse herausgegriffen und optimiert werden. Als Beispiele führt ein Krankenhaus in den USA folgende konkrete Prozessergebnisziele auf, deren Erreichung mit Six Sigma Projekten angegangen und erwartet wird (vgl. [MBGH et al. 2002, S.31]):

Die Reduzierung der Anzahl ...

- ... lückenhafter medizinischer Akten von 1.450 pro Monat auf jährlich 18.
- ... der unerwünschten medizinischen Reaktionen (adverse drug events) von jährlich 1.040 auf 5.
- ... von Patienten, die zum OP mit lückenhaften Unterlagen erscheinen von 45 pro Woche auf 3 pro Jahr.
- ... beanstandeter Patientenrechnungen von monatlich 60 auf jährlich 24.
- ... verspätet beginnender Operationen (mit 8 Uhr Termin) von 12 pro Monat auf 1 pro Jahr.

2.7.4   Erfolgsfaktoren für Six Sigma in Krankenhäusern

Bei der Einführung und Umsetzung von Six Sigma haben sich einige Faktoren als besonders erfolgskritisch hervorgetan. Die in Krankenhäusern zu beachtenden Erfolgsfaktoren sind im Großen und Ganzen identisch mit denen der Industrie:

- die Akzeptanz in der Belegschaft sichern und dadurch das Engagement dieser mobilisieren (z. B. Erfolge publizieren, Incentives starten etc.)

- einen Kulturwandel in Richtung kontinuierliche Verbesserung initiieren

- ausreichend Ressourcen zur Verfügung stellen (für Trainings und Projekte)

- talentierte Mitarbeiter für Six Sigma Aufgaben einteilen (meistens aus dem mittleren Management)

- Projekte sorgfältig auswählen und die einzelnen Projektziele nach den obersten strategischen Vorgaben ausrichten

- die Ergebnisse der Initiative bzw. der Projekte durchgehend beobachten und verifizieren

Nur wenn Verwaltung, Ärzteschaft und Pflegedienst zu 100 % hinter der Initiative stehen und diese ständig vorantreiben, können die obigen Erfolgsaspekte gesichert werden.

2.7.5   Vorgehen bei der Einführung

Bei der Einführung von Six Sigma in der Industrie werden verschiedene Strategien verfolgt. Im Wesentlichen sind dies zwei Ansätze - eine unmittelbar flächendeckende Einführung und eine progressive Einführung in kleinen Schritten.

Der erste Ansatz bezieht von Anfang an das gesamte Unternehmen in die Initiative mit ein. Diese Vorgehensweise wird überwiegend großen Industriekonzernen verfolgt. Der zweite Ansatz sieht eine sukzessive Einführung vor. Erst nach einer Testphase mit Projekten in einzelnen Bereichen entscheidet man sich für oder gegen die umfassende Einführung. Wenn die Entscheidung für Six Sigma gefallen ist, wird das Konzept entweder nach und nach auf weitere Bereiche übertragen oder direkt auf das gesamte Unternehmen ausgeweitet. Man kann die Ausweitung auf einige Bereiche begrenzen. Diesen Ansatz bevorzugen eher mittelgroße Unternehmen. Während bei der unmittelbar flächendeckenden Einführung hohe Investitionskosten anfallen, dauert bei der sukzessiven Einführung die Amortisation länger. Diese beiden Ansatzformen bzw. Strategien für die Einführung, sind auch bei Krankenhäusern zu beobachten.

2.7.6   Einzelne Schritte bei der Einführung

Krankenhäuser, die sich für Six Sigma entscheiden, sollten sich bei der Einführung an folgender Schrittfolge orientieren:

- **Auswahl eines externen Partners:** Die Einführung von Six Sigma ist gemeinsam mit einem externen Partner anzugehen. Vorab erfolgt mit diesem eine Standortbestimmung und Interessensfokussierung. Durch eine Einführungsveranstaltung für das Management, die Ärzteschaft und die Leitung des Pflegedienstes wird der Grundstein gelegt. Hauptaufgabe des externen Partners ist die Schulung der Six Sigma Projektleiter (Green Belts) und Unterstützung dieser bei ihren ersten Projekten.

- **Benennung eines Champion:** Die Krankenhausleitung muss eine Führungskraft benennen, welche die Einführung und Umsetzung des Konzepts anführt.

- **Ist-Aufnahme:** Klärung folgender Punkte: Welche Strategien, Konzepte, Ansätze, Methoden etc., insbesondere im Bereich des Qualitätswesens werden momentan im Krankenhaus angewandt? Z. B. ISO 9000 ff., EFQM, KTQ, JCAHO etc. In welchem Status befindet sich deren Anwendung? Wer sind die Ansprechpartner?

- **Integration von Six Sigma in die bisherige Strategie:** Nach der Ist-Aufnahme werden die Verknüpfungen bzw. Synergien zwischen Six Sigma und den bisherigen Strukturen geschaffen.

- **Auswahl des Pilotbereichs:** In welchem Bereich der Organisation soll die Einführung von Six Sigma als Testphase erfolgen? In der Verwaltung, im Pflegedienst oder in der medizinischen Behandlung? Diese Fragen müssen geklärt werden.

- **Auswahl der Green Belts:** Die Anzahl der ersten Green Belts kann sich zunächst auf ca. 10 Mitarbeiter belaufen. Diese sind natürlich bevorzugt aus dem Pilotbereich zu wählen. Die designierten Green Belts sollten über mind. 2 Jahre Erfahrung in der Organisation verfügen. Daneben ist es als Projektleiter von großem Vorteil eine gewisse Anerkennung in der Belegschaft zu genießen. Eine teilweise Freistellung (bei Green Belts z. B. 20 % der Arbeitszeit) für die zukünftigen Aktivitäten als Projektleiter muss garantiert sein.

- **Auswahl der Pilotprojekte:** Der Erfolg der Pilotprojekte ist für die Akzeptanz und damit den weiteren Fortlauf des Konzepts entscheidend. Daher müssen die Pilotprojekte äußerst sorgfältig ausgewählt werden. Die Projekte sollten jeweils Prozesse zum Gegenstand haben. Die Aufgaben- bzw. Problemstellung sollte von mittlerer Komplexität sein und der Umfang sollte so festgelegt werden, dass eine Projektdauer von sechs Monaten nicht überschritten wird. Ideal sind Projekte mit einer Laufzeit von 3 bis 4 Monaten. Die Pilotprojekte sollten unbedingt ein finanziell eindeutig messbares Ergebnis liefern. Eine Einsparung oder ein Zusatzerlös von 25.000 bis 50.000 sind realistische Zielgrößen (bei Green Belt Projekten).

- **Auswahl der Projektteams:** Die Angestellten, die an den zur Verbesserung ausstehenden Prozessen beteiligt sind bzw. für diese direkt verantwortlich sind, müssen als Mitglieder in die Projektteams berufen werden. Die Projektteams sollten insgesamt aus ca. 4 bis 6 Personen bestehen.

- **Green Belt Training:** Die Trainings umfassen ca. 10 Schulungstage, die in zwei (5+5) oder drei (3+3+4) Blöcke unterteilt werden. Zwischen den Trainingsblöcken arbeiten die Green Belts ca. 4 bis 8 Wochen an ihren Projekten. Dabei werden sie von den Trainern bzw. Schulungsleitern unterstützt. Nach Ablauf der Trainings werden die Projekte innerhalb von 4 bis 8 Wochen zum Abschluss geführt. Durch diese Aufteilung wird eine Projektdauer von 6 Monaten nicht überschritten.

- **Evaluierung der Ergebnisse:** Die Resultate werden gemäß der Projektziele bewertet. Oftmals werden Perspektiven bzw. Potenziale für weitere Projekte erst durch die laufenden Projekte eröffnet bzw. generiert. Daher werden Bedarf und Möglichkeiten für weitere Projekte behandelt.

- **Übertragung der Ergebnisse auf andere Organisationsbereiche:** Dem Six Sigma Konzept entsprechend werden Bereiche und Prozesse identifiziert, die Parallelen zum Gegenstand bzw. Sachverhalt des realisierten Projekts aufweisen. Auf diese werden dann die Ergebnisse des Projekts weitestgehend übertragen.

- **Weiteres Vorgehen:** Nach der Ergebniswertung der Pilotprojekte entscheidet die Leitung, ob man die Six Sigma Initiative weiterführt und ggf. auf andere Bereiche ausweitet bzw. weitere Projekte startet.

2.7.7   Stärken und Schwächen

Stärken	Schwächen
• neueste Entwicklung, dadurch Vorsprung gegenüber Wettbewerb	• teilweise Freistellung von Mitarbeitern erforderlich
• universeller Prozessansatz; nahezu in sämtlichen Bereichen anwendbar	• eigene Infrastruktur erforderlich
• mittelschwere bis komplexe Probleme können angegangen werden	• Kosten für Schulung der Projektleiter
• einzelne überschaubare Projekte	• Einführung und Umsetzung erfordert ständiges Engagement der Leitung
• „Quantensprünge" in Qualität und Effizienz möglich	• stark US-amerikanisch geprägt
• eindeutig messbare finanzielle Ergebnisse	• eigentlich für die Industrie konzipiert
• Schulung bzw. Entwicklung von Nachwuchsführungskräften	

2.7.8   Resümee

Die Erfolgsaussichten von Six Sigma in deutschen Krankenhäusern sind durchaus positiv zu bewerten. Die deutsche Industrie hatte sich im Vergleich zu den US-Firmen mit Verzögerung für Six Sigma entschieden. Analog dazu werden vermutlich auch die Krankenhäuser hierzulande handeln.

Diese können auf die Erfahrungen der Anwenderkliniken in den USA und den Niederlanden zurückgreifen. Dabei werden sie unter anderem erkennen, dass die Beachtung des Rahmenkonzepts eine unbedingte Voraussetzung ist.

Im Kontext der anderen Ansätze (ISO, EFQM und KTQ) stellt Six Sigma eine Ergänzung dar: Während diese einen Leitfaden zum Aufbau eines QM-Systems vorgeben, stehen bei Six Sigma die Initiierung und Realisierung derjenigen Projekte im Vordergrund, die eine Verbesserung der Qualitäts- und Kostenaspekte zum Gegenstand haben.

Zukünftig werden im Gesundheitssektor wohl noch weitere Konzepttransfers folgen, um den Methodenrückstand in einzelnen Bereichen im Vergleich zur Industrie aufzuholen.

3 Kommunikationsstandards in der Medizin

3.1 Einleitung

Die Effizienz und Qualität der Prozesse sind in medizinischen Einrichtungen von besonderer Bedeutung. Zwischen allen beteiligten Partnern muss eine optimale Kommunikation stattfinden.

Auf Grund des enormen Informationsaufwandes, muss die Informationsverarbeitung immer stärker automatisiert werden. Die abteilungsbezogene Sichtweise hat allerdings in der Vergangenheit zu einer heterogenen Kommunikationsarchitektur geführt. Das muss sich in der Zukunft ändern.

Abb. 12 veranschaulicht die möglichen Kommunikationswege in einer mit der Zeit gewachsenen Infrastruktur. Man muss bedenken, dass bei n-Systemen n*(n-1) Kommunikationswege möglich sind. Im Falle von 5 Systemen sind das 20 Kommunikationsmöglichkeiten. Die Pflege dieser Schnittstellen ist sehr aufwendig, insbesondere wenn unterschiedliche Kommunikationsstandards in den Subsystemen verwendet werden. Deshalb wurde ein einheitlicher Kommunikationsstandard **Health Level 7** entwickelt, um die Kommunikation zwischen Anwendungen zu vereinheitlichen. Er definiert auf Anwendungsebene, welche Daten wann zwischen den Anwendungen ausgetauscht werden und wie mit Fehlermeldungen zwischen Anwendungen umzugehen ist.

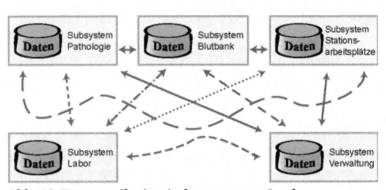

Abb. 12: Kommunikation in heterogenen Strukturen

Das Ziel von Health Level 7 (kurz HL7) besteht darin, einen einheitlichen Kommunikationsstandard zu schaffen, der einen kostengünstigen und effizienten Datenaustausch zwischen verschiedenen Anwendungen unterschiedlicher Hersteller gewährleistet.

Abb. 13 veranschaulicht die Kommunikation zwischen Anwendungen bei Nutzung des HL7-Kommunikationsstandards.

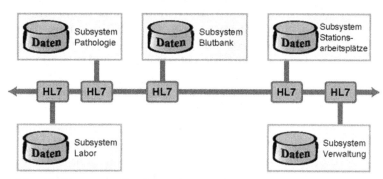

Abb. 13: Kommunikation mit HL7

Einer der Vorteile von HL7 ist, dass sehr wenige Vorbedingungen an die verwendete Systemarchitektur gestellt werden. Um den Standard zu nutzen, muss nicht der gesamte HL7-Umfang implementiert werden und es ist egal, ob die kommunizierenden Anwendungen zentral organisiert oder im Netzwerk verteilt sind. Zusätzlich ist der Austausch der Daten zwischen den Systemen nicht an ein bestimmtes Betriebssystem oder eine bestimmte Programmiersprache gebunden, da ein größtmögliches Maß an Standardisierung bei gleichzeitiger Flexibilität für lokale Variationen und Anpassungen angestrebt wurde (vgl. [Heitmann et al., 1999]).

Die wesentlichen Merkmale von HL7 sind:

- Bereitstellung von Formaten und Protokollen für den Datenaustausch im Gesundheitswesen

- Verminderung und Standardisierung der Schnittstellen zwischen den verschiedenen Anwendungen

- Effizientere Kommunikation zwischen den verschiedenen Anwendungen durch Optimierung der Kommunikationswege

- Vereinfachung der Schnittstellenimplementierung

- Anerkennung als internationaler Standard (ANSI und ISO)

HL7 standardisiert die Nachrichten-Strukturen, die Darstellung der Nachrichten für die Übertragung und die nachrichtenauslösenden Anwendungsereignisse.

3.2   HL7 Organisation und Gruppen

HL7 wurde in den USA entwickelt und ist dort offizieller Standard. Bereits 1987 wurde in Palo Alto die **HL7 Working Group** gegründet, aus der später eine Non-Profit Dachorganisation hervorgegangen ist. Die HL7 Working Group ist eine ANSI-akkreditierte Organisation zur Entwicklung von Standards und befasst sich mit klinischen und administrativen Daten aus dem Gesundheitswesen. Ihr Ziel ist es, Standards für den Austausch, das Management und die Integration von Daten bereitzustellen (vgl. [Heitmann et al., 1999]).

Die Hauptorganisation der HL7 Gruppe mit Sitz in Ann Arbor, Michigan, USA, besteht aus freiwilligen Mitgliedern, die HL7 weiterentwickeln. Zu ihnen gehören sowohl Entwickler und Hersteller von medizinischen Geräten als auch Berater und Institutionen. Geleitet wird die HL7 Working Group von einem Direktorium, welches aus acht gewählten und drei bestimmten Mitgliedern besteht. Sie ist in Technical Committees (kurz TC), Special Interest Groups und in ein Technical Steering Committee, einen Lenkungsausschuss, unterteilt.

In Deutschland wurde die **HL7-Benutzergruppe e.V.** 1992 als offizielle nationale Gruppierung der HL7 Working Group gegründet (vgl. [HL7, 2005]). Ihre Aufgabe ist die Übersetzung und Anpassung des Standards (aktuell Version 2.4) an die deutschen Verhältnisse. Sie unterstützt die Verwendung von standardgerechten Kommunikationslösungen durch die Veranstaltung von Tutorien und Workshops sowie durch individuelle Beratung bei speziellen Implementierungsproblemen.

Die folgende Auflistung gibt einen Überblick über die allgemeinen Aufgaben eines jeden TC:

- Aufbereitung und Bereitstellung der gültigen Standarddokumente

- Beratung von Anwendern und Herstellern bei Nutzung und Implementierung von HL7. Dabei werden Lösungen gesucht, welche die nationale Anwendbarkeit des HL7-Standards mit maximaler Standardtreue verbinden.

- Überwachung der Standardkonformität von Dokumenten zur Nutzung und Implementierung des HL7-Standards

- Zertifizierung der Standardtreue von Anwendungen
- Entwicklung von Initiativen und Schulungsmaßnahmen für Anbieter und Anwender von HL7
- Beteiligung an der internationalen Weiterentwicklung des HL7-Standards und Erarbeitung von Verbesserungsvorschlägen für die Anpassung an die Erfordernisse der deutschen Anwendergemeinschaft
- Unterstützung anderer Standardisierungsgremien bei der Erarbeitung von Stellungnahmen oder Vorschlägen zu HL7

Aktuell sind drei Komitees der deutschen Benutzergruppe aktiv, welche im Folgenden kurz angesprochen werden.

TC „Konformität und Zertifizierung"

Ziel des TC „Konformität und Zertifizierung" ist die Förderung und Verbreitung des HL7-Kommunikationsstandards in Deutschland. Dabei kümmert es sich um die Aufbereitung und Bereitstellung der gültigen Standarddokumente inklusive deren Übersetzung und Interpretation. Dem TC Konformität und Zertifizierung obliegt u. a. die Führung des offiziellen Z-Segment-Registers mit den deutschen Z-Segmenten. Das Z-Segment-Register umfasst alle Nachrichtensegmente, welche zur Anpassung des Standards an die speziellen, landesspezifischen Bedürfnisse verwendet werden.

TC „XML-Anwendungen in der Medizin"

Das TC „XML-Anwendungen in der Medizin" befasst sich mit der Förderung und Entwicklung des HL7-Standards unter besonderer Berücksichtigung der neuen Entwicklungen des XML-Standards. Dabei zeigt es insbesondere die Möglichkeiten des XML-Standards zur Definition, Spezifikation, Implementierung und Kommunikation von Inhalten und Funktionalitäten im Gesundheitswesen auf und befasst sich mit der Nutzung des XML-Standards bei der Migration bestehender HL7 v.2.x Installationen auf die neue Version 3 sowie der Einbindung der Version 3 in entsprechenden Anwendungssystemen.

Weiterführende Aufgaben des TC „XML-Anwendungen in der Medizin" sind die Mitarbeit am XML-Standard im Kontext von HL7 sowie die Einrichtung und Führung entsprechender Repositories.

TC „Version 3"

Das TC „Version 3" befasst sich mit der Förderung und Entwicklung des HL7-Standards unter besonderer Berücksichtigung der neuen Entwicklungen im Rahmen der HL7-Version 3. Es zeigt dabei insbesondere Möglichkeiten der Migration bestehender HL7 v2.x Installationen zur neuen Version 3 auf.

Im Gegensatz zu 1992, als HL7 nur wenig bekannt war, ist HL7 heute ein bei Ausschreibungen als selbstverständlich gefordertes Kommunikationsprotokoll mit einer kaum mehr zu überblicken-den Anzahl an Anwendungen. In deutschen Krankenhäusern ist inzwischen eine dreistellige Zahl von Kommunikationsservern erfolgreich im praktischen Einsatz. Für diese breite Akzeptanz der Kommunikationstechnik hat die HL7-Benutzergruppe eine wichtige Basis geschaffen. Durch die Arbeit der HL7-Benutzergruppe in Deutschland sind dem Gesundheitswesen allein durch die Verminderung des Aufwands bei der Implementierung von Schnittstellen Millionenbeträge erspart worden.

Die Liste der kooperativen Mitglieder der HL7 Benutzergruppe Deutschland umfasst mehr als 100 Firmen, Kliniken und andere Institutionen.

Seit 1994 gibt die deutsche Benutzergruppe mehrmals im Jahr die „HL7-Mitteilungen" heraus, welche als offizielles Organ ihre Mitglieder über aktuelle Themen, Trends und Ankündigungen zum Thema HL7 informiert.

3.3   Technische Details von HL7

Das Grundprinzip der Kommunikation in HL7 folgt dem Modell der nachrichtenbasierten Kommunikation, nach dem die verschiedenen Systeme über **Nachrichten** miteinander interagieren. Bei HL7 wird der Datenaustausch zwischen zwei oder mehreren Systemen durch ein Ereignis aus der realen Welt (einen so genannten **Trigger Event**, wie z. B. die Aufnahme eines Patienten) ausgelöst. Dieses Ereignis impliziert also den Datenaustausch zwischen den verschiedenen Systemen, wobei zwischen gezielten Anfragen (query) und unaufgeforderten Nachrichten (unsolicited update) unterschieden wird. Abb. 14 veranschaulicht diese Zusammenhänge (vgl. [HL7, 2005]).

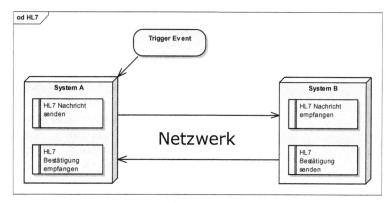

Abb. 14: HL7-Kommunikation über Nachrichten

Bei einer gezielten Anfrage können z. B. die Stammdaten eines bestimmten Patienten durch ein Laborsystem angefordert werden, während unaufgeforderte Nachrichten durch kurzfristige Ereignisse in der realen Welt entstehen. Das erfolgte Ereignis hat dann im intern sendenden System eine Transaktion wie z. B. einen Datenbankeintrag zur Folge, welcher an den oder die Empfänger gesendet wird. Die Empfänger können dann ihrerseits mit einer entsprechenden Transaktion reagieren.

Findet der Datenaustausch zwischen mehreren Systemen statt, werden so genannte **Kommunikationsserver** eingesetzt. Das sendende System sendet in diesem Fall die Daten an den Kommunikationsserver, welcher die Daten an alle relevanten Systeme weiterleitet. Die Bestätigungen der Empfänger werden dann ebenfalls über den Kommunikationsserver weitergeleitet.

Im Gegensatz dazu wird eine gezielte Anfrage gestartet, wenn in einem System notwendige Daten nicht vorhanden sind. Der Empfänger der Nachricht antwortet in diesem Fall dem Sender nur mit den angeforderten Daten, während bei ihm keine weiteren Transaktionen ausgelöst werden.

Aufbau von HL7-Nachrichten

Beim Aufbau von HL7 wird zwischen der **Abstract Message Definition** und den so genannten **Encoding Rules** unterschieden. Während die Abstract Message Definition die grundlegende Struktur und den Aufbau einer Nachricht beschreibt, legen die Encoding Rules die Rechtschreibregeln innerhalb einer Nachricht fest. Am Beispiel der deutschen Sprache beschreibt also die Abstract Message Syntax die Grammatik (z. B. den Aufbau eines Satzes mit Subjekt, Prädikat und Objekt) und die Encoding Rules legen die genaue Rechtschreibung der einzelnen Wörter fest (z. B. dass Substantive großgeschrieben werden).

HL7-Nachrichten sind in verschiedene **Gruppen** eingeteilt. Eine Gruppe enthält beispielsweise alle Nachrichten, die sich mit administrativen Patientendaten (ADT-Nachrichten) befassen. Andere Gruppen umfassen beispielsweise Mitteilungen über Bestellungen oder Mitteilungen über Untersuchungsbefunde. HL7 Nachrichten bestehen aus einzelnen **Segmenten**, die unterschiedliche Aufgaben übernehmen und nach dem Baukastenprinzip zusammengestellt werden können. Die einzelnen Segmente sind weiter durch Nachrichtenfelder mit spezifischen Inhalten (z. B. Text, Datum oder Zahlenformate) unterteilt.

Abb. 15 (aus [Heitmann et al., 1999] und [HL7, 2005]) veranschaulicht diesen modularen Aufbau von HL7-Nachrichten.

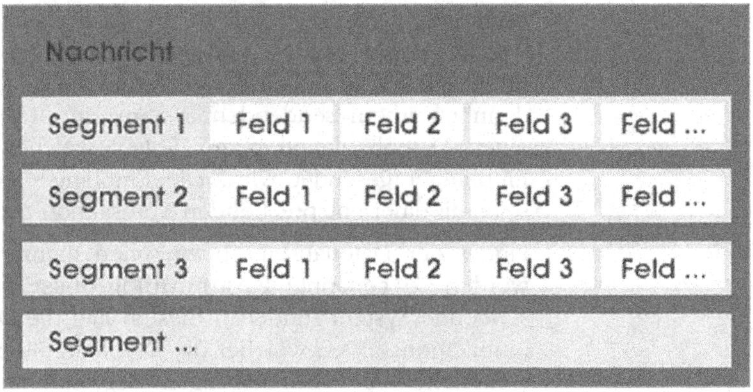

Abb. 15: Aufbau von HL7-Nachrichten

Segmente werden durch drei am Beginn stehende Buchstaben eindeutig identifiziert (Segment-Identifikator). Die genaue Beschreibung eines Segmentes und deren Attribute werden in **Segment-Tabellen** definiert. Die folgende Tabelle zeigt einen Teil der Segment-Tabelle für das PID-Segment:

SEQ	Laufende Nummer im Segment
LEN	Vorgesehene Länge
DT	Datentyp
R/O	Required / Optional

RP/#	Zahl der max. zugelassenen Wiederholungen
TBL#	Tabellen-Nummer der Wertebereichsdefinition
ITEM#	Item-Nummer im Data Dictionary
ELEMENT NAME	Elementname

Beispiel

Eine ADT-Nachricht kann aus den Segmenten Nachrichtenkopf (MSH, Message Header Segment), der Beschreibung des Trigger Events (EVN, Event Reason), der Patientenidentifikation (PID, Patient Identification) und den Fallinformationen, wie z. B. einem Patientenbesuch (PV1, Patient Visit), bestehen, wie Abb. 16 veranschaulicht.

Nachfolgend eine Auflistung einiger Eventtypen von ADT-Nachrichten:

- A01 - Aufnehmen eines stationären Falles
- A02 - Verlegen eines stationären Falles
- A03 - Entlassen eines stationären Falles
- A03 - Beenden eines ambulanten Besuches
- A04 - Ambulanter Besuch
- A05 - Voraufnahme eines stationären Falles
- A05 - Anlegen eines ambulanten Falles
- A06 - Fallartwechsel ambulant nach stationär
- A07 - Fallartwechsel stationär nach ambulant
- A08 - Änderung Patienten-/Fallinformationen
- A09 - Patient verlässt Einrichtung
- A10 - Patient erreicht Einrichtung

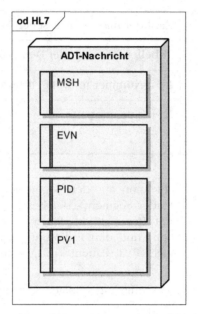

Abb. 16: HL7-Beispiel-Nachricht

Mögliche Nachrichtenfelder in einem PID-Segment sind z. B. die interne Patientenidentifikationsnummer, der Name oder das Geburtsdatum des Patienten (vgl. Abb. 17).

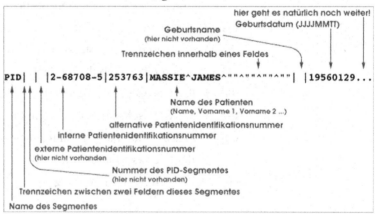

Abb. 17: HL7-Nachrichtenfelder

Z-Segmente

Die Z-Segmente einer Nachricht sind für lokalspezifische Nachrichten vorgesehen, die in anderen Ländern keine Bedeutung haben oder nicht notwendig sind. So verlangen z. B. deutsche

Krankenkassen bekanntlich zur Abrechnung Spezialinformationen, die in anderen Ländern unerheblich sind und für die HL7 in seiner Standardfassung kein Übertragungskonzept vorsieht.

Die Aufgabe der nationalen Benutzergruppen von HL7 ist es, additiv zu den schon von HL7 in seiner Standardfassung vorgegebenen Nachrichtentypen und Segmenten landesspezifische Segmente zu definieren, die auf solche Detailprobleme eingehen können. Darüberhinaus besteht ein reger Austausch zwischen den internationalen Benutzergruppen, um zum einen eine landesübergreifende Kommunikation mit Z-Segmenten zu ermöglichen und zum anderen sinnvolle und weit reichende Segmente nachträglich in den internationalen Standard aufzunehmen.
Die folgende Tabelle liefert eine Auswahl deutscher Z-Segment-Definitionen:

ZBD	Bankverbindungsdaten
ZKA	Küchenanforderung
ZPF	Pflegestufenerfassung
ZWL	Nicht-medizinische Wahlleistungen
ZBE	Bewegungsdaten
ZB1	Zusatzsegment für die deutsche Bundeswehr

Felder
Die semantischen Inhalte der Nachrichten werden strukturiert in die Felder der Segmente übertragen. Sie können unterschiedlich lang sein und sind durch Feldseparatoren getrennt. Für jedes Feld ist ein Datentyp definiert, z. B. Zeichenkette, Wert, Zeit oder Zeitpunkt. Die folgende Tabelle enthält eine Auflistung der gängigsten Feldtypen und deren Bedeutung:

ST	String	**XPN**	Person Name
TX	Text	**XAD**	Address
FT	Formatted Text	**XTN**	Telephone Number
NM	Numeric	**ID**	Coded Value
DT	Date	**IS**	Coded Value

TM	Time	CM	Composite
TS	Time Stamp	CN	ID and Name
PL	Person Location	CQ	Quantity and Units

Auf die detaillierte Erklärung dieser Datentypen soll hier verzichtet werden, sie sind in der englischen Referenz zu HL7 zu finden.

Das HL7 Reference Information Model (RIM)

Die Ausrichtung von HL7 als Standard für eine rasche Lösung von anstehenden Kommunikationsproblemen hat auch Probleme mit sich gebracht. Es hat sich gezeigt, dass z. B. bei Definitionen des Standards immer wieder Konsistenzprobleme aufgetreten sind. Aus diesem Grund wurde ein Datenmodell für den Nachrichtenaustausch entwickelt, welches in die neue Version 3 des HL7 Kommunikationsstandards einfließen wird.

Das HL7 RIM wird mittlerweile von der ISO als internationaler Standard einer einheitlichen Datenhaltung anerkannt. Das HL7 RIM ist ein statisches Modell für Informationen im Gesundheitswesen und stellt einen Konsens zischen der Perspektive der HL7 Working Group und den Sichtweisen seiner internationalen Gruppierungen dar. Es legt genau fest, welche statischen Objekte miteinander interagieren und welche Beziehungen zwischen ihnen bestehen, so dass eine einheitliche Grundlage für den Datenaustausch geschaffen wird (vgl. [Heitmann et al., 1999] und [hl7, 2005]).

3.4   HL7 und XML

Neben der pragmatischen Herangehensweise an die Lösung von Kommunikationsproblemen im Medizinbereich hat HL7 einige Schwachpunkte.

Wie sich gezeigt hat, sind das Format und die Syntax von HL7 Nachrichten weder leicht zu lesen und zu verändern, noch entsprechen Darstellung und Übertragung der Nachrichten den Normen, die außerhalb des medizinischen Bereichs verwendet werden.

Diese Gründe haben dazu geführt, dass die Übertragung zukünftiger Nachrichten auf den XML-Standard (vgl. auch Abschnitt 9.8) umgestellt werden sollte. Die neue Spezifikation des HL7 Standards (HL7 v2.xml) definiert Regeln, wie die bisherigen HL7 Nachrichten entsprechend dem XML-Standard übertragen werden können. Am 2. Juli 2003 wurde die XML-Kodierung des HL7 Standards vom ANSI offiziell als Standard anerkannt.

Die Vorteile von XML sind eine flexiblere und internetkonforme Übertragung sowie die Möglichkeit der Nachrichtenvalidierung mit Hilfe der Document Type Definitions (DTD) des XML-Standards. Eine XML-DTD gibt vor, welche Nachrichtenelemente in einer XML-Datei an welcher Stelle erlaubt sind und ermöglicht dadurch die Prüfung, ob eine XML-Datei den vorgegebenen Strukturen entspricht. Durch die Umstellung des HL7 Standards auf das XML-Format wird der HL7 Standard einer breiteren Öffentlichkeit zugänglich gemacht. Das XML-Format ist sehr weit verbreitet und es gibt bereits eine große Anzahl an Softwarewerkzeugen, die XML-Dateien lesen und schreiben können. XML kann in den nächsten Jahren die wichtigste Basis für die webbasierte Datenkommunikation werden.

3.5   Clinical Document Architecture

Die Clinical Document Architecture CDA ist ein innerhalb der HL7-Gruppe erarbeiteter Dokumentenstandard, der Struktur und Inhalt von medizinischen Dokumenten aus dem Umfeld des Gesundheitswesens zum Zwecke des elektronischen Austausches beschreibt.

Ein CDA-Dokument ist ein klinisches Dokument, welches Beobachtungen und Maßnahmen beinhaltet. Es weist dabei die folgenden Eigenschaften auf:

- Persistenz
  Ein CDA-Dokument darf nicht geändert werden und muss für eine gesetzlich bestimmte Dauer existieren.

- Verantwortlichkeit
  Jedem CDA-Dokument muss eine verantwortliche Person (z. B. ein Arzt) zugeordnet sein.

- Echtheit
  Die Ansammlung von Informationen in CDA-Dokumenten muss einer rechtlichen Prüfung standhalten.

- Vollständigkeit
  Ein CDA-Dokument darf nicht geteilt werden, sondern alle Informationen müssen den Zusammenhang wiedergeben.

- Lesbarkeit
  Ein CDA-Dokument muss für Menschen lesbar sein.

Ein CDA-Dokument ist ein definiertes und komplettes Informationsobjekt. Es wird im XML-Format kodiert und kann Texte, Bilder, akustische Signale oder andere multimediale Daten beinhalten. CDA-Dokumente erhalten ihre Bedeutung aus dem HL7 RIM und benutzen ebenfalls die HL7 Datentypen, damit der Austausch von CDA-Dokumenten in HL7 Nachrichten möglich ist.

CDA-Dokumente standardisieren jedoch keine medizinischen Dokumente an sich, es wird hierbei nur der Aspekt der Datenübertragung behandelt.

Die folgende Auflistung gibt einen Überblick über die Ziele, die durch den Einsatz von CDA-Dokumenten erreicht werden sollen:

- Die Priorität soll auf die Behandlung des Patienten gelegt werden und nicht auf den informationstechnischen Hintergrund.

- Es soll eine kostengünstige Implementation über möglichst verschiedene Systeme ermöglicht werden.

- Der elektronische Austausch von durch Nutzer lesbaren Dokumenten soll zwischen unkundigen Benutzern ermöglicht werden.

- Es soll die Persistenz der Daten gesichert werden und eine Nachbehandlung der Daten nach der Übertragung ermöglicht werden (z. B. Archivierung).

- Der Datentransfer soll unabhängig von der internen Datenstruktur der einzelnen Systeme ablaufen.

- Es wird eine Kompatibilität mit möglichst vielen Programmen zur Dokumentenerstellung angestrebt.

3.6   Sicherheit

Medizinische und administrative Daten sind in verschiedener Hinsicht sensitive Daten. Deshalb erfordert ihre Kommunikation ein erhebliches Maß an Sicherheit. Das betrifft die Garantie,

- dass die Kommunikation zwischen den beabsichtigten Partnern erfolgt (Authentizität),

- dass der kommunizierte Inhalt nur den Berechtigen bekannt wird (Vertraulichkeit),

- dass der Kommunikationsprozess und die kommunizierte Information rechtlich verbindlich und nachprüfbar sind (Verbindlichkeit),

- dass eine Veränderung der ausgetauschten Informationen durch unberechtigte Dritte nachgewiesen werden kann (Integritätsnachweis),

- dass Sender und Empfänger der kommunizierten Daten unstrittig nachweisbar sind (Authentizität und Unbestreitbarkeit von Herkunft bzw. Empfang).

Für eine vertrauenswürdige Kommunikation müssen die in HL7 bereits definierten Zeitstempel zum Nachweis des Zeitpunktes bzw. der Reihenfolge von Aktionen einen rechtlich verbindlichen Charakter erhalten. Um die für HL7 charakteristische Offenheit der Kommunikation zwischen verschiedenen Applikationen oder anderen Kommunikationspartnern zu garantieren, wurden verschiedene Sicherheitslösungen entwickelt, die auf zwei Grundprinzipien zurückgeführt werden können:

- Austausch von Mitteilungen, die gesichert wurden und dann in unsicheren Netzen übertragen werden können

- Übermittlung ungeschützter, aber gegebenenfalls verbindlicher und authentisch gemachter Informationen durch einen so genannten „sicheren Kanal".

Bei der ersten Lösung sorgt der Anwender oder die Anwendung dafür, dass die Mitteilungen verschlüsselt und authentisch bzw. verbindlich gemacht werden. Das Ganze ähnelt den Sicherheitsmechanismen bei der Briefpost, nämlich dem Versenden von Einschreibebriefen anstelle einfacher, von Dritten les- und manipulierbarer Postkarten. Bei der Verwendung von Kommunikationsservern können diese nicht nur eine Syntax- und Semantikanpassung zwischen Anwendungen bewerkstelligen, sie sind in der Lage, die von den Anwendungen benutzten und auf Standards beruhenden Sicherheitsmechanismen und -protokolle transparent zu vermitteln.

Die zweite Lösung wird insbesondere im Zusammenhang mit internetbasierten Anwendungen eingesetzt, wobei ein sicherer Kanal zwischen den kommunizierenden Anwendungen etabliert wird. Diese Technik findet man heutzutage oft unter der Bezeichnung „Virtual Private Network" oder kurz VPN. Diese Technologie ist insbesondere bei der Kommunikation zwischen niedergelassenem Arzt und Krankenhaus von Bedeutung. Beim so genannten Arzt-Informationssystem kommen wir auf diesen Gegenstand zurück.

3.7   Ausblick

Es ist zu erwarten, dass HL7 in Zukunft eine große Rolle bei der Kommunikation im Gesundheitswesen speziell im Krankenhaus spielen wird. Gerade die aktuellen Bestrebungen, ein einheitliches und auf dem XML-Standard basierendes Dokumentenbeschreibungs- und Datenaustauschformat einzusetzen, werden weiter dazu beitragen. Die von allen Standardisierungsorganisationen vorangetriebene Entwicklung der Extensible Markup Language (XML) sind mittlerweile fest in HL7 integriert (Version 3) und es werden bereits Werkzeuge zur automatischen Umsetzung von HL7-Mitteilungen in das XML-Format (bzw. XML nach HL7) angeboten und weiterentwickelt.

Die Forcierung von XML innerhalb und außerhalb von HL7 kann zur Harmonisierung der verschiedenen Kommunikationsstandards im medizinischen Bereich beitragen. So kann z. B. der Datenaustausch zwischen HL7 und xDT, dem vom Zentralinstitut (ZI) der Kassenärztlichen Bundesvereinigung standardisierten Mitteilungsformat für die elektronische Kommunikation im niedergelassenen Bereich, vereinfacht und verbessert werden. Damit könnte in Zukunft eine verbesserte Kommunikation und Kooperation der verschiedenen Strukturen des deutschen Gesundheitswesens zum Wohle der Patienten in greifbare Nähe rücken.

4 Web-Technologien in der Medizin

4.1 Einleitung

Das Internet wird heute stärker denn je genutzt. Jährlich steigt die Anzahl der Nutzer und der angeschlossenen Serversysteme. Das Marktforschungsunternehmen TNS Infratest (vgl. [Graumann et al., 2004]) ermittelte im Jahr 2003 50,1 Prozent Deutsche (32,2 Millionen), die im Netz waren. Im April 2004 lag die Zahl der Online-User bei ca. 54 Prozent (34,7 Millionen) der Gesamtbevölkerung. Laut BITKOM [10] sollen bis zum Jahr 2006 jährlich weitere drei Millionen Deutsche neu zur Internet-Nutzergemeinschaft hinzukommen. Dies würde bedeuten, dass nahezu 6 von 10 Deutschen 2006 das Internet nutzen werden.

Ein immer wichtiger werdendes Thema für Industrie, Wirtschaft und der Bürger ist das Thema „Medizin und Gesundheit". Pharmaunternehmen und Sanitätshäuser machen immer mehr Umsatz über das Internet. Weitere Beispiele sind Online-Praxisshops, Einkaufsportale für Ärzte und Krankenhäuser, Auktionen mit medizinischen Produkten und E-Procurement für Krankenhäuser. Viele Bereiche der Gesundheitsindustrie bereiten sich auf den Vertrieb ihrer Produkte im Netz vor.

Für den Nutzer wird das Thema „Medizin und Gesundheit" im Zusammenhang mit dem Internet immer wichtiger. Es gibt bereits heute „die Facharzt-Visite im Cyberspace". Beim „Telemedizinischen Pilotprojekt zur integrierten Schlaganfall Versorgung in Süd-Ost-Bayern (TEMPiS) ist dieses Szenario seit einem Jahr Wirklichkeit. Die durch moderne Technik verbundenen Krankenhäuser können Kontakt zu Spezialisten und Kollegen aufnehmen und sich so vor Ort beraten, Röntgenbilder analysieren und Patienten „besuchen" (vgl. [http://www.tempis.de, 2004]). In einem Modellprojekt der Ersatzkassen werden Parkinson-Patienten zu Hause per Video „überwacht". Gerade für Herzpati-

---

[10] BITKOM Bundesverband Informationswirtschaft, Telekommunikation und neue Medien e.V. ist das Sprachrohr der IT-, Telekommunikations- und Neue-Medien-Branche.

enten sind in Deutschland zunehmend mobile telemedizinische Systeme erhältlich. Die EKG-Werte des Patienten werden an ein Call-Center gesendet oder gehen direkt über eine gesicherte Verbindung an einen Server, auf den behandelnde Ärzte Zugriff haben.

Eine Studie des Allensbacher Instituts für Demoskopie [Allensbach, 2003] besagt, dass die Zahl der Internetnutzer, die Gesundheitsinformationen aus dem Netz beziehen, im Jahr 2001 von 6,99 Mio. auf 11,68 Mio. im Jahr 2003 gestiegen ist.

Sucht man im Web nach medizinischen Informationen, stößt man auf so genannte Medizin- oder Gesundheitsportale, die sich sowohl an Laien als auch an Experten richten.

Im Folgenden werden wir uns mit dem Thema *Gesundheitsportale im Internet* auseinandersetzen. Es wird zuerst erklärt, was Gesundheitsportale sind und welche Inhalte und welchen Aufbau sie haben. Außerdem gehen wir auf deren technische Realisierung sowie die Pflege des Portals im Rahmen eines Content Management Systems ein. Die Grenzen von Gesundheitsportalen werden skizziert und Fragen der Seriosität und Akzeptanz beantwortet. Zum Schluss geben wir einen Ausblick auf die zukünftige Entwicklung in diesem Bereich.

4.2   Was ist ein Medizinportal?

Ein **Medizin- oder Gesundheitsportal** ist ein Internetportal, auf der zu den verschiedensten Themen rund um Gesundheit und Medizin Informationen angeboten werden. Die Themengebiete auf den Seiten sind meist sehr weit gefächert. Sie reichen von Informationen über Krankheiten bis hin zu Behandlungsmethoden. Viele Seiten bieten eine Arztsuche an, wo Patienten den passenden Spezialisten in ihrer Umgebung ausfindig machen können. Einige Portale bieten sogar Live-Mitschnitte von Operationen als Video-Streams an [www.blick-in-den-op.de].

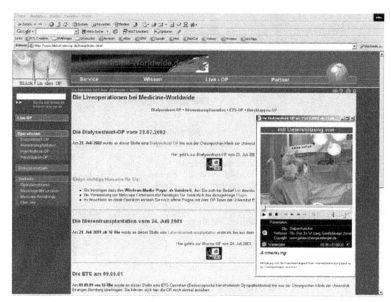

Abb. 18: Screenshot [www.blick-in-den-op.de]

4.2.1 Inhalte von Medizinportalen

Die Themenvielfalt ist nahezu unbegrenzt, wie die folgende Aufzählung zeigt, die wir in einer Analyse von Portalen zusammengetragen haben: Krankheiten, Zahnmedizin, alternative Heilmethoden, Reisemedizin, Untersuchungen, Pharmakologie, Ernährung, Anatomie, Arzt-/Krankenhaussuche, Sexualität, Fitness, Gesund Leben, Selbsthilfegruppen, Foren, Online Diagnose, Zweitgutachten, Diagnose- und Therapieverfahren, Medikamente, Schwangerschaft, Baby & Kind, Frauengesundheit und Männergesundheit.

Zur Systematisierung des Leistungsangebots der marktgängigen Gesundheitsportale wurde von Pricewaterhouse Coopers (vgl. [Pricewaterhouse, 2001]) die in Abb. 19 dargestellte Funktionspyramide entwickelt. Die vorgehaltenen Leistungsangebote unterscheiden sich zum einen anhand der Anzahl der beteiligten Akteure, zum anderen wurde die Individualität der Austauschbeziehungen als Kriterium herangezogen.

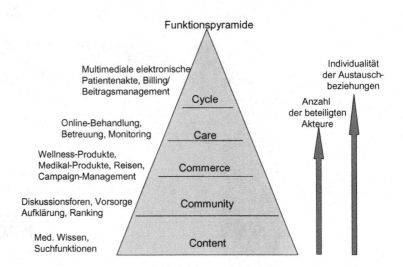

Abb. 19: Funktionspyramide

Die Basis bildet die Content-Ebene mit medizinischen Wissens-
inhalten und Suchfunktionen, die zielgruppengerecht für ge-
sundheitsinteressierte Nutzer aufbereitet sind. Darauf folgt die
Community-Ebene. Voraussetzungen für den Aufbau einer „Ge-
meinschaft" sind unter anderem ein spezifischer Interessen-
schwerpunkt und die Integration von Inhalten und Kommunikation, damit interaktive Elemente wie Diskussionsforen, Chats und
Beratungsangebote genutzt werden können. Die Commerce-
Ebene umfasst den Bereich der Wellness- und Medikal-Produkte,
Reisen und andere kommerzielle Aktionen. Experten gehen davon aus, dass mit der steigenden Selbstbeteiligung immer mehr
Patienten rezeptfreie Gesundheitspräparate (OTC) per Internet
beziehen werden. Die Care-Ebene steht in Deutschland noch am
Anfang der Entwicklung. Sie betrifft Aspekte wie Telemonitoring
und Online-Betreuung von Patienten. Weit entfernt von einer
breiten Realisierung ist gegenwärtig noch die Cycle-Ebene. Der
Begriff bezeichnet Interaktionsprozesse innerhalb integrierter
Netzwerke, wie dies beispielsweise die multimediale elektronische Patientenakte oder das Betragsmanagement (Billing) von
Versicherten erfordern (vgl. [Pricewaterhouse, 2001]).

Informationen

Der Informationsumfang der Portale variiert sehr stark. In einigen
wird detailliert auf Krankheiten eingegangen, sodass sich der
Laie einen guten Überblick verschaffen kann. Als Beispiel seien

hier   die   Portale   [www.medicine-worldwide.de]   und
[www.netdoktor.de] genannt.

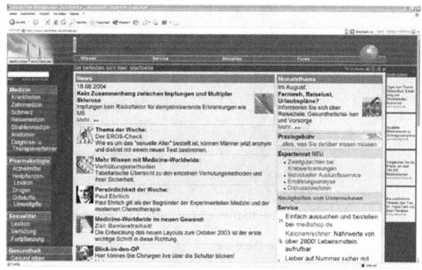

Abb. 20: Portal „medicine worldwide"

Ein wesentliches Qualitätskriterium bei Gesundheitsinformationen ist die Transparenz der angebotenen Informationen. Dies
impliziert, dass sowohl Informations-Anbieter als auch Autoren
und Quellen angegeben werden. Ein positives Beispiel für die
Angabe dieser Informationen ist [www.netdoktor.de]. Hier werden zu jedem Artikel der Autor und dessen Fachgebiet genannt.

Interaktivität

Es gibt zahlreiche interaktive Möglichkeiten für Nutzer von Gesundheitsportalen. Als Beispiele seien BMI-, Kalorien- und Pro-
mille-Rechner genannt.

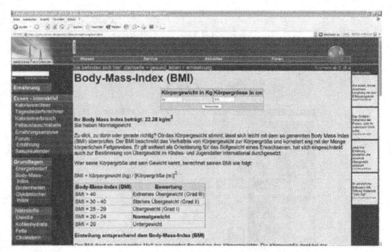

Abb. 21: BMI-Rechner [www.m-ww.de]

Online-Diagnose

Viele Portale bieten eine Online-Diagnose an. Entweder beantwortet der Experte die Frage des Patienten per E-mail oder über
Foren. Der prinzipielle Ablauf ist immer der Gleiche. Die Nutzer
stellen über das Portal ihre Frage. Entweder anonym (dann kos-
tenlos) oder über ein Formular unter Angabe von persönlichen
Daten (dann meist kostenpflichtig).

Meistens werden Expertenteams eingesetzt, die aus verschiedenen Fachärzten zusammengesetzt sind und sich mit Namen, Pho-
to und Praxis vorstellen.

Für die Zuweisung eines geeigneten Experten für eine spezielle
Anfrage gibt es verschiedene Ansätze. Zum Beispiel sieht das
kostenpflichtige Angebot von netdoktor.de vor, dass der Frage-
steller sein Problem an das Portal schickt. Eine medizinisch fach-
kundige Person (im Fall von netdoktor die medizinische Leiterin)
sendet die Frage dann an einen entsprechenden Arzt weiter.

Ein zweiter Ansatz der Expertenauswahl sieht vor, dass sich der
User selbst den entsprechenden Experten aussucht. Dazu werden
die Fachgebiete der einzelnen Spezialisten vorgestellt und der
User muss selbst entscheiden, in welches Gebiet seine Frage fällt.
Welche Variante angewandt wird, hängt vom jeweiligen Portal
ab.

Ein dritter Ansatz stellt die „Online-Diskussion mit fachärztlicher
Betreuung" dar, wie sie bei medicine-worldwide.de angeboten
wird. Hierbei bilden Foren zu verschiedenen Fachthemen die

Grundlage, die jeweils durch einen Arzt betreut werden. In erster Linie können sich Nutzer mit anderen Nutzern austauschen, gleichfalls können Fragen direkt an die Ärzte gestellt werden. Nach unseren Recherchen werden diese i.d.R. auch immer beantwortet.

Foren

In Foren werden die Beiträge mit Datum und Uhrzeit und die Gesamtzahl der Beiträge aufgeführt. Es gibt nahezu für jedes Gesundheitsthema entsprechende Foren im Netz.

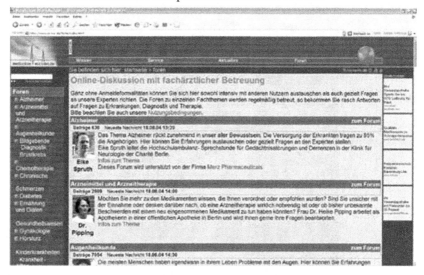

Abb. 22: Online-Foren Überblick [www.m-ww.de]

Die Foren sind sowohl für die Portal-Nutzer als auch für die Portal-Betreiber wichtig. Sie können sich mit anderen, die vielleicht die gleichen Probleme haben, austauschen.

Für Portal-Betreiber sind der Inhalt und die Frequentierung der Foren wichtig, denn dies bietet die Basis dafür, das Portal an die Bedürfnisse der Nutzer anzupassen und so die Besucherzahlen für das Portal zu erhöhen.

Kritisch anzumerken ist natürlich, dass Beiträge aus Foren mit Vorsicht zu genießen sind, wenn sie nicht von Experten stammen.

Zweitdiagnose

Einige Portale, wie [http://www.medicine-worldwide.de] und [http://www.gesundheitspilot.de], bieten die Möglichkeit, dass

Nutzer sich eine zweite Meinung zu einer gestellten Diagnose einholen können.

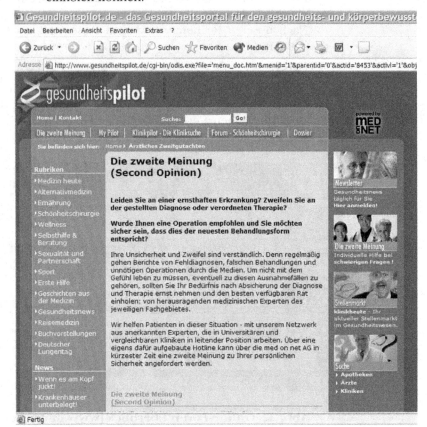

Abb. 23: Zweite Meinung [www.gesundheitspilot.de]

Gesundheitspilot bietet an per E-Mail, Telefon oder Fax mit der Beratungsstelle (in diesem Fall die med on net AG) Kontakt aufzunehmen. Es ist in der Regel notwendig eine Reihe von Unterlagen einzureichen, die an einen Experten weitergeleitet werden. Das Ergebnis erhält man innerhalb von 5-6 Werktagen und kostet zwischen 250 und 400 EUR. Außerdem wird angeboten, das medizinische Gutachten in eine „patientenverständliche Sprache" zu übersetzen, sodass der Patient besser versteht, was gemeint ist.

Selbsttests und Selbsthilfegruppen

Selbsttests sind so aufgebaut, dass Nutzer verschiedene Gesundheits- und Risiko-Checks durchführen können, beispielsweise

Tests auf Alkohol- oder Nikotinabhängigkeit sowie Risikobewertungen für Erkrankungen, wie Thrombosen, Depressionen, Diabetes oder Herz-Kreislauferkrankungen.

In der Regel müssen hier eine Reihe von Fragen beantwortet werden, damit zum Schluss das Auswertungsergebnis (und gegebenenfalls Empfehlungen, z. B. einen Arzt aufzusuchen) angezeigt werden können.

Einige Portale enthalten die Rubrik „Selbsthilfegruppen", die nach Themen strukturiert sind. Bei Auswahl eines Themas erhält man die entsprechenden Kontaktdaten.

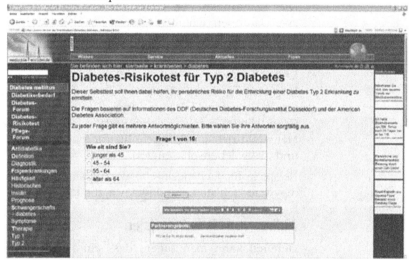

Abb. 24: Diabetes-Risikoselbsttest [www.m-ww.de]

Aktualität

Auf fast allen Portalen sind die Themen sehr aktuell, wie unsere Recherche gezeigt hat. Situationsbedingt stand vor einiger Zeit das Thema SARS im Mittelpunkt. Saisonbedingt geht es im Sommer vor allem um Informationen zu Auslandsreisen und im Winter um das Thema Grippe.

Die aktuellen Informationen sind fast immer auf der ersten Seite des Portals platziert.

Notruf und Erste Hilfe

Viele Portale bieten eine umfassende, deutschlandweite Arztsuche an. Im Mittelpunkt steht häufig die Suche nach einem Spezialisten in der Nähe. Man gibt hierzu die Adresse und das Fachgebiet ein (vgl. [www.arzt-auskunft.de]). Dies gilt häufig für Krankenhäuser und Apotheken.

Ein Service, der nicht von allen Portalen angeboten wird, sind Notrufnummern, z. B. allgemeine Notrufnummern für Deutschland und Europa und Giftnotrufzentralen in Deutschland. Antworten auf die Frage „Welche Informationen muss ein Notruf enthalten" sowie Erste-Hilfe-Ratschläge findet man vereinzelt (vgl. [www.gesundheitspilot.de]).

4.2.2   Zielgruppen

Die Zielgruppen von Gesundheitsportalen lassen sich grob in zwei Gruppen einteilen: Der weitaus größte Teil konzentriert sich auf den „Normal-Bürger" im Internet, der kleinere Teil ist fachspezifisch auf Experten, wie Ärzte, zugeschnitten.

Laut Infratest steigt das Durchschnittsalter der Online-Bevölkerung stetig: „2002 war diese durchschnittlich 36,6 Jahre alt, 2003 bereits 37.7 Jahre." (vgl. [Graumann, 2004]). Aus diesem Grund findet man vermehrt Portale, die sich speziell an ältere Menschen richten. Beispiele hierfür sind [www.healthandage.de] und [www.lebensphasen.de]).

Beispiele für fachspezifische Portale sind [www.multimedica.de], [www.aerzteblatt.de] und [www.arzt.qualimedic.de].

4.3   Aufbau von Medizinportalen

Generell kann man sagen, dass ein Portal eine große Anzahl wiederkehrender Internet-Nutzer (und/oder Abonnenten) bezüglich eines bestimmten Themengebiets zusammenbringt.

Man unterscheidet generell zwei Arten von Portalen: horizontale und vertikale Portale, je nach Breite und Tiefe des Informationsangebots.

Horizontale Portale bieten ein stark diversifiziertes Informationsangebot. Sie sind nicht auf bestimmte Interessengruppen, Themen, Branchen oder Produktgruppen fokussiert.

Horizontale Portale werden auch Consumer Portale genannt und sind hochfrequentierte Einstiegsseiten ins Internet. Sie bieten Nutzern eine Einstiegs- und Orientierungshilfe. In diese Kategorie fallen alle Portale, die sich an ein breites Publikum wenden und daher das ganze Spektrum an Features von Kommunikationstools (z. B. E-Mail, Chatroom und Instant Messaging), über Einkaufsmöglichkeiten, Börsenticker, Weltnachrichten bis hin zu Sportberichterstattungen und Surftipps für Kinder anbieten. Beispiele für horizontale Portale sind die Websites von Internet-Dienstleistern wie Yahoo!, T-Online oder web.de.

Vertikale Portale sind auf bestimmte Interessengruppen, Themen, Branchen oder Produktgruppen ausgerichtet und bieten einen Zugang zu darauf spezialisierten Informationen und Funktionen. Vertikale Portale schränken ihre Zielgruppe ein und beschränken sich auf einen „Special Interest" Bereich. Diesen Portalen kommt im Business to Business (B2B)-Markt eine besondere Bedeutung zu. Beispiele für vertikale Portale sind bol.de oder auch Medizinportale wie gesundheitspilot.de. Diese Form der Portale bieten meist nur wenige Features vor allem im Bereich der Kommunikation an.

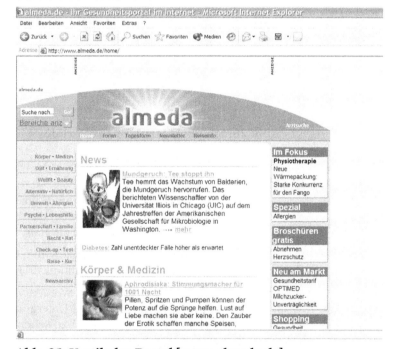

Abb. 25: Vertikales Portal [www.almeda.de]

Heute lässt sich feststellen, dass sich bei der Konzeption von Portalen eine Struktur-Oberfläche als **De-Facto-Standard-Struktur** etabliert hat. Dabei ist es unerheblich, ob es sich bei der Form des Portals um ein horizontales oder vertikales Portal handelt.

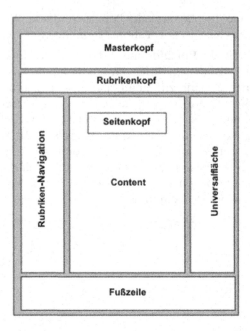

Abb. 26: Standard-Struktur für Portale

Im Folgenden werden die Elemente der Standard-Struktur kurz erläutert.

- Masterkopf: Enthält kurze und knappe Informationen über das Portal, beispielsweise das Firmenlogo des Betreibers oder den Namen des Portals.

- Rubrikenkopf: Hier stehen die Gruppenmenüfunktionen, wie z. B. Gesundheit, Kommunikation oder Wellness.

- Rubriken-Navigation: Hier werden die Gruppenmenüfunktionen feiner aufgeteilt, Untergruppen sind meistens in einem baumartigen Menü zu sehen.

- Seitenkopf: Hier befindet sich eine kurze Seitenüberschrift. Diese dient als Navigationspunkt oder Einleitung.

- Content: Ist der eigentliche Informationsgehalt der Seite.

- Universalfläche: Diese dient z. B. für Bannerwerbung und Links, kann aber auch weitere Menüs oder Contents beinhalten.

- Fußzeile: Diese befindet sich unter jeder Seite des Content und beinhaltet meistens eine weitere Navigationszeile oder ein Impressum.

Dieser Standard mit umfangreichen Navigationsmöglichkeiten hat sich im Laufe der Jahre als wesentliche Struktur für Portale etabliert. Einerseits erzielen Portal-Betreiber damit einen hohen Wiedererkennungswert für die Nutzer mit dem Ziel einer einfachen, einheitlichen und konsistenten Benutzerführung. Andererseits geht durch die Standard-Struktur Individualität verloren, wodurch es schwieriger wird, das Portal von anderen zu unterscheiden. Die Standard-Struktur findet sich im Sektor Gesundheitsportale relativ häufig (vgl. Abb. 27).

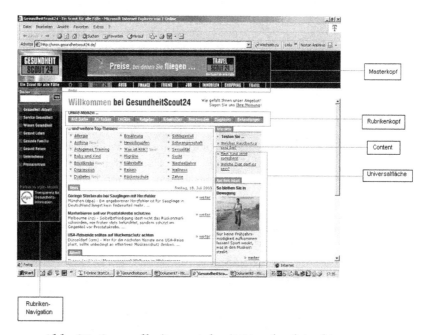

Abb. 27: Gesundheitsportal mit Standardstruktur

Es gibt Gesundheitsportale, die nicht auf der Standard-Struktur aufbauen (vgl. Abb. 28).

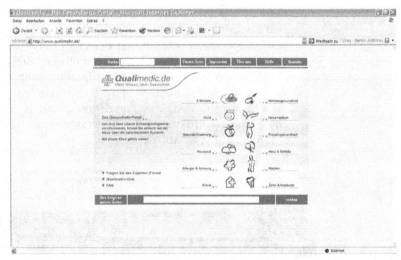

Abb. 28: Gesundheitsportal ohne Standardstruktur

Bei dem in Abb. 28 dargestellten Portal wird auf viele Struktur-
elemente des Struktur-Standards verzichtet. Der Masterkopf wan-
dert in die linke obere Hälfte der Anzeige. Der Rubrikenkopf
befindet sich rechts unten, während die Rubrikennavigation im
Content untergebracht wurde. Inhalte sind auf dieser Startseite
nicht vorhanden, die reine Navigation dominiert. Ebenso wird
auf die Universalfläche verzichtet, während die Fußzeile Teile
des Rubrikenkopfes aufnimmt.

4.4   Technische Realisierung

Die technische Realisierung eines Portals kann auf zwei Arten
erfolgen. Zum einen kann eine Standard-Portal-Software zur
Generierung des Portals verwendet werden, zum anderen kann
die Programmierung individuell erfolgen.

Standard-Portal-Software, wie z. B. Lotus Gates oder Mediapps
Net.Portal, haben den Vorteil, dass die zu realisierenden Portal-
Komponenten, wie die Benutzerkommunikation oder das Content Management zur redaktionellen Pflege bereits integriert sind
und nur angepasst werden müssen.

Die **individuelle Entwicklung** der Portal-Software ist frei von
vorgegebenen Strukturen und Design-Mustern. Nicht benötigte
Komponenten werden erst gar nicht entwickelt, die in Standard-
Portal-Software-Paketen mitgeliefert werden. Für die Individual-
entwicklung werden fundierte Kenntnisse in Skriptsprachen, wie
HTML, PHP oder Perl benötigt. Schnittstellen mit anderen Syste-

men, wie einer Datenbank, einem Dokumentenmanagementsystem oder einem Workflow-System müssen „per Hand" entwickelt werden.

Bei der Auswahl der **Hardware-Komponenten** sollte auf Performance und Skalierbarkeit geachtet werden. Die Internet-Anbindung sollte so gewählt sein, dass der zu erwartende Traffic bewältigt werden kann. Die technische Realisierung schließt auch die Datensicherung und Sicherheitsaspekte ein, z. B. Zugangsschutz und verschlüsselte Übertragung.

Die Basisfunktionalitäten einer Portalsoftware sind: Layout-, Struktur- und Content Management, Rechte- und Benutzerverwaltung, Suche, Prozessunterstützung sowie SingleSign-On. Darüber hinaus können weitere herstellerabhängige Dienste, so genannte erweiterte Portalmodule, existieren (vgl. Abb. 29).

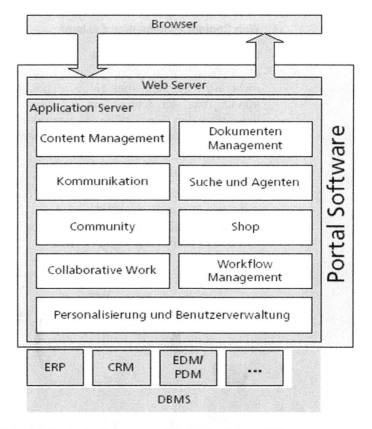

Abb. 29: Portalsoftware und Basisfunktionalitäten

81

Die Verwaltung der Information wird vom Content Management System (CMS) übernommen und ist eine zentrale Funktion des Portalsystems. Das Content Management kann Bestandteil der Portalsoftware sein oder als externes Content Management System (CMS) integriert werden. In der Praxis reichen bei vielen Anwendungen die integrierten oftmals sehr grundlegenden Content-Management-Fähigkeiten von Portalsoftware nicht aus. Insbesondere, wenn komplexe Redaktionsprozesse umgesetzt werden müssen, ist die Einbindung eines externen Content Management Systems unumgänglich. Zeichnet sich in der Planungsphase des Portals ab, dass das Portal eher nur einen geringen Anteil an Interaktivitätsstrukuren enthalten wird, muss zwischen dem Einsatz einer Portalsoftware mit eingebundenem CMS, dem Einsatz eines CMS mit zur Seite gestelltem Applikationsserver oder gar dem ausschließlichen Einsatz eines CMS ohne Portalsoftware abgewogen werden (vgl. [Gentsch et al, 2004]).

4.4.1   Web Content Management Systeme

Ein Web Content Management System (WCMS) ist nach dem oben Gesagten notwendig, wenn große Informationsmengen nicht mehr manuell über einen Webmaster eingepflegt werden können bzw. sich schnell und dynamisch verändern. Das WCMS unterstützt den Content-Lifecycle von der Erstellung des Content über den Freigabeprozess bis zur Publikation sowie den Überarbeitungs- bzw. Archivierungsprozess.

Layout und Inhalt

Das WCMS trennt die Information von dem eigentlichen Layout. Auf diese Weise können Informationen direkt von den Autoren ohne Wissen über die Umsetzung der Seite in HTML in das System eingegeben werden (vgl. Abb. 30).

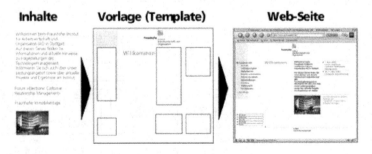

Abb. 30: Inhalte, Vorlage und Web-Site

Diese Trennung gestattet ein Re-Design des Portals ohne die Notwendigkeit, die Informationen bearbeiten zu müssen. Bei dem Aufruf einer Seite erzeugt das System aus den hinterlegten Informationen und einer Vorlage die fertige Webseite. Die Strukturierung der vorhandenen Informationen erfolgt ebenfalls im WCMS. Das System erstellt die zur Navigation in der Struktur notwendige Navigationsleiste und blendet diese in die Anzeige des Nutzers ein.

Dadurch, dass Portal Software das automatische Einstellen von Daten unterstützt (Content Management), kann mit Einsparungen bei der Aktualisierung und Erstellung eines aktuellen Web-Auftritts argumentiert werden. Für diese Aufgaben werden heute noch weit verbreitet Agenturen beauftragt, die Seite um Seite kostenintensiv manuell erstellen. Mit Hilfe der integrierten Content Management-Funktionalität kann eine deutlich höhere Aktualität gewährleistet werden und das zu deutlich günstigeren Kosten, da sowohl Layout als auch die Generierung von Hyperlinks und eine Erzeugung des Seiteninhalts automatisch aus der strukturierten Dokumentenablage heraus erfolgt. Das Einpflegen von Inhalten erfolgt in der Regel über Formularfelder im Webbrowser – ohne den Einsatz einer besonderen Software. Dadurch können Inhalte auch von technisch nicht versierten Autoren eingestellt werden, die mit der Bedienung von Webformularen vertraut sind.

Die minimale Anforderung an ein WCMS ist die Trennung des Inhalts von der Gestaltung und der Funktionalität. Optimalerweise sind die Gestaltung und die Funktionalität autonom. Das bedeutet, dass jeder dieser drei Bestandteile geändert werden kann, ohne einen anderen Teil verändern zu müssen.

Wir zeigen die oben genannten Aspekte am Beispiel eines Gesundheitsportals für die Region Oberberg, das wir mit dem WCMS Zope (vgl. Abb. 30)entwickelt haben.

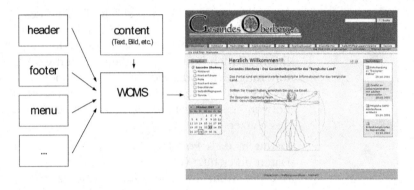

Abb. 31: Template in WCMS Zope

Im Template wurde angegeben, wie der strukturelle Aufbau einer anzuzeigenden Seite sein soll. Dazu wurden zum Beispiel Felder für die Überschrift, Unterüberschriften Fließtext, Bilder und ähnliche Objekte definiert. Durch die Definition im Template erreicht man ein einheitliches Aussehen der Website. Autoren stellen so Inhalte in das WCMS ein, ohne Änderungen am Layout vornehmen zu können. Sie haben in der Regel keinen Zugriff auf die Templates, die das Layout festlegen.

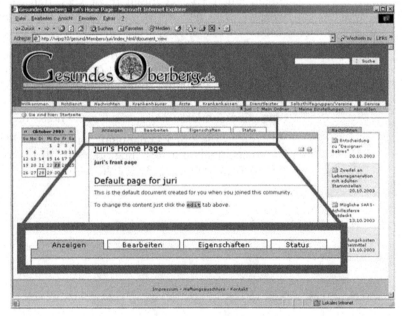

Abb. 32: Editierfunktionen im WCMS Zope

Natürlich müssen diese Definitionen nicht für alle Seiten einer Website gelten. Hier haben die verschiedenen Anbieter unterschiedliche Konzepte entwickelt, so dass Autoren innerhalb einer Seite unter verschiedenen Templates ein für ihren Beitrag passendes Design bzw. einen passenden Seitenaufbau auswählen können. Eine einzelne Seite wird in diesem Fall dynamisch aus mehreren Absatz-Templates, vergleichbar mit Absatzvorlagen in einer Textverarbeitung, erzeugt.

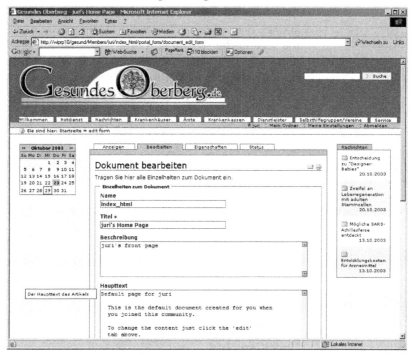

Abb. 33: Seiten-Ansicht im Edit-Modus von Zope

Funktionalität

Da Internetseiten nicht nur aus Text bestehen, sondern auch aus Funktionen (z. B. eine Suchfunktion), müssen diese gleichfalls in das WCMS integriert werden können.

Hierfür gibt es verschiedene Ansätze. Alle Systeme unterstützen normalerweise die Einbindung von Scripten über das Interface CGI. Der Nachteil dieser Methode ist aber eine vergleichsweise schlechte Performanz. Dies kann bei größeren Systemen und häufig genutzten Funktionen schnell zum Flaschenhals werden. Außerdem hat CGI noch einen weiteren gravierenden Nachteil: Eine CGI-Applikation muss immer die gesamte Ausgabe einer

85

Seite selbst vornehmen. Es ist normalerweise nicht möglich, nur einzelne Teile einer Seite mit einer CGI-Anwendung generieren zu lassen. So werden Redundanzen (z. B. Metainformationen und Layout) erzeugt, da diese nicht nur im WCMS, sondern auch in der CGI-Applikation angegeben werden müssen. Dies erschwert die Wartbarkeit des Systems und erhöht die Kosten. Der Vorteil von CGI-Anwendungen liegt in der großen Verfügbarkeit bereits vorhandener Anwendungen (vgl. [Bauer, 2003]).

Es ist immer vorzuziehen, die Funktionalität für die direkt vom WCMS unterstütze Schnittstelle zu entwickeln. Dabei wird nur die eigentliche dynamische Ausgabe vom Script geliefert. Hierzu gibt es einige Standards zum Beispiel SSI, PHP oder Fusebox. Leider setzen einige Anbieter dabei auf proprietäre Lösungen, welche es nicht ermöglichen, die entwickelten Anwendungen aus anderen Systemen laufen zu lassen (vgl. [Bauer, 2003]).

Daher sollte man eine Anwendung besser in einer offenen Programmiersprache erstellen. Falls dies nicht möglich ist, sollte überprüft werden, ob eine Implementation als CGI sinnvoll ist; erst dann sollte auf proprietäre Realisierungsmöglichkeiten zurückgegriffen werden. Es besteht sonst bei einem Wechsel auf ein anderes WCMS ein enormer Aufwand zur Portierung der Anwendungen.

Der große Vorteil bei dieser Art von Implementation von Funktionen liegt darin, dass die Funktionalität direkt in das WCMS einfließt und von ihm verwaltet und oft sogar konfiguriert werden kann. So muss bei einer Layoutänderung das Programm selbst nicht geändert werden. Bei CGI wäre eine Anpassung notwendig.

Zugriffsrechte

Um ein WCMS im Team nutzen zu können, ist es notwendig, dass in das WCMS ein Zugriffsrechte-System integriert ist. Dadurch lassen sich umfangreiche Rechtekonzepte erstellen, welche zur effektiven Verwaltung einer Webseite erforderlich sind.

Mittlerweile ist es üblich, Rechte auf jedes einzelne Objekt auf einer Webseite zu vergeben. Das heißt, es ist möglich, einem einzelnen Nutzer alles zu verbieten, abgesehen davon, ein einzelnes Objekt (z. B. Grafik oder Text) zu verändern. Natürlich sind derart einschränkend vergebene Rechte nicht sinnvoll. Im Allgemeinen kann es aber notwendig sein, einzelnen Benutzergruppen nur Zugriff auf bestimmte Bereiche zu geben.

Das kann heißen, dass jede Abteilung nur den Bereich bearbeiten darf, der in ihren Einflussbereich fällt. Da für das Einstellen von Texten und Grafiken keine besonderen Kenntnisse notwendig sind – dies ist ja alles durch Templates vorgegeben – kann jeder Mitarbeiter bis hin zur Geschäftsführung seine Inhalte selbst leicht aktualisieren.

Durch Zuordnung der einzelnen Benutzer in Gruppen ist so ein **Rollenkonzept** sehr leicht umzusetzen. Optimal funktioniert dies, wenn das WCMS Subadministratoren erlaubt. Diesen ist es dann zum Beispiel möglich, nur für ihre Benutzergruppe die Wartung zu übernehmen. So muss kein zentraler Administrator mit jedem Rechtewechsel beauftragt werden, was den Aufwand minimiert.

Natürlich gelten Rechte nicht nur für Autoren sondern auch für die Besucher einer Website. Mit der Rechtevergabe ist es möglich, angemeldeten Benutzern mehr Informationen zur Verfügung zu stellen als nicht-angemeldeten. Genauso ist es vorstellbar, dass Informationen für angemeldete Benutzer speziell aufgearbeitet und angezeigt werden. Diese Technik ermöglicht das **Personalisieren** von Portalen.

4.4.2 Einsatzgebiete von Web Content Management Systemen

Zum Betrieb einer strukturierten und funktionsfähigen Website ist vom Grundsatz her kein WCMS notwendig. Bei ausreichendem Fachwissen und Professionalität kann sie auch manuell gewartet werden. Wenn aber einige der folgenden Szenarien vorliegen, empfehlen wir den Einsatz eines WCMS:

(1) Kurze Lebensdauer der bereitgestellten Informationen

Soll beispielsweise ein News-Dienst zur Verfügung gestellt werden, so ist es notwendig, dass alle Informationen zentral eingestellt und angepasst werden. Einstiegs- und Übersichtsseiten müssen bei jedem neuen News-Eintrag modifiziert werden. Außerdem müssen alte Einträge in ein Archiv verschoben werden.

Bei Änderungen eines einzelnen Eintrags muss die gesamte Kette erneut durchlaufen werden. Eine Information von interessierten Usern an diesem News-Beitrag ist manuell faktisch nur möglich, wenn eine Mailingliste mit allen Usern eingerichtet ist. Eine personalisierte Versendung von Mails – mit Einschränkungen nach Interessengebiet – ist manuell praktisch nicht zu leisten.

Es ist offensichtlich, dass hier durch manuelle Verarbeitung bedeutsame Vorteile verloren gehen würden, die das Internet bietet. Von überall aus im Internet kann jeder Autor seine neuen Einträge online stellen. Diese neuen Einträge können vor der Veröffentlichung noch einmal einen Genehmigungsprozess durchlaufen und dann voll automatisiert auf der Internetseite veröffentlicht werden. Der Autor hat die Möglichkeit, selbstständig neue Fakten hinzuzufügen oder Fehler direkt zu editieren.

Das WCMS kann interessierte Benutzer des News-Dienstes automatisch über den neu eingegangenen Artikel informieren.

(2) Große Mengen an bereitgestellten Informationen

Die Wartung, das Anlegen von Index- und Schlagwort-Verzeichnissen und das Verlinken von großen Informationsbeständen werden durch ein WCMS erheblich erleichtert, da fast alle Aufgaben automatisiert werden können.

Beim Einstellen eines neuen Beitrags wird der Anwender gefragt, in welche Kategorie dieser einzuordnen ist. Das System stellt den Artikel in die entsprechende Kategorie ein, aktualisiert umgehend das Inhaltsverzeichnis, sucht Schlagwörter heraus und teilt diese der integrierten Suchfunktion mit. Außerdem kann der Beitrag automatisch an ein vorgegebenes Layout angepasst werden. Es ist außerdem möglich, ohne großen Mehraufwand das Design aller Seiten – oder auch einzelner Teilbereiche – im Nachhinein zu ändern.

(3) Große Anzahl von Autoren

Das gleichzeitige Arbeiten von mehreren Autoren an einem Dokument – ohne entsprechende Vorkehrungen getroffen zu haben – führt in den meisten Fällen zu Informationsverlust, da Informationen überschrieben werden können.

Wenn also mehrere Autoren am gleichen Themenkomplex und somit auch an gleichen Dokumenten arbeiten, ist ein Dokumentenmanagement notwendig. Jedes WMCS liefert ein für Webseiten spezialisiertes Dokumentenmanagement in der Regel mit. Es wird gewährleistet, dass nur ein Leserzugriff auf ein Dokument zur gleichen Zeit erfolgen darf. In diesem Fall können alle anderen Autoren nur lesend auf das Dokument zugreifen, das gerade modifiziert wird.

(4) Personalisierte Anzeige von Informationen

Unter Personalisierung versteht man die automatische und dynamische Anpassung einer Web-Site für einen angemeldeten Nutzer. Sehr oft wird dies verwendet, um Nutzer zu Themenbereichen zu führen, die ihn interessieren könnten. Generell erhöht

Personalisierung die Akzeptanz enorm und vermittelt dem Besucher das Gefühl, eine „persönliche Website" zu besitzen.

Die meisten WCMS setzen für die Personalisierung eigene Komponenten oder integrierte Fremdprodukte ein.

(5) Autoren ohne Internet-Erfahrung

Wichtig für Autoren mit wenig Internetkenntnissen ist, dass das Publizieren von Informationen auf möglichst einfache Weise erfolgen muss. Bei einem WCMS kommen daher formularbasierte Systeme zum Einsatz, die die Eingabe und Strukturierung von Informationen erleichtern. Ein Beispiel für eine strukturierte Eingabe könnte sein:

- Überschrift

- Einleitung

- Haupttext

- Bild

Das Layout und die Formatierungen werden dann vom System übernommen. Das Bild kann eventuell sogar aus einer Datenbank ausgewählt werden.

Ein weiterer Vorteil eines WCMS ist die Tatsache, dass die Sicht auf Informationen eingeschränkt werden kann. Auf diese Weise ist es dem Autor nur möglich, die Teile der Website zu editieren, die er wirklich ändern darf.

(6) Anzeige auf verschiedenen Ausgabemedien

Informationen aus dem Internet müssen heute nicht nur am PC oder Notebook verfügbar sein sondern auch auf PDAs oder Handys.

Ein WCMS bietet hierzu im Allgemeinen Komponenten, die das automatisch ermöglichen, ohne dass Programmieraufwand notwendig ist.

4.5   Überblick über Medizinportale

Bei unserer Recherche sind wir auf die folgenden Medizinportale gestoßen. Diese Aufzählung erhebt keinen Anspruch auf Vollständigkeit und soll nur einen Eindruck von dem Spektrum vermitteln:

- www.onmeda.de/ Gut aufgearbeitetes und strukturiertes Portal, dessen Angebot monatlich wächst.

- www.surfmed.at Ein Medizinportal aus Österreich mit umfangreicher Information. Durch die Zusammenarbeit mit einer Online-Zeitung wird eine große Zielgruppe erreicht.

- http://www.arztpartner.com Standard-Medizinportal

- www.lifeline.de Einstiegsportal zu einem großen Netzwerk von Medizinportalen unterschiedlichster Art.

- www.netdoktor.de Umfangreiche Seite für Medizin-Interessierte, aber oft wenig detailliert in den einzelnen Themen.

- www.med1.de Chat-Plattforum rund um Medizin, unterteilt in Experten- und Laien-Bereiche.

- www.arzt.qualimedic.de Medizinportal für Ärzte.

- www.d-medico.de Medizinportal für Ärzte.

Im Folgenden stellen wir einige Beispiele vor, die einen Einblick in konkrete Medizinportale ermöglichen.

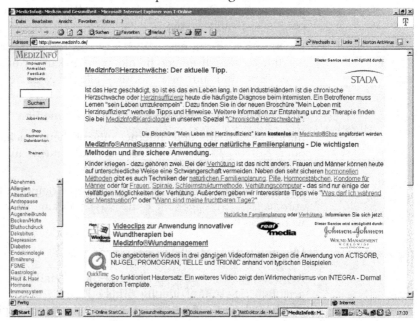

Abb. 34: Medizinportal [www.MedizInfo.de]

Das Portal MedizInfo wirkt etwas unübersichtlich. Besonders zu beachten ist die komplexe Verlinkungsstruktur innerhalb des

dargestellten Textes, die vom Text selbst ablenkt und den Benutzer dazu verführt, vor Beendigung des Satzes bestimmte Links
anzuwählen. Dieses Portal basiert nicht auf der Standard-Struktur
eines vertikalen Portals.

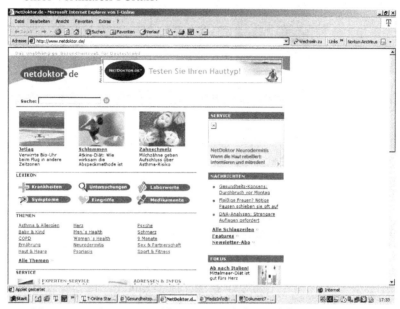

Abb. 35: Medizinportal [www.netdoktor.de]

Das Portal netdoktor bietet dem Besucher einen schnellen Zugriff auf Informationen. Es vereint Themen aus der Medizin mit
den Themen des Alltags, um ein breites Spektrum an Inhalt abzudecken. Etwas verwirrend ist das Fehlen einer übergeordneten
Struktur. Anstelle dessen wird eine Kombination aus verschiedenen Menüs angeboten. Klassische Menübuttons lösen sich mit
einfach angeordneten Link-Menüs ab. Dieses Portaldesign ist
zunächst gewöhnungsbedürftig. Auch die Verteilung der Themen
ist durch ihre Anordnung unübersichtlich.

Netdoktor versucht eine breite Masse von Informationen anzu-
bieten und weicht (wahrscheinlich) aus diesem Grund vom ge-
wohnten Aufbau ab. Dadurch wird ein Benutzer gezwungen,
sich zunächst mit der Navigation zu beschäftigen, bevor er sich
dem eigentlichen Inhalt widmen kann.

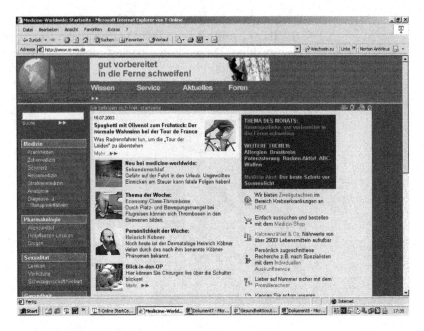

Abb. 36: Medizinportal M-WW

Das Portal Medicine Worldwide basiert in weiten Teilen auf der Standardstruktur. Übersicht und Inhalt passen gut zueinander und bieten dem Besucher einen schnellen Zugang zu gewünschte Informationen. Die Navigation wird durch das Menü auf der linken Seite geführt und ermöglicht dem Anwender eine übersichtliche Suche nach Informationen.

4.6 Zusammenfassung und Ausblick

Medizinportale eröffnen Patienten neue Möglichkeiten und werden in vielen Kreisen als eine Revolution des Gesundheitswesens gehandelt. Genauer gesagt, handelt es sich um den Kommunikationsweg „Internet", der die Änderung entscheidend beeinflusst. Medizin- und Gesundheitsportale haben Grenzen. Diese lassen sich folgendermaßen charakterisieren:

- Die Güte eines Medizinportals hängt von der fachlichen Qualifikation der Mitarbeiter und der medizinischen Beratung ab. Leider ist bei vielen Portalen nicht klar, wer und ob ein Experte die Fragen beantwortet. Das Gesundheitsportal netdoktor.de weist auf diesen Sachverhalt hin: „Die Informationen dürfen auf keinen Fall als Ersatz für professionelle Beratung oder Behandlung durch ausgebildete und anerkannte Ärzte angesehen werden ..."

- Ein weiterer Aspekt betrifft die Aktualität und Komplexität der Informationen. Hier differieren die bestehenden Portale sehr stark.

- In unserem Beitrag sind wir ausführlich auf den Aspekt Benutzerfreundlichkeit eingegangen. Für einige Portale muss man postulieren, dass ein Umdenken der Betreiber stattfinden muss, damit Informationen den Nutzern einfacher und besser zugänglich gemacht werden.

- Leider fehlen bei einigen Medizinportalbetreibern ausführliche Informationen über den Umgang mit vertraulichen Daten. Hier sollte aus Transparenzgründen offen gelegt werden, wie mit hochsensiblen Informationen umgegangen wird. Der Portalnutzer sollte sich in guten und sicheren Händen fühlen.

- Medizinportale können den Arztbesuch nicht ersetzen und sollten dies eindeutig klarstellen.

Ein **Leitfaden für die Qualität von Medizinportalen** ist durch die Health On the Net Foundation entstanden. Sie ist eine internationale Non-Profit-Organisation mit Sitz in der Schweiz und wurde 1996 gegründet. Durch die Entwicklung des so genannten Code of Conduct zertifiziert sie an Hand dieser Grundsätze Medizinportale. Im Folgenden werden die acht Grundsätze kurz dargestellt.

- Alle medizinischen und gesundheitsbezogenen Ratschläge, die auf dieser Website erteilt werden, werden nur von medizinisch/gesundheitswissenschaftlich geschulten und qualifizierten Fachleuten gegeben; andere Information wird eindeutig als nicht von Fachleuten bzw. medizinischen Organisationen stammend gekennzeichnet.

- Die Information auf der Website ist so angelegt, dass sie die existierende Arzt-Patienten-Beziehung unterstützt und keinesfalls ersetzt.

- Diese Website respektiert die Vertraulichkeit von Daten, die sich auf individuelle Patienten und Besucher von medizinisch/gesundheitsbezogenen Websites beziehen, einschließlich derer Identität. Die Website-Betreiber verpflichten sich, die juristischen Mindestanforderungen, die für medizinische/gesundheitsbezogenen Daten im jeweiligen Land/Staat der Website und ihrer Mirrorsites existieren, einzuhalten oder zu übertreffen.

- Wo immer möglich und sinnvoll, werden alle Informationen auf der Website mit Referenzen auf die Quelle oder mit entsprechenden HTML-Links versehen. Auf Seiten mit klinischen Informationen wird das Datum, an dem die Seite das letzte Mal geändert wurde, klar angezeigt (z. B. am Fuß der Seite).

- Alle Angaben bezüglich des Nutzens/der Wirksamkeit einer bestimmten Therapie, eines kommerziellen Produkts oder Dienstes werden durch geeignete, ausgewogene wissenschaftliche Beweise unterstützt.

- Die Gestalter der Informationen auf der Website bieten Informationen so klar wie möglich dar und geben Kontaktadressen für Benutzer mit Fragen nach weiteren Informationen oder Hilfestellung an. Der Webmaster gibt seine/ihre E-mail-Adresse auf der gesamten Website an.

- Sponsoren und Unterstützer der Website werden klar genannt, einschließlich kommerzielle und nicht-kommerzielle Organisationen, die finanzielle Mittel, Dienstleistungen oder Material für die Website zur Verfügung gestellt haben.

- Sofern Werbung eine Einnahmequelle ist, wird auf diese Tatsache klar hingewiesen. Eine kurze Darstellung der Werberichtlinien der Websitebetreiber findet sich auf der Site. Werbung und anderes der Verkaufsförderung dienendes Material wird Benutzern in einer Art und in einem Kontext dargeboten, der eine klare Trennung zwischen Werbung und originalem Inhalt, der von der Website-betreibenden Institution hergestellt wurde, ermöglicht.

Abschließend einige Bemerkungen zu dem von uns in Zusammenarbeit mit dem Kreiskrankenhaus Gummersbach entwickelten **Portal „Gesundes Oberberg"**. Es stellt kein eigentliches Medizinportal dar, sondern versucht regional (Oberbergischer Kreis) Informationen rund um das Thema Gesundheit zu bündeln. Es enthält die unterschiedlichsten Portalbereiche wie Notdienste, Krankenkassen, Erste Hilfe, Notrufe, niedergelassene

Ärzte und Apotheken, um nur einige zu nennen (siehe auch www.gesundesoberberg.de).

Die oben entwickelten Ansätze zur optimalen Gestaltung eines Portals auf der Basis eines „Content-Management-Systems" (CMS) haben wir hier versucht umzusetzen. Alle beteiligten Einrichtungen, so z. B. auch die Ärzte dürfen hier Inhalte präsentieren. Es können diverse Rechte für einzelne Bereiche des Portals vergeben werden, um sicherzustellen, dass auschließlich seriöse Inhalte präsentiert werden. Verschiedene Servicefunktionen wie Suche oder das Gesundheitsforum unterstreichen den Dienstleistungsgedanken.

Die Erfahrungen die wir bei der Umsetzung dieses Projektes gemacht haben sind durchweg positiv. Alle beteiligten medizinischen Einrichtungen haben das Portal angenommen und wirken gestalterisch mit. Ein Portal ist niemals im eigentlichen Sinne fertig, sondern muss ständig weiterentwickelt werden, es „lebt" gewissermaßen. Wir möchten damit auch andere Projekte dieser Art anstoßen, die durch den regionalen Character eine besondere Bedeutung für die Menschen haben werden.

4.7   Link-Auswahl zu Medizinportalen

www.medizin-forum.de

> Deutsches Medizinforum, erster medizinischer Onlinedienst, große Fach-Community mit hohem Traffic in Foren und Newsgroups, außerdem Mailinglisten, Suchmaschinen Suchindizes und Verzeichnisse rund um die Gesundheit.

www.surfmed.at

> Gesundheitsthemen von Wissenschaftsjournalisten aufbereitet und veröffentlicht, Foren und News rund um Gesundheit.

www.netdoktor.de

> Gesundheitsthemen, Lexikon, Service Expertenrat, Selbsttests, Diskussionen, Selbsthilfegruppen, Wissencheck um die Gesundheit, Adressen von Ärzten, Kliniken, Apotheken.

www.lifeline.de

> Übersichtliches Portal mit Themen Gesundheit aktuell, Ernährung, Wellness, Gewinnspiele, Foren, Selbsttest, Newsletter, Shop.

www.gesund.co.at

Übersichtliches Portal mit allen üblichen Features, außerdem Polleninformationen.

www.medihoo.net

Portal für Ärzte (mit Login), medizinisches Fachpersonal und jedermann, übersichtlich mit gängigen Features.

www.gesundheit.com

Übersichtlich Gesundheit A-Z, Wellness & Reisen, Bücher, außerdem Phytomedizin, Alternative Medizin.

www.meine-gesundheit.de

Medizinische Medien Informations GmbH, Neu-Isenburg, Fachkreissuche, Selbsttest, Reisemedizin.

www.meduniqa.at

Übersichtliche gut strukturierte Website zum Thema Gesundheit, Wellness, Reise, Zähne.

www.doccheck.com

medizinische Websites für Tätige im Gesundheitsbereich.

www.onmeda.de

Gut strukturierte, übersichtliche Website zu den Themen Medizin, Pharmakologie, Gesundheit, Sexualität.

www.arzneimittelscout.de

Selbstmedikation, kostenloser Expertenrat, Gesundheit, Aktuelles, Apotheken, Gesundheitstipps.

www.almeda.de

Umfassendes Gesundheitsportal incl. Foren, Newsletter, Reiseinfo, Recht & Rat zu Kuren und Versicherungen und allen gängigen Gesundheitsthemen.

www.cybermed.de

Virtuelles Kommunikations-Netzwerk für das Gesundheitswesen.

www.gesundheit-aktuell.de

Gesundheitsseite mit aktuellen Themen und allgemeinen Gesundheitstipps.

5 Der Einsatz von Wireless Standards in der Medizin

5.1 Einleitung

Drahtlostechniken (Wireless LANs) haben in den letzten Jahren eine große Verbreitung durch den zunehmenden Einsatz von Laptops, Mobiltelefonen, PDAs und Handhelds erfahren. Das hat viele Gründe; einerseits unser Drang nach Mobilität, andererseits kann man durch den Einsatz dieser Technologien Kosten sparen. Der Bedarf an transparenten Informationen steigt ständig. Das Datenverkehrsvolumen verdoppelt sich alle 6 bis 12 Monate. Wir werden in den nächsten Jahren Datenraten im Bereich von einigen TBit/s haben. Es wird heute eine Durchgängigkeit der Kommunikation vom Entstehungsort der Informationen bis hin zum Management angestrebt (vgl. [Langheinrich, 2005]). Bei der Umsetzung sind aber zahlreiche Details zu beachten. Wir wollen in diesem Kapitel versuchen Einiges davon deutlich zu machen. Die Wireless-Technologie ist mittlerweile so ausgereift, dass ihr Einsatz in Unternehmen, in öffentlichen Verwaltungen wie auch im privaten Bereich problemlos möglich ist. Insbesondere im medizinischen Bereich mit seinem hohen Informations- und Datenvolumen, verbunden mit der Forderung nach Mobilität von medizinischem Personal und Patienten können die Drahtlostechniken Wesentliches bewirken. In diesem Zusammenhang spielen die RFID-Verfahren (kontaktlose Funk-Identifikations-Technologien) eine Rolle. Auf diese Problematik soll aber in einem gesonderten Kapitel eingegangen werden.

WLANs haben dabei als Local Area Networks nicht nur neue Anwendungsbereiche erschlossen, sondern stellen eine ernstzunehmende Konkurrenz für bestehende Kabelnetze dar, da sie einen Netzwerkzugriff an schwer zu verkabelnden Standorten ermöglichen, sowie ohne großen Arbeitsaufwand in ein bestehendes Netzwerk integriert werden können (vgl. [ISS, 2005]). Eine Wireless-Vernetzung ist überall dort von entscheidendem Vorteil, wo Mobilität gefragt ist. Die heutigen Funknetze sind zuverlässig und anwenderfreundlich, da Betriebssysteme und Software wie gewohnt weiter benutzt werden können. Die Zuverlässigkeit muss durch den Nutzer gewollt und umgesetzt werden.

Ein Nachteil, der den Wireless-Techniken nachgesagt wird, ist die mangelnde Sicherheit (vgl. [BSI, 2005]). Diese wurde in den letzten Jahren stark verbessert, so dass in den meisten Fällen der Anwender selbst aufgrund von Unkenntnis oder Nachlässigkeit die größte Gefahr darstellt. Schutzvorkehrungen, wie Firewalls oder das vordefinierte Verschlüsselungsprotokoll WEP, machen ein Funknetzwerk bei richtiger Verwendung relativ sicher. Wir werden auf diesen Aspekt noch zurückkommen. Im industriellen Bereich hat man schon längst hohe Dienstgüten erreicht (Quality of Service). Häufig kann man durch eine standardkonforme Erweiterung, etwa durch Priorisierung der Datenströme o. ä. einen sichereren Zugriff auf mobile Endgeräte ermöglichen. Das wird auch im Krankenhaus möglich sein. Weiterhin wird an neuen Standards (IEEE 802.11e) mit einer hohen Dienstgüte gearbeitet.

Im Folgenden werden die zwei im Medizinbereich am weitesten verbreiteten Wireless-Standards vorgestellt und beschrieben. Dabei handelt es sich um Bluetooth und WLAN (Wireless Local Area Network).

Nicht eingegangen wird auf Standards wie HomeRF, die DECT-Technologie (Digital Enhanced Cordless Telecommunications), ZigBee und andere. Die Gründe dafür sind vielfältig, wie zum Teil nicht ausgereifte Technologien sowie die schwache Marktverbreitung. So machte in letzter Zeit WiMAX als neuer universeller Funkzugang mit großem Einsatzspektrum von sich reden. Inwieweit sich diese und andere Verfahren durchsetzen werden, zeigt die Zukunft. Für den Einsatzfall Krankenhaus sind auf jeden Fall Service und langfristige Verfügbarkeit von entscheidender Bedeutung.

5.2   Standards

5.2.1   Bluetooth

Die Entwicklung von Bluetooth begann 1994 durch Ericsson um kabelgebundene Anschlüsse durch drahtlose zu ersetzen. Zusammen mit verschiedenen anderen Herstellern wurde Bluetooth im Jahre 1999 als ein Funksystem für den Nahbereich präsentiert, mit dem eine Vielzahl mobiler Endgeräte in kurzer Zeit und zugleich einfach und ohne Kabel miteinander verbunden werden können. Zur weltweiten Durchsetzung dieser Technologie gründeten die Initiatoren am 20. Mai 1998 die SIG1 (Spezial Interest

Group), der mittlerweile weltweit mehrere Unternehmen vom Autoproduzenten über die Flugzeugindustrie, von Produzenten der Unterhaltungselektronik bis zu Unternehmen aus dem großen Feld der Computerindustrie angehören. Sie entwarfen die offene, nicht mit Lizenzgebühren belegte Spezifikation Bluetooth (vgl. [Gmür, 2005] und [Bluetooth, 2005]).

Der Name stammt ursprünglich von dem dänischen Wikinger-König Harald Blatand (englisch Bluetooth), der im 10. Jahrhundert Dänemark und Norwegen vereinte. Die Namensgeber assoziierten damit die Vereinigung von Peripheriegeräten wodurch ein Zusammenwachsen der Telekommunikations- und Computerbranche angestrebt werden sollte.

Bluetooth ist eine Technologie, mit der eine Übertragung von Sprache und Daten über kurze Strecken möglich ist und dabei die Kommunikation zwischen den mobilen Endgeräten kabellos erfolgt. Die Bluetooth-Spezifikation ist eine offene Technologie und bedeutet, dass andere Firmen Bluetooth lizenzfrei nutzen können, jedoch die Gründungsfirmen sich bei Spezifikationsänderungen ein Veto-Recht vorbehalten.

Bluetooth zeichnet sich durch seine besonderen Eigenschaften wie Sicherheit, Flexibilität, Robustheit und geringem Energieverbrauch aus. Mit Hilfe von Bluetooth ist eine Kommunikation der verschiedensten mobilen Endgeräte möglich.

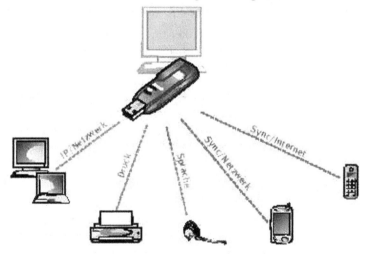

Abb. 37: Bluetooth-Endgeräte

Abb. 37 macht deutlich, dass man mit einem bluetoothfähigen Endgerät (hier einem MemoryStick) in der Lage ist, mit jedem anderen Endgerät (z. B. Desktop-PC, Laptop-PC, Drucker, Headset, Organizer oder Mobiltelefon) das Bluetooth unterstützt, zu kommunizieren.

Arbeitsweise

Bluetooth verwendet das 2,4 GHz-Frequenzband zur Datenübertragung. Dieser Frequenzbereich wird von vielen anderen Geräten wie Mikrowellenöfen, Mobilfunk, WLAN, etc. ebenfalls genutzt, doch um Interferenzen mit diesen Geräten zu vermeiden, arbeitet Bluetooth mit dem so genannten Frequenz–Hopping.

Frequenz–Hopping bedeutet, dass nach jedem gesendeten oder empfangenen Datenpaket über eine minimal veränderte Frequenz in 79 Schritten weitergesendet wird. Verglichen mit anderen Systemen die im selben Frequenzband arbeiten, verarbeitet Bluetooth typischerweise kleinere Datenpakete und wechselt häufiger die Frequenz. Die Datenrate beträgt derzeit maximal 2,1 Mbit/s (Bluetooth 2.0). Die spezifizierten Reichweiten mit ihren entsprechenden Sendeleistungen sind:

- **Klasse 1** (Class 1): 100 mW --> bis 100 m

- **Klasse 2** (Class 2): 2,5 mW --> bis 40 m

- **Klasse 3** (Class 3): 1 mW --> bis 10 m

Durch Verstärker und entsprechender Richtfunkantennen können Reichweiten bis über 1 km erreicht werden. So wurden für unser Patienten-Tracking-System, das im Krankenhaus Gummersbach getestet wurde, Bluetooth-Module mit einer Sendeleistung von 100 mW eingesetzt. Das führte zu Freifeld-Reichweiten von ca. 100 m. In Gebäuden reduziert sich diese Distanz in Abhängigkeit vom Umfeld zum Teil erheblich. Die Datenraten erweitern sich durch neue Spezifikationen auf 3 Mbit/s. Die höhere Übertragungsbandbreite wird sicher neue Anwendungsfelder erschließen.

Datensicherheit

Obwohl Bluetooth hauptsächlich für Verbindung persönlicher Geräte oder Bürokommunikation über kurze Distanzen vorgesehen ist, wurden dennoch einige grundlegende Sicherheitsfunktionen implementiert. Sie sollen in erster Linie dem Schutz vor unberechtigter Nutzung wie auch dem Abhören von Verbindungen dienen.

Jedes Bluetooth Gerät besitzt eine eindeutige, 48 Bit lange Bluetooth Adresse, die vom Hersteller zugewiesen wird. Dadurch ergeben sich über 281 Billionen verschiedene Ids. Zusätzliche Sicherheit bringt die adaptive Sendeleistungsregelung, die eine Reichweite auf zehn Meter begrenzt. Für die Authentifizierung stehen 128 Bit Schlüssel zur Verfügung, die eine Chiffrierung der Daten mit 8-128 Bit möglich machen.

Bei einem möglichen Verbindungsaufbau gibt es drei verschiedene Arten, wie eine Authentifizierung erfolgen kann. Zum einen gibt es eine „einseitige Authentifizierung", wobei sich nur ein Kommunikationsteilnehmer authentifizieren muss. Analog dazu gibt es eine „beidseitige Authentifizierung", wobei beide Teilnehmer betroffen sind. Die dritte Verbindungsart enthält keinerlei Authentifizierung, wobei hier jeder mit jedem Kommunizieren kann.

Die Authentifizierung basiert auf dem sog. Challenge-Response-Algorithmus und ist eine Schlüsselkomponente jedes Bluetooth-Systems. Es ermöglicht dem Benutzer eine eigene „trust" Domäne zwischen persönlichen Bluetooth Geräten wie Notebook und Mobiltelefon aufzubauen. So kann er z. B. sicherstellen, dass ausschließlich das eigene Notebook eine Verbindung mit dem eigenen Mobiltelefon aufbauen kann.

Das Ziel der Bluetooth-Sicherheitsmechanismen ist es, die für die jeweilige Anwendung adäquate Sicherheitsstufe in einem globalen Umfeld zur Verfügung stellen zu können. Jedem Benutzer bleibt es vorbehalten beliebige Mechanismen, die auf den Netzwerkprotokollen aufbauen, zur erweiterten Datensicherheit zu benutzen. Diese Konfigurierbarkeit hat zwei wesentliche Gründe. Zum einen liegt es an den vielen verschiedenen Anforderungen, die einzelne Länder an Kryptographische Algorithmen stellen, zum anderen aber auch um zukünftige sicherheitsrelevante Nachrüstungen zu erleichtern, ohne eine kostenintensive Neuentwicklung der Hardware vornehmen zu müssen.

Eine Steigerung der effektiven Schlüssellänge ist der einfachste Weg, gesteigerte Rechenleistung der Gegenseite zu bekämpfen. Momentan sieht es so aus, dass ein Chiffrierschlüssel mit einer Länge von 64 bit einen ausreichenden Schutz bezüglich der oben genannten Anforderungen für die meisten Bluetooth-Anwendungen bietet.

Kompatibilität

Hauptgrund für den Erfolg ist die Fähigkeit von Bluetoothgeräten, andere Geräte der Bluetoothfamilie innerhalb ihrer Reichweite zu erkennen und mit ihnen zu kommunizieren. Mit Bluetooth können ad hoc Verbindungen aufgebaut werden. Die Sendeleistung wird immer auf die jeweilige Geräteentfernung abgestimmt. Die SIG1 vergibt ein so genanntes Bluetooth-Markenzeichen das die Kompatibilität der Geräte untereinander sicherstellt. Dies unterstreicht den globalen Anspruch von Bluetooth.

Anwendungsgebiete

Anfangs war Bluetooth zunächst nur als Kabelersatz für Peripherieanschlüsse gedacht, um Modems, Mäuse und Tastatur mit dem PC zu verbinden. Heute findet es in vielen Bereichen der Tele- und Datenkommunikation Einsatz und deckt eine Reihe weiterer Anwendungen ab, wie etwa die direkte Kommunikation zwischen Personal Digital Assistants (PDA) und Mobiltelefonen. Das Funkmodul lässt sich in zahlreichen Endgeräten, wie Mobiltelefonen, drahtlosen Headsets, Notebooks, Digitalkameras oder Internetzugangsgeräten (ISDN-Adapter, Modems) einbauen. Im Haushalt können Kühlschränke, Heizungen und Alarmanlagen über Bluetooth mit einer Schalt- und Alarmzentrale verbunden werden. Die Anwendungsfelder bieten diesbezüglich ein breites noch längst nicht erschöpftes Spektrum.

Was Bluetooth von anderen, bereits bestehenden Wireless-Lösungen wie IrDA (Infrarotkommunikation) unterscheidet, ist seine Fähigkeit nicht nur mit zwei Geräten, sondern mit mehreren (bis zu 7) Komponenten ohne Sichtverbindung kommunizieren zu können.

Wie oben erwähnt, ist der Einsatzbereich für Bluetooth im Rahmen seiner Möglichkeiten nahezu unbegrenzt. Im Folgenden ein kleiner Auszug aus den möglichen Anwendungsbereichen von Bluetooth:

- Bluetooth verbindet Mobiltelefone mit PDAs und Freisprecheinrichtungen im Kraftfahrzeug.

- Durch das Bluetooth-Headset kann der Autofahrer im Straßenverkehr schnurlos und ohne Einsatz der Hände legal telefonieren.

- Mit einer drahtlos angeschlossenen Digitalkamera lassen sich per PC oder Mobiltelefon Bilder übertragen.

- Schnelle drahtlose Konferenzschaltung bei geschäftlichen Besprechungen und die drahtlose Steuerung von Geräten (z. B. Videoprojektoren).

- Bluetooth bietet durch die Implementierung in einen Access Point den Anschluss an ein LAN, das GSM- oder das Festnetz.

Dieser Ausschnitt an möglichen Anwendungsgebieten ist nur ein kleiner Teil dessen, was Bluetooth wirklich leisten kann bzw. leisten soll. Hierbei sind die verschiedensten Kommunikationsszenarien denkbar, die unser tägliches Leben hilfreich unterstützen können. Insbesondere im Medizinbereich gibt es Anwendungen und weitere werden dazukommen.

Fazit

Von der Einführung von Bluetooth versprechen sich die Initiatoren unter anderem ein Wachstum im Bereich der mobilen Endgeräte sowie ein weiteres Zusammenwachsen von Mobilkommunikation und Datenverarbeitung. Eigentlich sollten die ersten Geräte schon nach dem Wechsel in das neue Jahrtausend auf den Markt kommen, doch stößt man immer wieder auf neue Schwierigkeiten. So gibt es beispielsweise Probleme beim derzeitigen Stromverbrauch, der bei mobilen Bluetoothgeräten relativ hoch ist. Bezüglich der Sicherheitsanforderungen halten viele Fachleute die Datenverschlüsselung der gegenwärtigen Bluetooth-Fassung nicht für ausgereift genug. Es bleibt also abzuwarten, inwieweit die Hersteller diese Startschwierigkeiten in den Griff bekommen, damit sich Bluetooth mit seinem vollständigen Potenzial auf dem Markt behaupten kann.

5.2.2 WLAN (Wireless Local Area Network)

Wireless Local Area Networks sind lokale Datennetze, die über Funk oder Infrarot drahtlose Datenübertragungen zwischen Geräten wie PCs, Servern und Druckern, aber auch digitale Geräte der Unterhaltungselektronik vornehmlich innerhalb und außerhalb von Gebäuden ermöglichen (vgl. [ISS, 2005]).

Dabei können die Geräte (z. B. als Einsteckkarten für PCs) sowohl direkt miteinander kommunizieren, als auch über zentrale Zugangspunkte wie zum Beispiel über Access Points (WLAN-Router) oder über Hot Spots (z. B. an Flughäfen) mit dem Festnetz in Verbindung treten. Speziell auf Firmengeländen können damit mobile Arbeitsplätze sehr einfach an das hauseigene Datennetz angebunden werden. Hotels, Flughäfen oder andere

Einrichtungen bieten mittlerweile solche drahtlosen Zugänge ins Internet für ihre Kunden an (HotSpot).

WLANs sind in Deutschland anmelde- und gebührenfrei, bei grundstücksübergreifenden Anlagen ist jedoch die Inbetriebnahme der Funkstrecke der Regulierungsbehörde mitzuteilen. Ein Nachteil ist die bei modernen Verfahren begrenzte Abhörsicherheit.

Arbeitsweise

Es gibt verschiedene Varianten, wie ein WLAN aufgebaut sein kann. Zum einen gibt es Netze, die über den Ad-hoc Mode aufgebaut werden, zum anderen gibt es Netze, die über den Infrastructure Mode aufgebaut werden. Im Folgenden wird der Unterschied der beiden Netzstrukturen kurz erläutert.

Ad-hoc Mode

Das Ad-Hoc-Netz ist eine direkte Verbindung von mobilen Stationen ohne zentralen Zugangspunkt. Bei dieser Variante stellen die Clients untereinander eine Verbindung her und können ohne Access Point Daten austauschen.

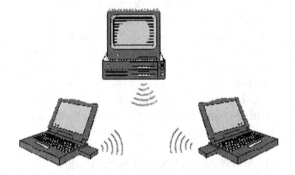

Abb. 38: Ad-hoc Mode

Das Infrastruktur-Netz ist die Kombination aus drahtlosem und drahtgebundenem Netz. Notwendig für solch eine Anbindung ist ein Zugangspunkt (Access-Point). Der Access-Point koordiniert den gesamten Datenverkehr. Er vermittelt zwischen LAN und WLAN sowie auch zwischen den mobilen Stationen. Hierbei ist der Access-Point mit einem Kabel an das Netzwerk (z. B. Internet) angebunden und stellt mit den drahtlosen Endgeräten eine Verbindung her, um diesen den Zugang zum Netzwerk zu ermöglichen.

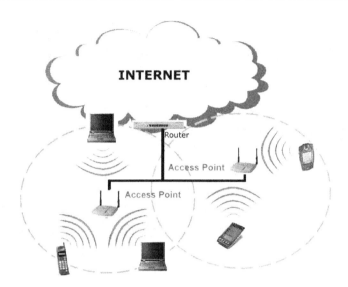

Abb. 39: Infrastructure Mode

Abb. 39 zeigt einen möglichen Netzwerkaufbau im Infrastructure Mode. Dabei gibt es einen Router, der direkt an das Internet angeschlossen ist. An diesen Router sind wiederum über eine Kabelverbindung zwei Access-Points angeschlossen, die es den kabellosen Endgeräten ermöglichen, eine Verbindung mit dem Internet herzustellen.

Die Übertragungsgeschwindigkeit bei einem WLAN- Netzwerk ist von dem eingesetzten Standard abhängig. Die amerikanische Arbeitsgruppe IEEE hat in ihrem technischen Komitee für die FunkLAN Technik einen internationalen Standard geschaffen. Damit sind für alle Hersteller weltweit die Voraussetzungen gegeben, FunkLAN Komponenten zu entwickeln, denn der Standard IEEE 802.11 stellt die Kompatibilität der verschiedenen standardkonformen Systeme unterschiedlicher Hersteller sicher. Da dieser Standard aber nicht die Geschwindigkeit regelt, gibt es Weiterentwicklungen des IEEE 802.11 Standards. Diese Weiterentwicklungen unterscheiden sich in den Verbindungsgeschwindigkeiten. So erlaubt der IEEE 802.11b Standard eine Übertragungsgeschwindigkeit von 11 Mbit/s wohingegen der derzeit neueste Standard IEEE 802.11g/h bereits eine Geschwindigkeit von 54 Mbit/s zulässt.

Die Reichweite von WLAN-Anlagen ist sehr unterschiedlich, da unterschiedliche Faktoren, zum Beispiel die Dicke von Hauswänden oder ob zwischen Sender und Empfänger eine Sichtverbindung besteht, diese beeinflussen. Grundsätzlich kann man aber sagen, dass die Reichweite innerhalb von Gebäuden ca. 50 m und außerhalb ca. 150 m beträgt. Benutzt man im Freien jedoch spezielle Richtantennen, sind Entfernungen bis zu mehreren Kilometern möglich ([Langheinrich, 2005]).

Datensicherheit

Wie für alle Funknetze ist auch für WLAN das Thema Sicherheit von besonderer Bedeutung. Über Funk ausgetauschte Daten lassen sich mit einer entsprechenden Empfangseinrichtung ohne Weiteres abhören. Um dem Abhören der Funkverbindung entgegen zu wirken ist es möglich, die übertragenen Informationen zu verschlüsseln. Auf diesem Wege können zwar die verschlüsselten Datenpakete abgehört werden, doch ist es mit der heutigen Technik nicht möglich diese ohne den richtigen Rechenalgorithmus zu entschlüsseln.

Um nun aber direkten Zugriff auf ein WLAN zu bekommen, müssen drei bestimmte Parameter bekannt sein. Diese Parameter sind der WEP-Schlüssel, der Netzwerkname (SSID) und die Mac-Adresse eines dem Netzwerk angeschlossenen Clients. Solange diese Parameter nicht öffentlich bekannt sind, ist jedes korrekt konfigurierte WLAN relativ sicher.

- Verschlüsselung über WEP: WEP (Wired Equivalent Privacy) stellt ein Verfahren zur Verschlüsselung der im Funk übertragenen Datenpakete dar. Dieser WEP-Schlüssel wird sowohl beim Access-Point wie auch bei den einzelnen Clients eingegeben. Die Schlüssellänge kann frei vom Benutzer gewählt werden und beträgt üblicherweise 64 bzw. 128 Bit. Eine Kommunikation zwischen Client und Access Point kann nur stattfinden, wenn auf beiden Seiten der gleiche Schlüssel definiert wurde. Sind die Schlüssel nicht identisch, wird keine Verbindung aufgebaut.

- Zugangssicherung über den Netzwerknamen (SSID – Service Set Identifier): Im Wireless LAN-Standard ist die Vergabe eines als SSID bezeichneten Netzwerknamen definiert. Der Netzwerkname diente ursprünglich der logischen Strukturierung von Funknetzen, dies kann auch unter dem Aspekt der Zugangskontrolle gesehen werden. Eine Kommunikation zwischen Client und Access Point kann stattfinden, wenn beide Seiten den gleichen Netzwerknamen verwenden. Standardmäßig wird der Netzwerkname vom Access-Point veröffentlicht, wodurch jedes entsprechende Endgerät die Information erhält, dass sich ein drahtloses Netzwerk in

Reichweite befindet. Um dies zu verhindern muss die Funktion „Broadcast SSID" im Access Point ausgeschaltet werden, wodurch das Netzwerk nach außen hin nicht zu erkennen ist.

- Zugangskontrolle über ACL: In der Konfiguration der Access Points können die MAC-Adressen (MAC = Medium Access Control) der für eine Anmeldung freigegebenen Clients in einer Zugangskontrollliste (Access Control List, ACL) eingegeben werden. Versucht ein Client mit einer fremden MAC-Adresse sich anzumelden, wird er abgewiesen.

Kompatibilität

Eine Problematik die sich immer wieder ergibt ist die Kompatibilität verschiedener Standards. IEEE 802.11g ist derzeit der neueste Standard mit einer theoretischen Datenübertragung von 54 MBit/s. Die Einführung dieses neuen Standards hebt damit den Nachteil der geringen Geschwindigkeit des 802.11b Standards auf. Weiterhin kann ein WLAN dieses Typs von mehr Nutzern gleichzeitig benutzt werden, da eine höhere Bandbreite zur Verfügung steht.

Problematisch wird es bei der Kompatibilität der verschiedenen Spezifikationen. Geräte, die den 802.11b Standard verwenden, können nicht mit Geräten der neueren Generation kommunizieren. Da diese Problematik den Erfolg des WLAN jedoch grundlegend beeinträchtigt, unterstützen sehr viele Geräte auf dem Markt beide Standards, sodass eine Inkompatibilität weitestgehend vermieden wird.

Anwendungsgebiete

Funknetzwerke sind insbesondere für Aufgaben interessant, die konventionellen Netzwerken auf Grund der aufwendigen Installation bisher verschlossen geblieben sind.

Für die Anwendungsbereiche lassen sich verschiedene Szenarien vorstellen:

- Erweiterung drahtgebundener LANs,

- Umgebungen, die sich schwer verkabeln lassen (Großbaustellen, denkmalgeschützte Gebäude etc.),

- Backup-Verbindung bei Ausfall des LANs (Disaster Recovery),

- Umgebungen, die sich ständig verändern (Messen, Lagerhallen),

- LAN-Zugang für mobile Anwender über Hot Spots,

- Vernetzung von Arbeitsplätzen in Home Office- bzw. Small Office-Umgebungen,

- Temporäre LANs in Stoßzeiten und für zeitlich begrenzte Projekte,

- Außenantennen zur Realisierung von Gebäudeverbindungen als Ersatz für Mietleitungen,

- Seminar- und Besprechungszimmer und

- Anbindung externer Geräte, z. B. POS-Systeme (Kaufhausbereich, Gastronomie etc.) und Info-Terminals (Geschäfte, Messen, Flughäfen, Bahnhöfe etc.).

Fazit

WLANs haben sich mittlerweile auf dem Markt etabliert und befinden sich in vielen Bereichen auf dem Vormarsch. Die Firmen und Unternehmen stehen dieser Technik z. T. noch etwas skeptisch gegenüber, da sie ihrer Meinung nach zu unsicher sei. Richtig konfigurierte WLANs sind heutzutage aber genauso sicher wie kabelbasierte Netzwerke. Das ist insbesondere für den sensiblen Krankenhausbereich wichtig.

Worauf noch hingewiesen werden muss, sind Probleme bei der Nutzung von WLAN in Kombination mit Bluetooth. Hierbei entstehen Interferenzen, da beide Funktechnologien ihre Signale im identischen 2,4-GHz-Band übertragen. Die Koexistenz von Bluetooth und WLAN bringt Einbrüche in der Übertragungsleistung. Simulationen und Messungen haben ergeben, dass insbesondere der Durchsatz einer WLAN-Verbindung drastisch einbrechen kann, wenn in unmittelbarer Nähe ein Bluetoothnetz betrieben wird. Dabei kann eine 11 Mbit/s WLAN-Verbindung schnell auf eine Datenrate von 1 Mbit/s zurückgehen. Die Folge ist dann eine längere Übertragungszeit und damit verbunden eine noch größere Störanfälligkeit gegenüber Bluetoothsignalen.

5.3   Einsatzgebiete in der Medizin

Nachdem in den vorherigen Abschnitten die technischen Grundlagen der verschiedenen Wireless Standards besprochen wurden, beschäftigt sich der folgende Abschnitt mit möglichen Einsatzgebieten der Wirelesstechniken in der Medizin (vgl. [ISS, 2005]).

5.3.1   Anwendungsgebiete

Gebäudekopplung

Als ersten Anwendungsfall soll hier auf die Gebäudekopplung eingegangen werden. Da viele Krankenhäuser aus mehreren Gebäudekomplexen bestehen, ergibt sich das Problem der Vernetzung der verschiedenen Gebäude. Eine nachträgliche Verkabelung der einzelnen Gebäudekomplexe ist sehr aufwendig und sehr kostenintensiv, insbesondere dann, wenn eine temporäre Ausweichmöglichkeit geschaffen werden soll. Hier bietet eine Wireless Vernetzung mit einer Kopplung von mehreren getrennten LAN-Segmenten mittels Funktechnologie eine kostengünstige Alternative.

Durch die Anbringung von Außenantennen an Gebäuden, können diese bis zu einer Entfernung von 7500 Metern (bei freier Sicht) miteinander vernetzt werden.

Im Wesentlichen gibt es zwei Methoden Gebäudekomplexe miteinander zu vernetzen, die nun etwas genauer dargestellt werden sollen.

(1) Punkt zu Punkt

Hierbei erfolgt die Verbindung zweier Gebäude durch Richtfunkantennen. Der Vorteil bei diesem Verfahren ist, dass keine aufwendige und teure Kabelverbindung mehr notwendig ist.

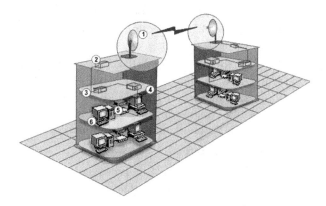

Abb. 40: Punkt zu Punkt-Verbindung

(2) Punkt zu Multipunkt

Durch eine Punkt- zu Multipunkt-Verbindung erfolgt eine Kopplung mehrerer Gebäude. Ein Gebäude fungiert als Sternverteiler. Der Sternverteiler ist mit einer Rundstrahlantenne ausgerüstet, während die anderen Gebäude jeweils mit einer Richtantenne ausgestattet sind.

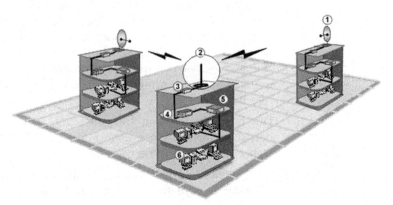

Abb. 41: Punkt zu Multipunkt-Verbindung

Ad hoc–Netze

Benutzer von mobilen PCs können spontan Netzwerkverbindungen (innerhalb einer Funkzelle) untereinander herstellen, um Daten auszutauschen. Das bedeutet unabhängig vom Ort und ohne aufwendige Verkabelung von Netzwerkkomponenten können PCs z. B. für Meetings, Workshops oder Konferenzen via Funk vernetzt werden.

Speziell für Ärzte stellt dies einen großen Vorteil dar. Kommt zum Beispiel ein Spezialist von einem anderen Krankenhaus, kann sich dieser durch die Ad-hoc Vernetzung ohne Probleme in das Krankenhausnetz einloggen und deren Ressourcen nutzen sowie mit vorhandenen Informationen arbeiten.

Lagerwirtschaft

In der Medizin ist die Lagerwirtschaft ein wichtiger Geschäftsprozess. Mit der mobilen Erfassung der Warenein- und Ausgänge wird die Lagerwirtschaft flexibler, schneller und einfacher. Ebenso die Durchführung von aufwendigen Inventuren wird erheblich vereinfacht und verbessert. Ebenfalls bleibt der Warenbestand immer auf dem neuesten Stand und kann durch die mobile Erfassung abgefragt werden. Ein weiteres Anwendungsfeld sind fahrerlose Transportsysteme, die in einigen Großkrankenhäusern für die Logistik eingesetzt werden. Hier wird die Fahrzeugsteuerung und die Container-Identifizierung häufig mittels WLAN implementiert.

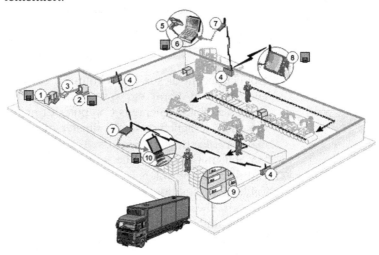

Abb. 42: WLAN in der Lagerwirtschaft

Voice over IP

Ein WLAN ermöglicht neben der Datenübermittlung eine gleichzeitige Sprachübermittlung sowie Paging und Voice-Mail. Dadurch kann die Kommunikation in Krankenhäusern verbessert werden, was Kosten spart. Voice over IP stellt insofern eine Kostenersparnis dar, da Telefonate über ein Netzwerk (z. B. Internet) kostengünstiger sind als solche über gewöhnliche Telefonleitungen. Das so eingesparte Geld kann an anderen Stellen sinnvoll eingesetzt werden.

WLAN-Technik für die digitale Visite

Mit dem Sana-Klinikum-Remscheid hat der Düsseldorfer Telekommunikationsanbieter ISIS Multimedia Net ein Pionierprojekt für den Einsatz von Wireless LAN (Local Area Network) begonnen. Ein weiteres zukunftsweisendes Projekt der Asklepios-Gruppe im neuen Krankenhaus Barmbek ging Anfang 2006 „live".

Ziel des Aufbaus ist es, ein neues Konzept der Patientenbetreuung zu integrieren, bei dem die üblichen Patientenakten für den Arzt per PC bzw. Webpad (portabler Rechner) direkt am Krankenbett vom Netzwerk aus abrufbar und einsehbar sind. Für das Krankenhaus ergeben sich dadurch erhebliche Einsparpotenziale und eine optimierte Patientenbetreuung durch ständig aktualisierte und vollständige elektronische Krankenakten. Von der ständig aktualisierten Datenbank profitiert auch der Patient. Die Behandlung ist immer „up to date", weil beispielsweise gerade erstellte Laborbefunde online bei der Visite abgerufen werden können.

Möglich macht diesen Fortschritt eine „mobile elektronische Patientenakte" in Form eines so genannten Pen Tablet PCs. Das Gerät von Fujitsu Siemens Computer ist nicht größer als ein DIN-A-4 Blatt, lediglich zwei Zentimeter dick und wiegt gerade einmal 1,4 Kilo. Bedient wird das Leichtgewicht über einen speziellen Stift, mit dem sich die gewünschten Befehle direkt auf dem Farbdisplay anwählen lassen. Per Funkübertragung ist der „Pen Tablet PC" drahtlos mit dem Netzwerk des Krankenhauses verbunden. Diese Wireless-LAN-Technik wird in Internet Cafés eingesetzt und ermöglicht einen kostengünstigen, schnellen und sicheren Datenaustausch.

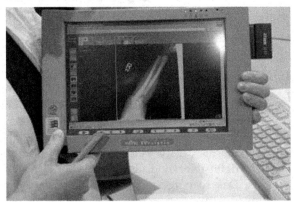

Abb. 43: Pen Tablet PC für Ärtze

Mittels einer Docking-Station und einer Infrarot-Tastatur verwandelt sich der Pen Tablet PC wie ein gewöhnlicher Laptop in einen vollwertigen Arbeitsplatz.

Die Vorteile der drahtlosen Lösung liegen auf der Hand. Der behandelnde Arzt hat direkt am Patientenbett Zugang zu allen wichtigen Informationen, wie Krankengeschichte, Laborbefunde oder Röntgenbildern. Auf diese Weise kann der gesamte Arbeitsablauf optimiert werden. Es gibt inzwischen eine Reihe von weiteren Krankenhäusern die „Wireless-Techniken" einsetzen. Hier seien nur stellvertretend das Kreiskrankenhaus Gummersbach (WLAN und Bluetooth) sowie das Klinikum Ulm (Einsatz von Bluetooth) erwähnt. In allen Häusern kann man ein positives Fazit beim Einsatz dieser Technologien ziehen. (vgl. [Medica, 2005]).

5.3.2   Probleme beim Einsatz der Wireless Techniken

Datensicherheit

Die Sicherheitsanforderungen in der Telemedizin sind sehr hoch. Grund dafür sind die Datenschutzauflagen auf der einen Seite und die ärztliche Schweigepflicht auf der anderen. Die besonderen Anforderungen an die Sicherheit bei der drahtgebundenen Datenübertragung in der Telemedizin werden durch die Weitergabe dieser verschärften Anforderungen an die Datensicherheit bei der Übertragung von Informationen in drahtlosen Netzen deutlich erhöht. Die Realisierung eines umfassenden Konzepts, das Datensicherheit einerseits und Verfügbarkeit andererseits sicherstellt, ist eine Aufgabe, die bisher noch nicht zufrieden stellend gelöst worden ist (vgl. [BSI, 2005]).

Sicherheitskonzepte WLAN

Zur Sicherheit im Wireless Local Areal Network (WLAN), dem drahtlosen Datennetz beschreibt das Bundesamt für Sicherheit in der Informationstechnik (BSI) in seiner Veröffentlichung „Sicherheit im Funk-LAN (WLAN, IEEE 802.11)" 16 die Sicherheitslücken des Standards IEEE 802.11b (von 1999). In den letzten drei Jahren sind mehrere Sicherheitslücken bekannt geworden, so dass der Standard nicht mehr als ausreichend sicher betrachtet wird. Zur Erhöhung der Sicherheit empfiehlt das BSI administrative, technische und organisatorische Maßnahmen (vgl. [BSI, 2005]). Die administrativen Maßnahmen beinhalten eine korrekte Konfigurationen der einzelnen WLAN-Komponenten und deren Schutzmechanismen. Als technische Maßnahme wird u.a. empfohlen, die einzelnen Systeme im WLAN z. B. mit Firewalls und VPNs (Virtuell Privat Network) zu schützen. Eine Firewall verhindert den unbefugten Zugriff auf Netz-Ebene. VPN ist ein virtuelles Netzwerk, das einen verschlüsselten Datenaustausch zwischen den einzelnen Systemen ermöglicht. Entsprechende Software muss sowohl auf der Server- als auch auf der Clientseite einmalig installiert und konfiguriert werden.

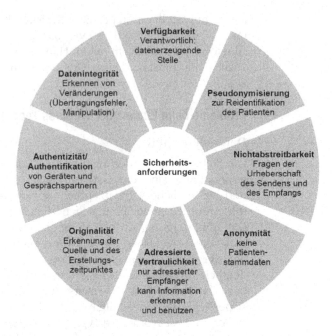

Abb. 44: Telemedizin und Sicherheit

Mit den organisatorischen Maßnahmen sollen mittels Aufstellung von Sicherheitsrichtlinien und deren Einhaltung die administrativen und technischen Maßnahmen zusätzlich verstärkt werden (vgl. [Medica, 2005] und [BFS, 2005]).

Probleme und Störungen

Bereits unterhalb der Grenzwerte können Menschen und empfindliche elektronische Geräte auf die gepulste hochfrequente Strahlung von Mobiltelefonen und anderen Wireless-Geräten reagieren. Kritisch können indirekte Wirkungen auf die Gesundheit sein, insbesondere wenn elektronische Körperhilfen wie Herzschrittmacher betroffen sind. GSM-Handys mit einer Sendeleistung von 2 Watt können in der Tat Herzschrittmacher beeinflussen, sofern ein Abstand von 25 Zentimetern zwischen Sendeantenne und Herzschrittmacher unterschritten wird. Bei medizintechnischen Geräten ist auf ausreichenden Abstand zu achten, insbesondere in Intensivstationen und Operationssälen. Hier gibt es starke Einschränkungen was den Einsatz dieser Technologien betrifft.

Die Störfeldstärke einiger medizintechnischer Geräte wird noch im Abstand einiger Meter erreicht. Die Regulierungsbehörde für

Telekommunikation und Post hat eine Broschüre mit allgemeinen Informationen rund um den Mobilfunk veröffentlicht. In dieser Broschüre wird drauf hingewiesen, dass Mobilfunktelefone selbst in Abständen im Meterbereich durch deren elektromagnetische Felder empfindliche (medizinisch-)technische Geräte beinträchtigen können. Den Krankenhäusern wird empfohlen, in kritischen Bereichen den Betrieb von Mobilfunktelefonen einzuschränken oder zu untersagen.

Im Dokument des BSI wird darauf hingewiesen, dass WLANs aufgrund ihrer Übertragung der Informationen mittels elektromagnetischer Funkwellen durch andere technische Systeme, die im gleichen Frequenzspektrum (Bluetooth-Geräte, medizinische Geräte, etc.) Energie aussenden, gestört werden können.

Für den Einsatz mobiler Kommunikation und zu den Möglichkeiten der neuen WLAN-Standards sind in absehbarer Zeit aus verschiedenen EU-Projekten, insbesondere für das Gesundheitswesen, neue Ergebnisse zu erwarten.

5.4 Zusammenfassung und Ausblick

Die Drahtlostechnologien bieten aus anwendungsbezogener Sicht viele Vorteile wie Unabhängigkeit von Kommunikationskabeln und dadurch eine bedeutend höhere Mobilität. Das äußert sich beim Betrieb eines WLANs auf zwei Arten:

- Benutzer mit portablen Endgeräten (Laptops, Handhelds) können sich innerhalb des Abdeckungsbereichs während des laufenden Betrieb frei bewegen. Sie werden dabei typischerweise von keinerlei Kabel (weder Strom- noch Kommunikationskabel) behindert.

- Benutzer mit stationären oder halb-stationären Endgeräten (Desktops oder Drucker) können die Geräte innerhalb des Abdeckungsbereichs verschieben, ohne Kommunikationskabel neu verlegen zu müssen.

Aus diesen beiden Eigenschaften lassen sich die folgenden Nutzenaspekte gegenüber Wired LANs ableiten:

- **Mobilität und Benutzerkomfort:** Die Mobilität an sich stellt bereits einen sehr großen Nutzen dar. Sie drückt sich durch einen erhöhten Benutzerkomfort aus, welcher aufgrund der nichtexistenten Kabel erzeugt wird.

- **Zeiteinsparungen und Effizienzsteigerungen:** Arbeitskräfte, die zur Erfüllung ihrer Aufgabe mobil sein müssen, sparen durch den Einsatz von mobilen Endgeräten für die Datenverarbeitung wesentlich Zeit und erhöhen auf diese Weise ihre Effizienz. Das wiederum führt zur Beschleunigung der operativen Prozesse und wirkt sich positiv auf die Produktivität einer Unternehmung bzw. einer Abteilung aus. Einen zweiten Aspekt bilden die Zeiteinsparungen bei der Einrichtung bzw. Umgestaltung von Arbeitsplätzen.

- **Kosteneinsparungen in indirekten Bereichen:** Der Einsatz der WLAN-Technologie zur Unterstützung von mobilen Mitarbeitern bewirkt eine Straffung und Beschleunigung von betriebswirtschaftlichen Prozessen. Gegebenenfalls können Prozesse substituiert werden oder sie entfallen ganz. Diese Effekte führen zu Kosteneinsparungen und erhöhen die Prozessqualität.

- **Eliminierung von Medienbrüchen und Reduzierung von Papieraufwand:** Unternehmen, die zentrale Informationssysteme mit dezentraler Datenverarbeitung betreiben, sind in der Lage, den Papieraufwand drastisch zu reduzieren und Medienbrüche zu eliminieren. Die Daten werden an der Systemgrenze und bei ihrer Entstehung elektronisch erfasst und nicht erst an zentraler Stelle in das Informationssystem eingegeben. Ein elektronischer Datenfluss ersetzt den Papierfluss zwischen Zentrale und mobilen Mitarbeitern.

- **Verbesserte Kommunikationsmöglichkeiten von mobilen Mitarbeitern:** Die Möglichkeit der Kommunikation zwischen mobilen Mitarbeitern kann sich positiv auf die Produktivität und auf Qualitätsaspekte auswirken.

- **Betrieb von Echtzeit-Anwendungen:** Durch die ständige Verbindung der mobilen Endgeräte mit dem Informationssystem besitzen die ausgetauschten Daten Echtzeit-Charakter. Die Versorgung von mobilen Einsatzteams sowie operativen und administrativen Einheiten mit Echtzeitdaten beschleunigt Prozesse in hohem Masse. Daneben ermöglichen sie eine effiziente Überwachung und Kontrolle, was sich positiv auf die Qualität des Prozesses selbst wie auch auf die hergestellten Produkte bzw. Dienstleistungen auswirkt.

- **Flexibilität in der Ausgestaltung von Arbeitsplätzen:** Arbeitsbereiche mit EDV-Anbindung wie beispielsweise Computerarbeitsplätze, Güterbelade und -entladezonen oder Bereiche für die Sortierung, Kontrolle und Kommissionierung von Objekten können flexibel innerhalb der zur Verfügung stehenden Räumlichkeiten eingerichtet werden. Es muss keine Rücksicht auf verkabelte Netzzugänge für den Anschluss an das interne Informationssystem genommen werden.

Eine Diskussion der Eigenschaften der einzelnen Drahtlostechnologien und die Bedeutung im medizinischen Bereich ist bereits am Anfang dieses Kapitels erfolgt. Die drahtlose Kommunikation hat das Kommunikationsverhalten der Menschen nachhaltig verändert. Funknetze spielen neben der Unterstützung der Mobiltelephonie bei der Vernetzung von Laptops, PDAs und Handhelds eine zunehmend wichtigere Rolle. Sie bieten die Möglichkeit, erweiterte Dienstleistungen in Anspruch zu nehmen, z. B. Telefaxe und E-mails senden und empfangen oder Informationen in entfernten Datenbanken zu suchen – und das an jedem beliebigen Ort der Welt.

Eine zukünftige Tendenz der drahtlosen Kommunikation ist die Integration von verschiedenen Wireless-Technologien zu einem Kommunikationsnetz. Ein solches Netz umfasst ein großes Abdeckungsgebiet und bietet standortspezifische Services und Übertragungskapazitäten an. Für eine optimale Abdeckung der unterschiedlichen Gebiete vereint ein solches Kommunikationsnetz Technologietypen wie Satellitennetze, 3G-Zellfunknetze oder Wireless LANs, die sich aufgrund ihrer Eigenschaften für viele Anwendungsbereiche eignen. Insbesondere der Medizinsektor wird von diesen Entwicklungen profitieren (vgl. [BFS, 2005]).

Unsere Erfahrungen beim Einsatz dieser Technologien im Kreiskrankenhaus Gummersbach sind sehr positiv. So nehmen die telemedizinischen und mobilen Applikationen jedes Jahr stetig zu. Entscheidend sind dabei aber immer wieder die drei großen „Ks": Kosten, Kompatibilität und Konvergenz. Diese wird man nur durch vollständige Integration und durchgängige Kommunikation erreichen, also durch den extensiven Einsatz von Informationstechnologien – allerdings nicht um jeden Preis.

Unsere Erfahrungen sprechen für eine schonende Migration auf neue Systeme. Der Einsatz dieser Technologien kann nicht die Vision als Ziel beinhalten, sondern muss für die Beteiligten, z. B. die Mediziner, einen klaren Mehrwert erkennen lassen, finanzierbar sein und ganz generell sinnvoll sein.

Sehr häufig müssen Organisationsstrukturen und Prozessabläufe beim Einsatz dieser Technologien geändert werden. Voraussetzung hierfür ist, dass vorab im Rahmen einer Ist-Analyse ein Konzept erarbeitet werden muss. Bei Berücksichtigung der hier aufgeführten Fakten und weiterer Randbedingungen in Abhängigkeit der jeweiligen Institution steckt in der Anwendung der Drahtlostechniken ein gewaltiges Rationalisierungspotential. Medizinische Einrichtungen sind gut beraten, den Einsatz dieser Technologien zu prüfen und zu forcieren.

Einige Empfehlungen aus unseren Projekten

Die Funktechnologie Bluetooth wird, wie wir weiter oben erläutert haben, vorzugsweise im Bereich der Bürokommunikation eingesetzt. Dies sind Anwendungen im Verwaltungsbereich von medizinischen Einrichtungen wie der drahtlose Anschluss eines Druckers an einen PC oder ähnliches. Bluetooth wird aber auch in der Spezifikation mit hoher Reichweite im medizinischen Bereich eingesetzt. Hierfür haben wir bereits einige Beispiele angegeben.

Neben den Problemen der Implementierung kommen Fragen der **Zertifizierung** hinzu. Diese werden häufig unterschätzt. Jedes Gerät, das drahtlos Daten überträgt, muss bestimmte Vorschriften erfüllen, d.h. es muss Kompatibilität und Sicherheit für den allgemeinen Einsatz bescheinigt werden. Darüber hinaus ist die Interoperabilität mit anderen Geräteherstellern zu gewährleisten. Das geschieht durch eine Bluetooth-Qualifizierungsinstanz. Sie bestätigt die Bluetooth-Konformität. Diese Zertifizierung ist Voraussetzung für einen Einsatz. Insbesondere in Klasse 1 mit 100 mW Sendeleistung und großen Reichweiten ist das von Bedeutung. Die elektromagnetische Strahlung, die abgegeben wird, schreibt Zulassungsprüfungen vor, die der Gesetzgeber festgelegt hat. Sie sollen die Verträglichkeit mit Geräten und Personen regeln. So gelten in Europa die CE-Vorschriften. Es kann weiterhin eine SAR-Prüfung (specific absorption rate) nötig sein. Das wird im medizinischen Bereich eine besondere Rolle spielen. Dabei wird überprüft, ob der menschliche Körper oder Teilkörperbereiche nicht zuviel Strahlung aufnehmen, also die Obergrenzen eingehalten werden. Die EMV-Prüfung hingegen bewertet die abgegebene Störstrahlung und die Empfindlichkeit gegenüber Einstrahlung. Darüber hinaus gibt es, in Abhängigkeit vom Einsatzfall, noch weitere Prüfungen. Über deren Einhaltung wacht die SIG (Special Interest Group). Das alles ist zwar vorrangig für den Gerätehersteller von Interesse. Die medizinische Einrichtung, die diese Technologie einsetzt, sollte sich aber vergewissern, ob wirklich alle Tests erfolgt sind und bestanden wurden, wenn entsprechende Funktechnologie gekauft und eingesetzt wird.

Das gilt sinngemäß natürlich genauso für WLAN, RFID oder andere Funktechnologien. Es können nämlich auch Geräte verkauft werden, die nur einen Teil der Tests bestanden haben. Sie dürfen dann lediglich nicht als Standardkonform, etwa Bluetoothkonform, bezeichnet werden. Das kann zu bösen Überraschungen führen.

Der Qualifikationsprozess eines Bluetooth-Produktes ist im Rahmen des Buches weniger von Interesse, er verläuft in mehreren Schritten, die in Kategorien A, B und C, unterteilt werden. Mit diesen Tests können entsprechend autorisierte Labors oder Einrichtungen beauftragt werden. Erst wenn alle Tests bestanden wurden, darf das Gerät offiziell als Bluetoothkonform verkauft und eingesetzt werden. Der Einsatz im medizinischen Bereich sollte nur mit Geräten dieser Art erfolgen, insbesondere natürlich bei Medizingeräten (z.B. Monitoring Systeme), die vermehrt WLAN für die Kommunikationsanbindung beinhalten. Darüber hinaus sind natürlich noch Sondervorschriften im medizinischen Bereich zu berücksichtigen. Beim Einsatz verschiedener Funktechnologien im medizinischen Bereich haben wir diesbezüglich Erfahrungen gesammelt, die zu diesen Empfehlungen führen. Wir kommen insbesondere im RFID-Bereich auf diesen Aspekt zurück.

6 RFID-Methoden in der Medizin

6.1 Vision

„Der Nächste bitte!" – Diese Aufforderung könnte beim nächsten Arztbesuch ein kleiner Chip per Funk erteilen. Er begleitet den Patienten zur Service-Area, übernimmt das Einchecken im richtigen Behandlungsraum und regelt die Terminplanung. Eine Zukunftsvision?

In Krankenhäusern könnte ein solches RFID-Patienten-Tracking-System bald Alltagsrealität sein und in Verbindung mit Clinical-Pathway-Systemen die Abläufe sowohl für die medizinischen Leistungserbringer wie auch für die Patienten effizienter gestalten.

6.2 Einleitung

Zunehmender Kostendruck in allen Bereichen der Wirtschaft, drängt mehr und mehr zum Umdenken und der Suche nach Einsparmöglichkeiten in Unternehmen. Um Einsparungen zu realisieren, müssen die verschiedenen Prozesse analysiert werden. Voraussetzung dazu ist, dass die Prozesse transparent gemacht werden müssen. Das heißt, dass z. B. der Warenfluss und damit die Verweilzeiten der Waren und Produkte innerhalb von Prozessketten abzubilden sind. Hierzu benötigt man die Möglichkeit, Produkte unverwechselbar zu kennzeichnen und mit Hilfe der Kennzeichnung zu verfolgen. Damit die Kennzeichnung und das damit verbundene Lesen der Kennzeichnung an der Ware im Rahmen der Prozessverfolgung nicht selber zum Kostentreiber wird, müssen geeignete Verfahren zur automatischen Lesung der Kennzeichnung verwendet werden. Hierzu bieten sich verschiedene Techniken der automatischen Identifikation an.

Eine verbreitete Methode der **automatischen Identifikation** ist der Barcode. Barcode Label sind vergleichsweise günstig in der Anschaffung und deshalb auf den ersten Blick bestens geeignet, Produkte für die automatische Identifikation zu kennzeichnen. Leider hat der Barcode oft kostentreibende Nachteile. Zum Auslesen benötigt man den direkten Sichtkontakt, da ein Barcode mit Hilfe eines Lichtstrahls gelesen wird. Ist diese optische Verbindung z. B. durch Verschmutzung, nicht immer gewährleistet, versagt diese Technik. Hier muss dann oft mit hohem Aufwand nachbearbeitet werden. Durch die manuelle Nachbearbeitung können wieder Fehler in die Prozesse kommen, die den Kostenvorteil des Barcodes oft zunichte machen.

Lösungen hierfür bietet die **RFID** (Radio Frequency Identification). Dieser Name steht für eine Untergruppe in der Identifikationstechnologie und bedeutet: Identifikation mittels Funk, also kontaktlos. Zu einem RFID System gehören ein RFID-Datenträger, auch „Transponder" oder „TAG" genannt und ein RFID-Identsystem, das aus einer Elektronikeinheit und einer Antenne besteht. Oft wird diese Elektronik irreführend als „Reader" (Leser) bezeichnet, denn Transponder können mit Hilfe dieser Systeme auch mit Informationen beschrieben werden. Deshalb ist der Name „Schreib-Lesesystem" besser geeignet. Transponder ist ein Kunstwort und lässt sich von „Transmit" und „Respond", also Senden und Empfangen ableiten. Transponder können in verschiedenen Ausführungen, als Glasröhrchen, Scheckkarten oder flexible Label, eingesetzt werden. Informationen können also mit einem RFID-Schreib-Lese-System in einen Transponder geschrieben und aus einem Transponder ausgelesen werden. Dies geschieht kontaktlos über eine Luftstrecke mittels eines Feldes zwischen dem Transponder und der Antenne des RFID Schreib-Lesesystems (vgl. [RFID, 2002]). Abb. 45 verdeutlicht diese Zusammenhänge.

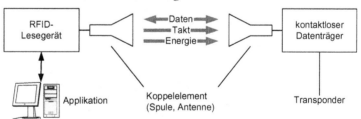

Abb. 45: Aufbau eines RFID-Systems

Je nach eingesetzter RFID-Technologie und je nach Umgebungsbedingungen sind hierbei Reichweiten zwischen wenigen Zentimetern bis zu einigen Metern realisierbar. Man arbeitet üblicherweise mit Funkfrequenzen im kHz-Bereich, im MHz-Bereich oder sogar im Bereich einiger GHz. Die Reichweite und andere Parameter hängen davon ab.

Vorteil von RFID im Vergleich zum Barcode ist, dass die Kommunikation zwischen Transponder und dem Schreib-Lesesystem ohne optischen Kontakt zum Transponder möglich ist. Verschmutzungen am Transponder stören die Datenübertragung nicht. Passive Transponder Systeme, so nennt man RFID Systeme bei denen die Transponder keine Batterie benötigen, bieten den Vorteil, nach Jahrzehnten in schwieriger Umgebung ohne Wartung noch zu funktionieren. Je nach Applikation und Gehäuseform des Transponders kann ein passiver Transponder beliebig oft im Prozesskreislauf wieder verwendet werden. Durch den hohen Kostendruck und die damit verbundene Suche nach Optimierung findet die RFID für die Produktkennzeichnung mehr und mehr Verwendung und erlangt so einen stetig steigenden Bekanntheits- und Nutzungsgrad.

Mit RFID ist es möglich, den Transponder zu lesen oder gesonderte Informationen (Datum, Name oder Testnummer) zu einer bestimmten Probe vor Ort auf dem jeweiligen Transponder abzulegen und diese Informationen innerhalb der Prozesskette zu ändern oder zu ergänzen und damit dem einzelnen Produkt individuelle Informationen mitzugeben. Hierzu benötigt man dann ein passendes RFID-Schreib-Lese-System, das als Handheld Computer mit Barcode Readern kombiniert werden kann. Mit RFID ist es möglich, mehrere Transponder gleichzeitig im Pulk zu lesen und zu beschreiben. Diese Funktion wird bei Transpondern als „Antikollision" bezeichnet. Hierzu verwendet man so genannte stationäre RFID-Schreib-Lese-Systeme. Die Möglichkeit der Antikollision ist derzeit beim Barcode technisch nicht möglich.

Die RFID-Technologie wird beständig weiterentwickelt, d.h. die Transponder werden kleiner und kostengünstiger, die Reichweiten erhöhen sich. Die so genannten „Smart Label" erschließen jetzt völlig neue Einsatzbereiche. Diese neuen Transponderformen sind flexibel, sehr klein und aus Kunststoff gefertigt. Möglich wird das durch interessante Neuentwicklungen im Bereich der Polymerelektronik.

Damit sind natürlich besonders im medizinischen Bereich interessante neue Anwendungen denkbar. Darüber hinaus gibt es mit der Nearfield Communication (NFC) eine interessante Alternative. Man bezeichnet diese Kommunikation als RFID der zweiten Generation. Es ist eine Verbindung von RFID mit drahtloser

Verbindungstechnologie. Die Liste der Innovationen ließe sich beliebig fortsetzen, nicht ohne Grund boomt die Branche.

Im Vergleich zum Barcode ist die Erstinvestition für die Einführung der RFID relativ hoch. Es ist einleuchtend, dass ein Transponder mit der ihm eingebauten komplexen Elektronik teurer als ein Barcode-Aufkleber ist. Dazu kommen die Kosten für den Aufbau der Infrastruktur für die RFID-Systeme und der IT. Oft werden mit dem Argument der hohen Anschaffungs-Kosten und dem Vergleich zum „günstigen" Barcode die Möglichkeit für den Einsatz der RFID-Technik und die hiermit möglichen Seiteneffekte gar nicht untersucht. Doch dies ist ein Fehler, darauf möchten wir eindeutig hinweisen. Viele Unternehmen haben in Ermangelung einer alternativen Kennzeichnung den Barcode vor Jahren eingeführt. Die Nachteile, wie Fehllesungen und der Zeitverlust durch die dauernde manuelle einzelne Erfassung, Neuetikettierung oder Nachbearbeitung werden als gegeben hingenommen und die Kosten dafür sind im Einzelnen oft nicht bekannt oder nicht untersucht worden.

RFID wird den Barcode in den kommenden Jahren nicht ersetzen, seine Nachteile in verschieden Gebieten aber sinnvoll abmildern. Der Einsatz dieser Technologie wird aber immer mit einer Änderung der Logistik, also der bestehenden Prozesse, einhergehen müssen. Nur dann macht der Einsatz dieser Technologie Sinn.

6.3   Überblick zu RFID-Anwendungen in der Medizin

RFID wird mehr und mehr im Gesundheitswesen eingesetzt. So kennzeichnet man schon seit Jahren die Mietwäsche in vielen Krankenhäusern mit RFID und steuert die Prozesse in Krankenhauswäschereien mit Hilfe von RFID.

Eine innovative Lösung bietet die RFID zum Beispiel für den hohen manuellen Aufwand bei der Suche nach einem bestimmten Blutprobenröhrchen in einem Tiefkühlraum. Meist sind die Proberöhrchen hier mit einem sehr kleinen Barcode Label versehen und es sind bis zu 100 Röhrchen auf einem Träger angeordnet. Es ist ein langwieriger Prozess, hier eine bestimmte Probe zu erfassen oder zu suchen. Man muss in diesem Fall manuell jedes Röhrchen einzeln aus dem Träger herausnehmen und mit dem Barcode Reader scannen. Man bedenke den zeitlichen Zusatzaufwand, wenn die Probe mit Eis überzogen ist und der Barcode bei jeder Probe einzeln erst vorsichtig abgewischt werden muss, um ihn dann nach mehreren Fehlversuchen mit dem Handscanner lesen zu können. Hier untersuchen und testen immer mehr Labore und große Hersteller im Bereich der Pharmazie die Eignung und Wirtschaftlichkeit des Einsatzes der RFID an ihren Produktverpackungen oder Hilfsträgern.

Transponder können neben der reinen Aufgabe zur Identifikation auch zur Qualitätsüberwachung verwendet werden. Hierzu wird der Transponder mit einem zusätzlichen Sensor versehen. Ein derartiger Sensortransponder kann dann z. B. zum Messen von Temperaturverläufen während des Transportes verwendet werden. Man bedenke den Vorteil dieser RFID-Technologie, wenn man sicher sein muss, dass ein bestimmtes verderbliches Medikament identifiziert (Subtanzen, Haltbarkeitsdatum, Lieferant, Patient usw.) und der Temperaturverlauf während des Transportes aufgezeichnet werden muss. Hier erhofft man sich insbesondere, dass die Prozesse in der und um die Transfusionsmedizin qualitätsgesichert werden können. Erste Projekterfahrungen gibt es dazu am AKH Wien. Ein weiteres Feld für den Einsatz von RFID für die Qualitätssicherung könnte das Gerätebuch bei Medizingeräten darstellen, das alle Wartungszyklen und –parameter beinhaltet, die bisher i.d.R. auf Papier dokumentiert sind. Weiterhin kann auch die Ortung von Medizingeräten für den Einsatz oder für Wartungszwecke unterstützt werden.

Ein weiterer Vorteil liegt in der möglichen Optimierung der Logistik. Es besteht die Möglichkeit, in Echtzeit zu erkennen, dass ein bestimmtes Medikament im Schrank der Apotheke vergriffen oder dessen Haltbarkeitsdatum gerade abgelaufen ist. Diese so genannten intelligenten Regale sind nur mit dem Einsatz von RFID möglich. Das dahinter verborgene Sparpotential ist riesig.

Die medizinische Fernüberwachung von Patienten durch Verfahren der drahtlosen Kommunikation ist auf dem Vormarsch. Das haben wir im Kapitel zu Drahtlostechnologien versucht, deutlich zu machen. Implantate und Medizingeräte mit Funkübertragung bieten dem Patienten größeren Komfort und mehr Beweglichkeit. Typische Beispiele sind Herzschrittmacher, Blutzuckermessgeräte und Sensoren zur Messung von anderen Körperfunktionen. Diese Geräte müssen eine Reihe von besonderen Kriterien im medizinischen Bereich erfüllen. Insbesondere eine minimierte Energieaufnahme, einfache Bedienung und hohe Zuverlässigkeit sind wichtig. Es gibt in diesem Sektor zwei wichtige Protokolle (vgl. [Falcon et al., 2004]). Das ist einerseits für implantierbare Geräte der „Medical Implant Communications Service" (MICS) und andererseits für nichtimplantierbare oder tragbare Patienten-

Überwachungsgeräte der „Wireless Medical Telemetry Service" (WMTS). Beide Anwendungen ergänzen sich also. Derzeitig wird bei MICS die induktive Kopplung durch HF-Technologie ersetzt. Damit sind Datenraten bis zu 250 kbit/s und Reichweiten bis zu 2 m möglich. Im Jahre 1999 wurde das Frequenzband 402 bis 405 MHz dafür vergeben. Hier gibt es wenige Interferenzen mit anderen Funkquellen. Insbesondere der Einsatz von Low-Power-Mixed-Signal-ASICs hat die Batterie-Lebensdauer der implantierten Geräte erhöht. Dadurch verringern sich die Kosten und Risiken von Patienteneingriffen. Das Verfahren WMTS arbeitet im Frequenzbereich von 608 bis 614 MHz. Er dient vorwiegend der Messung von Vitalfunktionen an Patienten und kann auch im Hausbereich eingesetzt werden. Es kommt hier zu einer größeren Kommunikationsdichte mit einer Krankenstation oder einer Überwachungszentrale. Der Aufbau der WMTS-Geräte ähnelt dem der MICS-Geräte. Hauptkomponente ist ein intelligenter ASIC mit minimiertem Stromverbrauch.

Bei der Nutzung dieser Technologien sind ethische Aspekte zu berücksichtigen. Aufgrund der vielen Vorteile, die die Anwendung dieser Technologien bietet, werden beide Systeme weiter expandieren.

Die Liste ließe sich beliebig fortsetzen. Ein sehr schöner Überblick wurde auf dem EAN-Gesundheitskongress in München 2005 gegeben (vgl. [EAN, 2005]). So wurde dort über das Tracking von medizinischem Material und technischer Ausrüstung berichtet. Die Identifikation mit dem Patientenarmband bei der Entbindung, die Kontrolle von Risiko-Patienten, unser Patienten-Tracking – das wir im Folgenden beschreiben – und andere Anwendungen wurden vorgestellt. Aus dem Ausland sind ähnliche Entwicklungen bekannt.

Abschließend zu diesem Kapitel einige Bemerkungen zu RFID und klinischen Behandlungspfaden: In Zeiten knapper Kassen müssen Krankenhäuser besonders wirtschaftlich arbeiten, also verantwortungsvoll mit den vorhandenen Ressourcen umgehen. Das betrifft auch die Art und Weise der Leistungserstellung. In vielen Unternehmen hat man die Notwendigkeit erkannt, die über die Jahre gewachsenen Prozesse den heutigen Marktgegebenheiten anzupassen. Auch in Krankenhäusern versucht man seit einiger Zeit, diese zu analysieren und abzubilden. Von großer Bedeutung sind in diesem Zusammenhang die standardisierten klinischen Behandlungspfade (**Clinical Pathways**). Diese können insbesondere mit der Einführung von RFID-Technologien zur Patientensteuerung eine große Rolle spielen.

Clinical Pathways (vgl. [Clinpath, 2005]) geben den Vorgang für die Diagnose und Therapie häufiger Krankheiten vor. Sie sind entwickelt worden, um auf der einen Seite die Qualität der Versorgung weiterhin zu gewährleisten, die Transparenz zu verbessern und auf der anderen Seite den Behandlungsprozess zu standardisieren und zu straffen. Insbesondere im Zusammenhang mit der Einführung eines pauschalierten Entgeltsystems (DRGs) sind damit weitere Kosteneinsparungen zu erwarten.

6.4   RFID-Patienten-Tracking-Systeme

Tracking & Tracing-Systeme mit Unterstützung von RFID sind in der Warenwirtschaft längst kein unbekanntes Phänomen mehr. Denn die Verfolgung und Steuerung des Warenflusses bietet eine Vielzahl von Optimierungsmöglichkeiten für logistische Prozesse. Mehr Transparenz und Qualitätskontrolle werden zunehmend in anderen Bereichen gefordert. Warum sollte man dann nicht ein solches System für Güterbewegungen auf ein Krankenhaus übertragen? Die Fachhochschule Köln, Campus Gummersbach, hat daher im Kreiskrankenhaus Gummersbach ein Forschungsprojekt für ein RFID-Patienten-Tracking-System in Angriff genommen, das Patientenabläufe in Krankenhäusern analysieren und steuern kann. Es bietet damit die Möglichkeit, Prozesse im Krankenhausalltag effizienter zu gestalten (vgl. [Bärwolff et al., 2004]).

Die Readersysteme im hier vorliegenden konkreten Anwendungsfall wurden von der Fa. Scemtec entwickelt (vgl. [SCE, 2005]). Als Transponder wurden Systeme der Firma Philips (I-Code) im Scheckkartenformat eingesetzt (vgl. [PHI, 2005]).

Die Idee für das Patienten-Tracking (PT) ist bei der Untersuchung von grundlegenden Geschäftsprozessen im KKH Gummersbach mit Studentinnen und Studenten der Wirtschaftsinformatik gekommen, die Patienten real begleitet, Prozesse wie Aufnahme, Verlegung oder Entlassung untersucht und dokumentiert und dabei Einblicke in medizinische Abläufe bekommen haben. Die Idee ein PT für Kliniken oder größere Praxen im KKH Gummersbach zu testen, lag natürlich nahe. Wir haben uns dort auf einen überschaubaren Bereich, die HNO-Abteilung, konzentriert.

Bei einigen dieser Projekte erwies sich die objektive Erhebung von Patientenabläufen (Leistungsprozessen) als besonders schwierig. Deshalb suchte man für die Analyse der Prozesse nach einer technischen Lösung, mit der sich Patientenbewegungen einfach, objektiv und vollständig erfassen lassen. Als brauchbare und innovative Technologie bot sich hierfür RFID an. Bei der Umsetzung einer Systemlösung für das genannte Problem erschlossen sich immer weitere Vorteile, die ein solches System mit sich bringt. Aus dieser Betrachtungsweise heraus entstand schließlich ein umfassendes Konzept, mit dem sich Patientenabläufe in Krankenhäusern überwachen, steuern und analysieren lassen. Im Empfangsbereich der HNO-Station des Kreiskrankenhauses Gummersbach wurden die ersten Tests durchgeführt.

Ein solches System bietet folgende Vorteile:

- **Optimale Ressourcenausnutzung:** Die optimale Ausnutzung der Ressourcen ist ein zentrales Ziel, denn durch sie lassen sich direkt Kosten einsparen. Ein Tracking-System kann dafür sorgen, dass teure Diagnosegeräte effizienter genutzt werden, um somit die Abschreibungskosten zu verringern.

- **Entlastung des Planungspersonals:** Ein halbautomatisiertes Tracking kann den Arbeitsaufwand minimieren.

- **Verbesserung der Patientenzufriedenheit:** Für das Krankenhaus in seiner Rolle als Dienstleister mit dem Patienten als Kunden ergäbe sich eine höhere Kundenzufriedenheit wegen der Reduktion von Wartezeiten.

- **Analyse von Schwachstellen:** Aus den gesammelten Daten lassen sich genaue Rückschlüsse auf Schwachstellen im Behandlungspfad feststellen und analysieren.

- **Unterstützung zum Definieren von Standards:** Die erhobenen Daten können dazu genutzt werden, standardisierte Behandlungsablaufe zu definieren bzw. zu untermauern (Konzept der klinische Behandlungspfade).

- **Integration in die heterogene medizinische Systemlandschaft:** Sollte sich ein solches Patienten-Tracking-System bewähren und zum Einsatz kommen, ließe sich durch eine Integration in weitere Krankenhaussysteme, wie KIS oder die elektronische Krankenakte, ein Mehrwert durch die Gewinnung von Informationen erzielen.

- **Automatisierte Identifikation der Patienten:** Durch den Einsatz von Transpondern in Form von Checkkarten oder Armbändern können Patienten mit Hilfe von Readerstationen oder mobilen Geräten kontaktlos erfasst und eindeutig im System zugeordnet werden. Eine vollautomatisierte Identifikation scheint zum heutigen Stand noch zu aufwendig, da hierfür jeder relevante Durchgang mit einem Reader-Gate ausstattet werden müsste.

6.5   Test-Szenario: Arztpraxis

Ein Beispielszenario nach vollständiger Implementierung des Systems könnte wie folgt aussehen: Ein Patient betritt die Praxis und wird an der Aufnahme empfangen. Hier werden nun seine persönlichen Daten und sein Krankheitsbild in das Tracking- und Praxissystem aufgenommen. Daraufhin erhält der Patient eine Transponderkarte, auf der seine Patienten-ID gespeichert ist. Darüber wird ermittelt, ob er sofort in ein freies, zu seinem Krankheitsbild passendes Behandlungszimmer gehen kann oder erst im Warteraum Platz nehmen soll. Ist der Patient im Warteraum angekommen, überprüft das System nach Krankheitsbild und Priorität den nächsten Patienten und weist diesem über eine digitale Anzeige einen Raum zu. Dort muss er sich an einem Service-Point (Reader) einchecken oder die anwesende Mitarbeiterin führt diesen Vorgang über eine Bildschirmmaske im System manuell aus (vgl. Abb. 46). Im System lassen sich alle weiteren Daten und Bewegungen des Patienten darstellen und überprüfen.

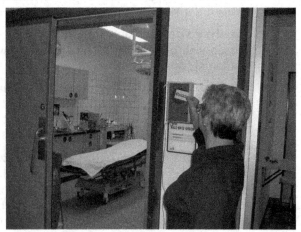

Abb. 46: Registrierung mit Transponderkarte

6.6   ## Entwicklung des Prototyps

Der bisherige Projektverlauf bestand in der Entwicklung eines Prototyps für eine RFID-Anwendung, die in einer abgeschlossenen Einheit, der HNO-Abteilung des KKH GM, einem mehrtägigen Praxistest unterzogen wurde. Dazu erhielt jede Patientin bzw. Patient einen Transponder in Form einer Checkkarte, mit der sie bzw. er in den Warte– und Behandlungsbereichen durch an der Wand befestigte RFID-Proximity-Reader kontaktlos erfasst werden konnte. Diese stationären Reader wurden in zwei Wartebereichen und vier Behandlungsräumen installiert.

Sobald die Patientin oder der Patient eincheckt, werden die Daten erhoben, der Aufenthaltsort geortet und die weiteren Schritte verfolgt.

Da sich zum Zeitpunkt der Realisierung ein Wireless-LAN-Adapter noch in der Entwicklung befand und sich der serielle Anschluss für den Gebrauch im Krankenhaus als sehr unflexibel erwies, entschied man sich für eine Übergangslösung auf der Basis von Bluetooth. Dazu wurden fertige Module auf die Platine der Reader integriert. Die Abfrage erfolgte über einen Access-Point. Das Softwaresystem wertet die so erfassten Daten (Events) aus und reichert sie mit Behandlungsdaten an. Das Personal ist nun in der Lage, den gesamten Patientenfluss zu überblicken, zu steuern und zu analysieren. Abb. 47 zeigt die Bedienung des Systems in der HNO-Ambulanz.

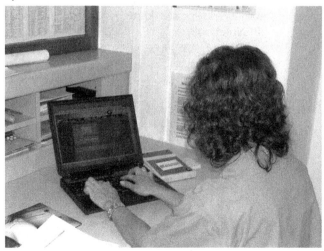

Abb. 47: Bedienung des Systems

Die Umsetzung des Projektes erfolgte mit **Open-Source-Software**. Dabei kommen moderne Java-Technologien und Frameworks zum Einsatz:

- **Browserbasierte Client-/Serverlösung (Thin Client):** Um eine leichte Administration und Konfiguration zu erreichen, wurde der browserbasierte Weg gewählt.

- **Einheitliche Programmiersprache Java:** Als Programmiersprache dient JAVA von Sun in der Enterprise Edition.

- **MVC-Framework Struts:** Für eine einheitliche und strukturierte Entwicklung wurde das Framework Struts eingesetzt.

- **Offene Datenbankschnittstelle IONIC.DB**: Als datenbankunabhängige Middleware dient das freie IONIC.DB.

- **Freie Softwarekomponenten (Tomcat, Struts, MySQL, Linux):** Alle Softwarekomponenten kommen aus dem Open-Source-Bereich und sind zum größten Teil lizenzkostenfrei und von hoher Qualität.

- **Modulares System:** Für die Erweiterung eines derartig komplexen Systems benötigt man ein modularorientiertes Design. In der Zielsetzung galt es eine 80/20-Lösung zu entwickeln, die eine 80-prozentige einheitliche Basis und eine 20-prozentige individuelle Anpassung an die jeweilige Umgebung vorsieht.

In Abb. 48 sind ein Readersystem der Fa. Scemtec und die zugehörige Transponderkarte zu sehen. Die Bedienung erfolgt über ein Notebook.

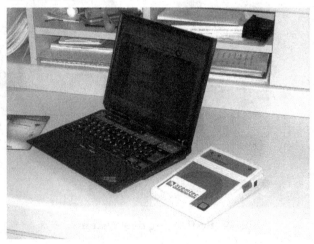

Abb. 48: Readersystem mit Transponderkarte

6.7   Ausblick

Weg frei für klinische Behandlungspfade

Aus dem Projekt konnten sowohl technologische, prozess- als
auch softwaretechnische Erkenntnisse zur Entwicklung dieser
modularen Anwendung gewonnen werden, die in weiteren Ent-
wicklungsschritten zu einem einsatzreifen System ausgebaut
werden soll. In einem ersten Schritt kann der PT zur Datenerhe-
bung und Analyse der Prozesse eingesetzt werden, danach zur
Unterstützung des medizinischen Personals, beispielsweise bei
der hausinternen Terminplanung. In einer letzten Phase könnte
das System selbst über Algorithmen Vorschläge zur Steuerung
der Patientenbewegungen vornehmen. Das wäre insbesondere in
der Verzahnung mit klinischen Behandlungspfaden (Clinical
Pathways) von Interesse. Als nächster Schritt steht ein ausführli-
cher Abschlusstest in einer mittelgroßen Gemeinschaftspraxis
aus, um das System einem Langzeittest zu unterziehen und die
gewonnenen Daten zu analysieren. Ein kleineres aber dafür ge-
schlossenes Umfeld erweist sich hierfür als sinnvoller, da sich
dadurch der sehr komplexe Ablauf in einem Krankenhaus zunächst ausblenden lässt.

Integrationshürden langfristig meistern

Das Projekt hat wichtige Ergebnisse und Erfahrungen vermittelt –
bis zum Routineeinsatz ist es aber noch ein weiter Weg. Bisher
stehen der Integration eines RFID-Patienten-Trackings einige
Hürden im Weg:

- Klinische Prozesse sind sehr komplex und somit schwer
  automatisierbar. Dieser Aspekt macht eine Umsetzung einer
  so umfassenden Softwarelösung im Healthcare-Bereich besonders schwierig.

- Fachpersonal lässt sich vom System nichts diktieren. Die
  Angst vor Kompetenzverlust könnte ein mögliches Hindernis
  sein. Verständlichweise werden sich Ärzte schwer damit tun,
  Entscheidungsfreiheiten einem Softwaresystem zu überlas-
  sen, da es sich um einen sehr sensiblen Bereich handelt.

- Es existieren noch keine standardisierten, funktionsübergrei-
  fenden Prozessdefinitionen (z. B. Clinical Pathways). Der
  Ansatz der Qualitäts- und Kostenkontrolle befindet sich im
  Gesundheitssektor noch in den Kinderschuhen und erfordert
  ein langfristiges Umdenken und einen Umstrukturierungs-
  Prozess.

- Akzeptanzprobleme bei Patienten und Personal könnten ebenfalls Hürden darstellen. Ängste, überwacht zu werden, sind vorhanden und nicht immer unbegründet. Sie müssen mit Vertrauen und dem Bemühen um Akzeptanz abgebaut werden.

- Eine flächendeckende RFID-Infrastruktur ist kostenintensiv. Die Investitionen, die ein solches System mit sich bringt, sind nicht von der Hand zu weisen, denn um ein möglichst genaues Bild des Patientenflusses zu gewinnen, benötigt man eine große Anzahl von RFID-Readersystemen.

Mögliche Integrationsansätze

Ein erster Ansatz zur Integration könnte dazu dienen, die über das System erhobenen Daten zum Erfassen von Behandlungspfaden und für Auslastungsanalysen zu nutzen. Als weiterer Schritt ließe sich das System als unterstützende Übersicht für die Planungsfachkräfte einsetzen. Auch die Funktionalitäten sollten mit dem System wachsen. Erstens, um die Fachkräfte nicht zu überfordern oder gar abzuschrecken. Zweitens, um ein qualitativ ausgereiftes Softwaresystem zu entwickeln. Einen Mehrwert erhält ein solches System durch die Integration „intelligenter" beziehungsweise flexibler Algorithmen. Diese würden über genau festgelegte Parameter den automatisierten Patientenfluss steuern und überwachen sowie die Möglichkeit bieten, flexibel und manuell in Planungsroutinen einzugreifen.

Potenziale sensibel nutzen

Das Interesse für RFID-Systemlösungen in diversen Einsatzgebieten zeigt das enorme Potential dieser Technologie. Momentan ist es schwierig, sich Urteile über die meist noch in der frühen Entwicklungsphase stehenden Projekte zu bilden. Außerdem erschließen sich viele versteckte Synergien erst unter realen Bedingungen. Ein weiterer entscheidender Aspekt ist die Akzeptanz des Bürgers. Viele aktuelle Studien belegen, dass sie einer der Hauptpunkte für den Erfolg von RFID bleibt und somit noch einiges im Bereich der Gesetzgebung und Systementwicklung auf Hard- und Softwareebene geschehen muss, um dem Bürger die Angst vor dem „gläsernen Patienten beziehungsweise Konsumenten" zu nehmen. Die Probleme kann man lösen und diese Systeme werden in Zukunft im Gesundheitssektor verstärkt eingesetzt werden. Neben größeren Arztpraxen, Ärztehäusern und Pflegeeinrichtungen gibt es erste Denkansätze für psychiatrische Kliniken. Somit bleibt RFID im Healthcare-Bereich ein spannendes Thema.

7 Handheldlösungen in der Medizin

7.1 Einleitung

Gerade der Einsatz mobiler Geräte zur Erfassung, Anzeige und Übertragung medizinischer Daten ermöglicht eine vereinfachte und verbesserte Kommunikation, Koordination und Kooperation von Prozessen im Medizinbereich. So können z. B. Diagnosen, Untersuchungsergebnisse oder Vitalwerte von Patienten direkt an ihrem Entstehungsort erfasst und in das Informationssystem des Krankenhauses oder der Praxis eingebunden werden. Auf diese Weise wird die im Allgemeinen aufwändige und fehleranfällige Nachbereitung der erfassten Daten vermieden, d.h. die Aktualität, Korrektheit und Nachvollziehbarkeit von Daten wird positiv beeinflusst.

Es gibt eine Vielzahl elektronischer Geräte, die für die mobile Kommunikation in der Medizin eingesetzt werden können. Im Folgenden werden verschiedene Geräte bezüglich ihrer Verwendungsszenarien und ihrer Vor- und Nachteile vorgestellt. Außerdem gehen wir auf zur Verfügung stehende Software-Pakete exemplarisch ein.

7.2 Gerätetypen

Die verschiedenen Gerätetypen lassen sich anhand ihrer Bauform in **Webpads**, **Tablet PCs** sowie **Handhelds** und **PDAs** (Personal Digital Assistants) unterteilen. Webpads, die in erster Linie eine markenrechtlich geschützte Bezeichnung für tragbare Internetgeräte sind (daher manchmal auch als Notepad oder intelligentes Notizbuch bezeichnet), haben in etwa DIN A4-Format-Größe und zeichnen sich dadurch aus, dass sie keine Tastatur besitzen. Die Eingabe von Daten erfolgt über ein berührungssensitives Display. Tablet PCs sind tragbare Computer mit berührungssensitivem Display und Handschrifterkennung, der im Gegensatz zu Webpads Tastatur und Maus besitzen kann. Handhelds bzw. PDAs haben eine geringere Größe als Webpads bzw. Tablet PCs und können in der Jacken- bzw. Hosentasche verstaut werden. Die folgenden Abbildungen veranschaulichen beispielhaft die verschiedenen Gerätetypen.

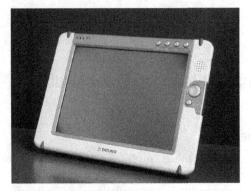

Abb. 49: Webpad (Beispiel)

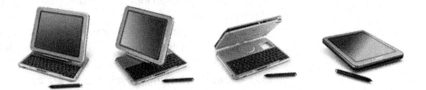

Abb. 50: Tablet PC (Beispiel)

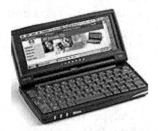

Abb. 51: Handheld PC (Beispiel)

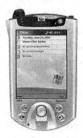

Abb. 52: PDA (Beispiel)

Webpads

Die Eingabe von Daten erfolgt bei Webpads über ein berührungssensitives Display, das mit Hilfe eines digitalen Stiftes bedient wird. Bei einer Größe eines DIN A4-Notizblocks (29,7 x 21 cm) wiegen Webpads ca. 1 Kilogramm.

Es gibt viele verschiedene Webpad-Varianten, die für ein breites Spektrum von Anwendungen einsetzbar sind. Unter anderem ist das Webpad als Internet-Telefon, Web-Kamera, Endgerät für Videokonferenzen oder als Steuerungszentrale für Remote-Applikationen nutzbar.

Als mobile Übertragungstechniken stehen u.a. GSM, Bluetooth, Wireless LAN oder die drahtlose Telefontechnik DECT zur Verfügung. Als Betriebssysteme werden vor allen Dingen Windows CE, Linux oder das Real Time Operating System QNX eingesetzt.

Tablet PCs

Wie bei Webpads können Tablet PCs über einen digitalen Stift bedient werden, der die verfügbaren Programmfunktionen steuert und die handschriftliche Eingabe von Texten und Skizzen ermöglicht. Der Anwender muss seine Handschrift nicht der Programmierung des Systems anpassen, sondern das System passt sich an den Benutzer an. Die eingegebenen Daten können entweder direkt gespeichert oder aber in Computerschrift umgewandelt werden.

Der größte Unterschied zu Webpads ist der Einsatz von Prozessoren, wie sie in Notebooks vorhanden sind. Tablet PCs bieten so im Allgemeinen den vollen Funktionsumfang von Notebooks, sind aber mit einem Gewicht von weniger als 2 Kilogramm sehr viel leichter. Als Betriebssysteme werden PC-basierte Systeme eingesetzt, wie z. B. die Windows XP Tablet PC Edition.

Handhelds und PDAs

Bei Kleincomputern, die auch unter dem Namen Handhelds zusammengefasst werden, unterscheidet man zwischen den persönlichen digitalen Assitstenten (PDAs) und den so genannten Handheld PCs. Viele der auf diesen Geräten angebotenen Funktionalitäten werden heute von Businesshandys – so genannten Smartphones - abgedeckt.

Handheld PCs verfügen typischerweise über Organizerfunktionen, wie Adressverwaltung, Terminkalender und Notizbuch, und ermöglichen die Kommunikation über GPRS, Infrarot (IrDA), Bluetooth oder Wireless LAN. Zusätzlich zur Organizerfunktionalität können PC-Funktionen, wie Office-Programme, genutzt werden. Sie unterscheiden sich von PDAs im Allgemeinen nur durch die eingebaute Tastatur.

PDAs bieten als persönliche Informations-Assistenten Funktionen wie Adressverwaltung, Terminplaner und Notizbuch an. Hinzu kommen einfache Programme zur Textverarbeitung oder zur Tabellenkalkulation. PDAs sind in Verbindung mit Wireless-LAN oder Bluetooth im mobilen Bereich einsetzbar.

Der Bildschirm der meisten PDAs hat eine Auflösung, die zwischen 160 x 160 und 320 x 320 Pixel liegt. Werden PDAs zu Smartphones erweitert, kann der Funktionsumfang einen HTML- bzw. WAP-Browser, einen E-Mail-Client oder eine kleine Digitalkamera beinhalten.

Letztlich sind die Unterschiede zwischen PDAs und Handheld PCs jedoch fließend, da es PDAs gibt, die sowohl einen Touchscreen als auch eine Tastatur besitzen. Aus diesem Grund werden wir die beiden Begriffe im Folgenden synonym verwenden.

Handhelds übernehmen heute immer mehr Aufgaben, die früher dem stationären PC oder einem Notebook vorbehalten waren, so dass entsprechende Herausforderungen auch an die Hardware gestellt werden müssen. Ähnlich wie bei Notebooks ist nicht nur die Leistungsfähigkeit, sondern auch ein möglichst geringer Energieverbrauch ein wichtiges Qualitätsmerkmal.

Die Größe des eingebauten Speichers bei Handhelds variiert zwischen 8 und 64 MB, was im Normalfall für Applikationen aber nicht ausreicht. Aus diesem Grund verfügen die meisten Handhelds über einen Steckplatz für Erweiterungskarten, wie die Compact Flash Card (CF Typ I oder II), Secure Digital (SD) Multi Media Card (MMC) oder Memory Stick.

Als Betriebssysteme für Handhelds werden in der Regel das Handheldbetriebssystem Palm OS vom gleichnamigen Hersteller Palm und Pocket PC von Microsoft eingesetzt.

7.3   Anwendung von Handheld-Lösungen

Der Einsatzbereich von Handheld-Lösungen im Gesundheitswesen umfasst eine Vielzahl von Anwendungen. Generell kann gesagt werden, dass der Einsatz dieser Geräte bei der Erfassung immer dann sinnvoll ist, wenn die erfassten Daten später in ein anderes System übertragen werden sollen.

Beim Einsatz mobiler Geräte in Krankenhäusern und Arztpraxen sind jedoch besondere Anforderungen an Hygiene und Strahlungsbelastung sowie an die Sicherheit der zu übermittelnden Daten zu stellen. Im Folgenden geben wir hierzu einen Überblick.

7.3.1   Einsatzszenarien

Die Verwendung von mobilen Geräten im medizinischen Umfeld ist ein weites Feld. Die folgende Auflistung gibt einen Überblick über mögliche Verwendungsarten mobiler Geräte in Krankenhäusern oder Arztpraxen:

- Erfassung von Vitaldaten (z. B. Blutdruck, Temperatur und Puls)

- Krankheiten und darauf abgestimmte medizinischen Wirkstoffe

- eBooks, z. B. für Innere Medizin und Arzneimittel-Pocket

- Berechnung medizinischer Formeln

- Erfassen von Essenswünschen der Patienten inkl. der Angabe von Einschränkungen bezüglich einer vorgeschriebenen Diät oder dem Verbot der Nahrungsaufnahme vor einer Operation

- Übersicht über den Status des Patienten (z. B. verschriebene Medikamente, Diagnosen oder Fortschritten)

- Übersicht der existierenden und zugelassenen Medikamente mit ihren Wechsel- und Nebenwirkungen

- Hilfe bei der Diagnoseerstellung

- Bereitstellung von Nachschlagewerken (Fachbücher, Pschyrembel, Rote Liste, Gelbe Liste, IDC-10-Liste (auch kostenlose Versionen) und Operationscodes

- Unterstützung der Logistik (z. B. die direkte Bestellung von Medikamenten in einer Apotheke)

- Anmeldung durchzuführender Untersuchungen (z. B. Röntgen oder Operationen)

- Digitales Diktiergerät

- Patienten-Manager (Stammblatt und To-Do-Liste)

- Patienten-Tagebücher

7.3.2   **Hygiene**

Ein bei der Entwicklung mobiler Kommunikationsgeräte nicht geplantes Problem stellt die in Krankenhäusern und Praxen erforderliche Hygiene dar. Die meisten der mobilen Geräte lassen sich zwar oberflächlich reinigen, allerdings bestehen gerade beim Einsatz im Operationssaal oder ähnlichen Bereichen wesentlich höhere hygienische Anforderungen.

Dieses Problem kann vermindert werden, indem die mobilen Geräte in eine luftundurchlässige Schutzhülle eingepackt werden, die nach dem Einsatz abgewaschen und desinfiziert werden kann. Abb. 53 zeigt ein Beispiel für einen in eine Schutzhülle eingepackten PDA.

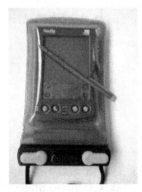

Abb. 53: PDA-Schutzhülle

Die Eingabe der Daten wird natürlich durch die Schutzhülle erschwert und gerade bei größeren Geräten, wie einem Tablet PC, kann die Hitzeentwicklung innerhalb der Schutzhülle problematisch sein.

7.3.3   **Sicherheit**

Beim Thema Sicherheit stellt sich die Frage, inwiefern Funknetzwerke und mobile Geräte gegen unbefugten Zugriff geschützt werden können. Gerade durch die Sensitivität der übertragenen und gespeicherten Informationen im Gesundheitswesen werden hier hohe Anforderungen an die Sicherheit gestellt.

Sicherheit von Funknetzwerken

Im Zusammenhang mit mobilen Geräten, ist die Absicherung des Funknetzwerkes notwendig, da prinzipiell jeder, der sich in

Reichweite des Funknetzwerkes aufhält, mit entsprechender Technologie in das System eindringen kann. Die Reichweite des Netzwerkes hängt dabei von den eingesetzten Wireless LAN-Zugangspunkten und den räumlichen Gegebenheiten ab.

Der häufig verwendete Sicherheitsstandard für Wireless LAN, die WEP-Verschlüsselung (Wired Equivalent Privacy), ist für die Sicherheit im medizinischen Bereich nicht ausreichend, da eine statische Verschlüsselung verwendet wird. Aufgrund einer Sicherheitslücke kann mit einer speziellen Software der WEP-Schlüssel berechnet werden. Der Nachfolger der WEP-Verschlüsselung, der WPA-Standard (WiFi Protected Access), beinhaltet eine dynamische Verschlüsselung.

Beispielsweise bietet die Firma Cisco mit der Wireless LAN-Serie Aironet eine Möglichkeit, den unbefugten Zugriff auf ein Funknetzwerk zu verhindern. Das dort eingesetzte dynamische WEP wechselt den eingesetzten Schlüssel in bestimmten Zeitabständen, so dass ein geknackter Schlüssel nutzlos wäre. Die Verwendung dieser Lösung erfordert jedoch den Einsatz eines Cisco-Sicherheitsservers und ist teurer als die bisher besprochenen Lösungen.

Eine weitere Lösung, welche deutlich komplizierter ist, dafür ohne den Einsatz kostenintensiver Hardware auskommt, sind die so genannten Virtual Private Networks (VPN). Sie verwenden einen verschlüsselten „Tunnel" zwischen zwei Rechnern im Netzwerk und werden häufig bei der Übertragung im Internet eingesetzt.

Sicherheit mobiler Geräte

Die Sicherheit der mobilen Geräte selbst ist eine weitere Frage, die sich hinsichtlich ihres Einsatzes im Gesundheitswesen stellt. So können sensible Daten, z. B. durch Verlust von mobilen Geräten und/oder Speicherkarten oder durch den Zugriff von unbefugten Personen leicht in die falschen Hände geraten.

Lösungen für dieses Problem sind z. B. die Verschlüsselung der im Gerät vorgehaltenen Daten oder die Verwendung eines benutzerbasierten Zugriffssystems für das mobile Gerät. Der Hersteller Utimaco bietet beispielsweise für PDAs die Software Safe-Guard an, die sowohl einen Zugangsschutz zum Gerät selbst als auch eine Verschlüsselung der gespeicherten Daten sowohl im Gerät als auch auf externen Speicherkarten bietet.

Die Software verwendet zur Verschlüsselung den AES Algorithmus mit einer Schlüssellänge von 128 Bit. Für den Einsatz im

Krankenhaus bietet sich die Enterprise Edition der Software an, da sie eine zentrale Sicherheitsverwaltung für alle eingesetzten PDAs im Netzwerk ermöglicht. Versuche über eine externe Schnittstelle auf das Gerät zuzugreifen, werden von der Software automatisch abgeblockt.

Die Software erlaubt eine Passworteingabe über die virtuelle Tastatur, über die Eingabe von virtuellen Symbolen und über die handschriftliche Eingabe eines Passworts.

7.4   Zusammenfassung und Ausblick

Der Einsatz mobiler Geräte im Gesundheitswesen bringt messbare Vorteile, da sowohl die Erfassung und Weiterleitung von Informationen als auch die Suche bequemer und schneller erfolgen kann. Hierdurch werden die medizinischen Prozesse effizienter, da das Personal sich mehr auf die Patienten konzentrieren kann.

Das Feld mobiler Anwendungen in der Medizin ist weit und vergrößert sich ständig. Einen guten Überblick geben die im folgenden Kapitel enthalten Internet-Links.

7.5   Link-Auswahl zu Handheld-Lösungen

[http://www.informatikmed.de/mobil_computing.htm]

InformatikMed – Medizininformatik

[http://www.mediheld.de/]

Mediheld (Anbieter)

[http://www.medinfoweb.de/]

MedInfoWeb (Portal)

[http://www.pda-med.com/]

PDA Medizin-Portal für PalmOS

[http://www.newmediamedicine.com/]

Medical PDA Software (u.a.)

[http://www.mocomed.org]

Projektgruppe „Mobiles Computing"

[http://www.medimad.de/pda_medizin.0.html]

PDAs in der Medizin

US-PDA-Medizin-Software

[http://www.handheldmed.com/]

[http://www.healthypalmpilot.com/]

[http://www.fphandheld.com/]

[http://www.pdamd.com/vertical/home.xml]

8 Kommunikation zwischen Krankenhaus und Ärzten

8.1 Einleitung

Seit Jahren gibt es eine Reihe von Standards für die Kommunikation zwischen niedergelassenem Arzt und Krankenhaus. In diesem Beitrag werden die derzeit bekanntesten Verfahren, angefangen von xDT über VCS und D2D bis hin zu komplexeren Informationssystemen, vorgestellt. Außerdem werden zwei Anwendungssysteme Sciphox und AIS (Arzt-Informations-System) betrachtet. Die historische Entwicklung soll dabei nicht unbeachtet bleiben, weil wir das für wichtig halten. So können Fehler im Rahmen von heutigen Entwicklungen vermieden werden. Das Anwendungssystem AIS wurde in Kooperation des Kreiskrankenhauses Gummersbach mit der FH Köln, Campus Gummersbach und der Kölner Firma ITB zusammen mit 30 Ärzten aus dem Raum Oberberg installiert und „eingefahren". Wir schildern am Schluss dieses Kapitels unsere Erfahrungen und möchten damit ähnliche interdisziplinäre Projekte zum Nutzen der integrierten Versorgung und damit der Patienten anstoßen.

8.2 Das Datenaustauschformat xDT

Im Rahmen des technischen Fortschritts, stieg auch der Bedarf an effektiveren und effizienteren Informationswegen im medizinischen Bereich. Resultat der Anstrengungen ist ein breites Spektrum an Datenformaten und Protokollen, welche unter dem Oberbegriff „EDI-Verfahren", neuerdings auch in Verbindung mit XML, genannt werden.

Wesentlichen Anteil am zunehmenden Einzug der EDI-Verfahren in die deutschen Arztpraxen, besonders für den Bereich der ärztlichen Versorgung, hatte das **Datenaustauschformat xDT**. Die Gestaltung der Protokolle baut auf identischen Grundstrukturen auf, woraus sich die zusammenfassende Bezeichnung xDT ableitet. Es ist weiterhin als ein Kompendium für eine beachtliche Anzahl einzelner xDT-Protokolle mit den unterschiedlichsten Aufgabengebieten und Anwendungsmöglichkeiten anzusehen wobei das „x" lediglich als Platzhalter für die Beschreibung der unterschiedlichen Protokolltypen anzusehen ist. Jedoch beinhaltet dieser Standard auch Datensatzbeschreibungen, die sich nicht auf die Namensgebung der xDT-Familie beziehen.

Die Kassenärztliche Bundesvereinigung in Köln ist Initiatorin des xDT und achtet auf die Einhaltung der vorgegeben Norm. Für die einzelnen xDT-Protokolle gelten strenge Zulassungsvoraussetzungen, die jeder potenzielle Anwender nachweisen muss. Mittlerweile sind eine Reihe von xDT-Protokollen ausgereift und in den vielfältigsten Informationssystemen im Einsatz.

xDT ist ein nationaler Standard, der in Deutschland bei Praxiscomputersystemen vor allem zum Austausch von Daten zur Abrechnung (ADT) und für Behandlungsdaten (BDT) eingesetzt wird. Der BDT entstand als Ausdehnung des ADT um möglichst alle in einer Praxis-EDV gespeicherten (Behandlungs-) Daten bei einem Systemwechsel übernehmen zu können.

Während in Krankenhäusern **HL7** (siehe auch Kapitel 3) als standardisiertes Kommunikations- und Schnittstellenprotokoll eingesetzt wird (vgl. [Heitmann, 1999]), um unterschiedliche Abteilungs-, Stations- und Verwaltungssysteme zu verbinden, gilt in den Praxen der xDT-Standard der Kassenärztlichen Bundesvereinigung. Beispielsweise beschreibt xDT in welcher Form Daten zwischen einem niedergelassenem Arzt und einem Labor ausgetauscht werden können (LDT) oder wie am Quartalsende zu erstellende Abrechnungsdaten für die gesetzliche Krankenversicherung von der Praxis-EDV aufzubereiten sind (ADT bzw. KVDT). Der xDT-Standard regelt somit den Datenaustausch bei der ambulanten ärztlichen Versorgung (vgl. [Beck et al., 1997]).

Anwendungsbereiche des xDT

Folgende Datensatzbeschreibungen sind in xDT enthalten und werden hier in der Übersicht aufgeführt:

Standard	Einsatzgebiet	Kommunikationsbeziehung
ADT	Abrechnungsdaten Transfer	Praxis → KV
AODT	Ambulante Operationen Daten Transfer	Praxis → KV
ARPX	Arztpraxis-Stammdatei	KV → KV

Standard	Einsatzgebiet	Kommunikationsbeziehung
AVDT	Arztverzeichnis-Datenträger	KV → Praxis
BDT	Behandlungsdaten-träger	Praxis → Praxis
BDT-A	Behandlungsdaten-träger Arztbrief	Praxis →Praxis
ELV	elektronisches Leistungsverzeich-nis	Praxis →Labor
GDT	Geräte-Datenträger	Serielle Geräte → Praxis
GUDT	Gesundheitsunter-suchung	Praxis → KV
ICD	Internationale Klas-sifikation der Krankheiten	Praxis → KV
KTSD	Kostenträger-Stammdatei	KV → Praxis
LDT	Labor Daten Trans-fer	Laborpraxis → Praxis
MDDT	Meldedaten ADT-Systeme	KV → KBV
PATS	Patientendaten Versichertenkarte	KVK-Lesegerät → Praxis
SDAV	Stamm Daten Ärzte Verzeichnis	Arztverzeichnis → Praxis
SDGO/RW	GO-Stamm und Regelwerk	KV →Praxis

Historische Entwicklung

Anfang der neunziger Jahre expandierte der Praxiscomputermarkt, nachdem nahezu über ein Jahrzehnt Rechner in Arztpraxen nur sporadisch eingesetzt wurden. Als Auslöser der Trendwende kann die zunehmende Leistungsfähigkeit der PCs und die Einführung der Krankenversichertenkarte in der gesetzlichen Krankenversicherung Anfang der neunziger Jahre angesehen werden. Bereits in den achtziger Jahren wurden bei der Kassenärztlichen Bundesvereinigung (KBV) erste Überlegungen für eine elektronische Quartalsabrechnung angestellt. Warum, so fragten sich viele Ärzte, werden mühsam alle Abrechnungsdaten in die EDV eingegeben, wenn sie anschließend wieder ausgedruckt werden, um sie in der Kassenärztlichen Vereinigung (KV) aufwendig und teuer zu erfassen? Das bis zu diesem Zeitpunkt angewendete Verfahren war in keiner Weise optimal und durch Medienbrüche gekennzeichnet.

Electronic Data Interchange (EDI) bot sich hier als Lösung an. Das primäre Zielmedium war dabei die Diskette. Nach etwa eineinhalbjähriger Vorarbeit in einer Arbeitsgruppe mit engagierten Softwarehäusern konnte die KBV Ende 1987 die erste bundesweit gültige EDI- bzw. DTA-Datenschnittstelle präsentieren. Der so genannte „AbrechnungsDatenTransfer" war entstanden.

Die Innovation dieses Verfahrens war nicht das Ersetzen von Papier durch Diskette, sondern die Einigung auf ein bundeseinheitliches Format. Mit dem Einzug der EDV musste dann bei allen Beteiligten ein gravierendes Umdenken stattfinden. Die Kassenärztliche Bundesvereinigung (KBV) als zentrale Servicestelle der örtlichen KVen wurde mit der Schaffung einer überregionalen Datenschnittstelle beauftragt. Der ersten "Test"-Version (ADT 12/87) folgte relativ schnell eine Beta-Ausgabe (ADT 05/88), bis das Verfahren mit der Freigabe von ADT 03/89 als optimal angesehen werden konnte. Seither müssen alle Softwareprodukte für Vertragsärzte im Rahmen einer sog. ADT-Zulassung ihre Abrechnungstauglichkeit beweisen. Das entsprechende Zertifikat für das Praxissystem ist Voraussetzung für den Einsatz beim Arzt.

Aufbau und Struktur des ADT

Die Datenschnittstelle ADT besitzt aufgrund ihrer frühen Entstehung in den 80er Jahren wenige Anknüpfungspunkte zu den später entstandenen Standards. Natürlich gibt es Parallelen etwa zu EDIFACT. Eine wesentliche Besonderheit des ADT besteht darin, dass jedes Feld im Grunde einen eigenen Satz darstellt.

Das heißt, es enthält in sich wieder die Elemente Länge, Feldkennung, Feldinhalt und Feldende. Die einzelnen Felder haben alle einen eindeutigen Namen in Form einer numerischen Feldkennung. Es gibt wenige Felder mit in der Größe feststehenden Feldinhalten, die meisten sind variabel, was sich mit einer vorlaufenden Feldlänge leicht bewerkstelligen lässt. Darüber hinaus werden als Endmarkierung eines Feldes die ASCII-Werte 13 und 10, gleichbedeutend mit „carriage return" und „linefeed", verlangt. Jedes Feld hat die gleiche Struktur. Alle Informationen sind als ASCII-Zeichen dargestellt. Gemäß der Feldkennung wird der zugehörige Eintrag der Feldtabelle herangezogen.

Kritiker bemerken zu Recht, dass eine derartige Darstellung Platzverschwendung ist. Dem kann entgegengehalten werden, dass nur hierdurch die gewünschte Flexibilität zu erreichen ist. Variabel und flexibel musste der ADT sein, da das Abrechnungsgeschäft ständigen Änderungen unterworfen ist. In regelmäßigen Abständen sind zum Teil erhebliche Schnittstellenanpassungen vorzunehmen, etwa wegen geänderter gesetzlicher oder vertraglicher Vorgaben. Tatsächlich ändert sich die Schnittstelle erfahrungsgemäß jedes Abrechnungsquartal.

Mit der vorliegenden Struktur ist dieses unkompliziert möglich, ohne gravierende Auswirkungen auf das Gesamtgefüge. Zudem half gerade die redundante Definition von Feldlänge- und Feldende-Kennzeichen in der Anfangsphase der Implementierung allen Beteiligten, Fehler schnell zu erkennen und den Überblick zu behalten. Eine ADT-Datei konnte mit jedem gängigen Editor lesbar dargestellt werden, und man war sofort in der Lage, das Ergebnis aufgrund des vorprogrammierten Zeilenumbruchs mit den Vorgaben der ADT-Satzbeschreibung zu vergleichen.

Feldteil	Länge	Bedeutung
Länge	3 Bytes	Feldlänge in Bytes
Kennung	4 Bytes	Feldkennung
Inhalt	Variabel	Abrechnungsinformationen
Ende	2 Bytes	ASCII-Wert 13 = CR + ASCII-Wert 10 = LF

Der ADT ist im Ergebnis eine optimierte Mischung aus abstrakter theoretischer Zieldefinition und einem gewissen Teil Pragmatismus. Die einzelnen Felder des ADT sind zu ganzen anwendungsorientierten Sätzen zusammengefasst. Die Zusammenhänge zwischen den Feldern sind in so genannten Regeltabellen dargestellt. Neben den Regeltabellen gibt es noch Schlüsseltabellen, die den Wertevorrat der einzelnen Feldinhalte vorgeben.

Von ADT zu BDT

Insgesamt zeichnet sich das dem ADT zugrunde liegende Konzept als eine für alle Beteiligten verständliche Vorgabendefinition aus. Das führte dazu, dass der ADT zum faktischen Standard für die EDV in der Arztpraxis wurde. Mit der Anschaffung einer EDV-Anlage war der Arzt in der Lage, über Diskette abzurechnen - gleichgültig, für welches der 200 unterschiedlichen im Markt angebotenen Produkte er sich entschied. Das war eine Randbedingung für die Akzeptanz der Praxis-EDV.

ADT entwickelte sich in zwei Richtungen. Zum einen kam es zu organisatorischen Umstrukturierungen und in deren Folge zu Rationalisierungseffekten. Während die KV-Abrechnungsstelle bisher quasi wie ein gigantischer "Krankenschein-Verschiebebahnhof" agierte, in deren Mittelpunkt die Datenerfassung stand, wurde mit jedem hinzukommenden „Diskettenabrechner" weniger Papier bewegt. Einerseits entfiel dabei eine Menge Arbeit, weil die Daten bereits in digitaler Form ins Haus kamen. Andererseits wurde die Informationslage der Ärzteorganisation signifikant besser. Während im Papierzeitalter aus Kostengründen wirklich nur das Notwendigste erfasst werden konnte, bekam die KV jetzt alle Krankenscheininformationen frei Haus geliefert. Das heißt, die Verfügbarkeit von strategisch wichtigen und inhaltsreichen Daten in den Kassenärztlichen Vereinigungen ist durch den ADT enorm gewachsen - ein nicht zu unterschätzender Vorteil in den künftig zu erwartenden „Informations-Schlachten" im Gesundheitswesen. Die zweite Wirkungslinie des ADT war die Feststellung, dass man einen gelungenen, praktisch hervorragend funktionierenden Standard geschaffen hatte. Das schlug sich recht bald in der Forderung nieder, weitere Schnittstellen nach dem gleichen Muster zu entwerfen. Hier gab es genügend Handlungsbedarf. Beispielsweise gab es für viele Ärzte bei einem Systemwechsel in der Regel massive Probleme, bei der Überspielung der über Jahre hinweg gesammelten Behandlungsdaten der Patienten.

So wurde recht bald nach der erfolgreichen Einführung des ADT der Wunsch artikuliert, einen Datenstandard über alle Behandlungsdaten eines Praxiscomputersystems zu schaffen. Vor diesem Hintergrund entstand der so genannte BDT. Das Grundmuster ist dabei identisch zum ADT, nur ist der BDT weit umfassender. Seither hat der BDT vielen Ärzten den Übergang von ihrem alten auf ein neues System deutlich erleichtert.

Neben den Bewegungsdaten im xDT-Format haben sich auch Stammdatenbeschreibungen im vertragsärztlichen Umfeld etabliert, die nach den gleichen Grundstrukturen angelegt sind.

Die harmonisierten Strukturen des xDT bringen eine Reihe von Vorteilen mit sich. Beispielsweise werden bereits definierte Felder mit allen Merkmalen in den unterschiedlichen Satzbeschreibungen wieder verwendet. So taucht die Feldkennung 5001 (Gebührennummer) als wesentliches Element der vertragsärztlichen Versorgung in den meisten der genannten xDT-Schnittstellen immer wieder auf. Dabei gelten für dieses Feld überall dieselben Regeln bzw. Attribute.

Zukunftsaussichten des xDT

Eine Initiative von Mitgliedern des Zentralinstituts der KBV und des Qualitätsrings Medizinischer Software hat sich zur Aufgabe gemacht, alle xDT-Standards in ein entsprechendes XML-Format umzusetzen und zu erweitern. Erste Ergebnisse hierzu liegen schon vor. Das Verfahren zur Übertragung von xDT-Daten in XML-Dokumente übersetzt recht geradlinig alle Feldkennungen in gleichnamige Tags (vgl. [Ray, 2004]). Wie diese Ergebnisse umgesetzt werden, ist derzeit jedoch noch offen, da gesetzliche Vorgaben und Praxiscomputersysteme ebenfalls in zumindest ähnlicher Richtung erweitert werden müssen um die Entwicklung des xDT nicht stagnieren zu lassen.

8.3   Das Datenaustauschformat VCS

Im Zusammenhang mit der Reform des deutschen Gesundheitswesens treten häufig die Begriffe Vernetzung und elektronische Kommunikation auf. Politik wie Wissenschaft fordern eine Aufhebung des alten papiergebundenen Zustands der Übertragung von Informationen zwischen niedergelassenem Arzt und den Krankenhäusern. Hier setzte der Verband Deutscher Arztpraxis-Softwarehersteller e.V. (kurz VDAP) sein Konzept um. Es erhielt den Namen VDAP-Communication-Standard (kurz VCS). Es bildet die Schnittstelle zwischen niedergelassenem Arzt und den Krankenhäusern (vgl. [www.vdap.de/html/images/VCS, 2005]).

VCS hat sich mittlerweile zum Standard für die Kommunikation zwischen Unternehmen im Gesundheitswesen entwickelt.

VCS regelt einerseits den Kommunikationsweg, der auf den Internet-Standards basiert, andererseits werden die Inhalte und die Struktur für realisierte Geschäftsvorfälle strukturiert. VCS ist kein offener Standard. Zur Übertragung werden Schutzmechanismen eingesetzt, um die Datensicherheit zu garantieren. Die Übertragung findet mittels E-Mail und folgender Sicherheitsmaßnahmen statt (vgl. Abb. 54):

- Authentifizierung: Bei der Übertragung werden die Zertifikate beider Teilnehmer auf Richtigkeit überprüft.

- Verschlüsslung: Vor dem Versenden wird die Nachricht auf dem Rechner des Absenders verschlüsselt.

- Digitale Signatur: Jedes Teildokument der E-Mail wird mit dem Zertifikat des Absenders signiert.

- Quittungsbetrieb, inkl. Verfallsdatum bei Nichtzustellbarkeit: Beim Abruf der E-Mail findet eine Entschlüsslung der Daten statt und die Signaturen werden überprüft, auch die Signatur des Empfängers wird hier kontrolliert. Ist alles korrekt, so erhält der Absender eine Bestätigung des Empfangs.

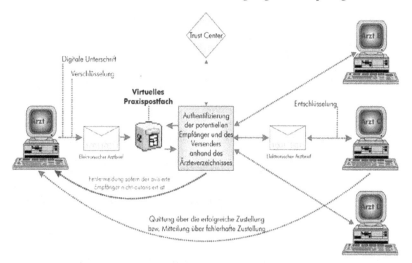

Abb. 54: Kommunikationsablauf bei VCS

8.4 Das Datenaustauschformat D2D

D2D steht für „Doctor to Doctor" und ermöglicht ebenfalls einen sicheren elektronischen Datenaustausch innerhalb einer geschlossenen Benutzergruppe.

Wie in vielen anderen Bereichen, wie der Finanzwirtschaft oder dem Handel, muss gerade in der aktuellen Gesundheitspolitik vor allem auch auf der technischen Seite eine Reform herbeigeführt werden. Die wichtigsten Stichworte sind: Praxisnetze und

„Managed Care". Wichtig ist, dass ein einheitlicher Standard geschaffen wird. D2D ist eine Entwicklung der Kassenärztlichen Vereinigung Nordrhein (KVNo).

Anwendungen

Es gibt inzwischen eine Reihe von Anwendungen:

- eAbrechnung,

- eÜberweisung,

- eKrankenhauseinweisung,

- eRezept,

- eNotfallakte und

- ePatientenakte.

Im Folgenden soll kurz die Kommunikation über D2D besprochen werden. Sie findet in Form einer Client-Server-Lösung statt (vgl. [www.kvno.de/mitglieder/d2d/index.html, 2005]). Durch Kryptographie wird eine gewisse Datensicherheit garantiert. Damit eine D2D-Verbindung aufgebaut werden kann, ist eine ISDN-Verbindung nötig. Diese Verbindung baut der Server durch Rückruf auf. Alle Teilnehmer von D2D müssen beim Server registriert sein. Ansonsten findet keine Kommunikation statt.

Der eArztbrief war einer der ersten D2D-Anwendungen. Nach diesem wurde die eÜberweisung und eKrankenhauseinweisung realisiert. Später kamen weitere Anwendungen hinzu. Alle haben gemeinsam, dass sie auf dem Standard XML (Extensible Markup Language) basieren. Jedes Dokument funktioniert auf jedem Server bzw. Client. Es sind keine Praxis- oder Betriebssystemabhängigen Anpassungen notwendig.

Hier zusammengefasst die technischen Merkmale von D2D:

- gerichtete und ungerichtete Kommunikation,

- Datenaustausch nach TCP/IP-Protokoll,

- Client-Server-Verbindung per ISDN und neuerdings auch per DSL (RPC-Calls = Remote Procedure Call über zwei Ports),

- Server-Callback an registrierte Teilnehmer,

- Symmetrische und asymmetrische Verschlüsselung,

- Server-Datenablage ausschließlich in verschlüsselter Form,

- Zeitlimits für den Verbleib von Server-Daten (variabel) und

- XML-basiert.

Wichtig ist, dass D2D ein offenes Konzept ist. Die KVNo bietet diverse Dienstleistungen rund um D2D an. Der Software-Client, der zur Kommunikation mit dem Server benötigt wird, wird von der KVNo bereitgestellt. Für Entwickler, die Anpassungen bzw. Weiterentwicklungen vornehmen möchten, sind Beschreibungen abrufbar. Es bleibt abzuwarten, welcher Ansatz sich durchsetzen wird. Die anfängliche Beschränkung auf ISDN stellte eine große Akzeptanz-Hürde insbesondere für den Transport von Bildern dar.

8.5   Das Anwendungssystem SCIPHOX

Auf der einen Seite gibt es Informationssysteme bei den niedergelassenen Ärzten und die von verschiedenen Organisationen entwickelten elektronischen Datenaustauschsysteme (mittels xDT-Protokoll).

Auf der anderen Seite ist hauptsächlich der HL7-Standard in Krankenhäusern zu finden (vgl. [www.hl7.org, 2005]). Der Austausch von Informationen zwischen beiden Einrichtungen ist von entscheidender Bedeutung. In diesem Umfeld ist das Projekt SCIPHOX ein interessanter Ansatz.

Die Initiative „Standardized Communication of Information Systems in Physician Offices and Hospitals using XML" (kurz SCIPHOX) wurde durch folgende Institutionen gegründet:

- HL7-Benutzergruppe in Deutschland (Komitee „XML-Anwendungen in der Medizin"),

- Zentralinstitut für die Kassenärztliche Versorgung (ZI),

- Verein patientenorientierter Informations- und Kommunikationssysteme (VHitG, ehemals VHK),

- Verband deutscher Arztpraxis-Softwarehersteller (VDAP) und

- Universitätskliniken Gießen und Köln.

Eine Kooperation in diesem Umfang, in dem IT-Bereiche aus der stationären und der ambulanten Versorgung eine längerfristige Zusammenarbeit eingehen, ist einzigartig. Mittlerweile wirken weitere Hersteller von Informationssystemen im Gesundheitswesen mit.

Es war wichtig, zuerst die Kommunikation zwischen ambulanten und stationären Versorgungseinrichtungen zu analysieren. Das Problem hierbei war, dass diese zwei Domänen sich vollständig unabhängig voneinander entwickelt hatten. Die Basis für diesen Informationsaustausch bildet die von der HL7-Gruppe entwickelte und mittlerweile als ANSI-Standard akkreditierte **Clinical Document Architecture (CDA)**, die auf XML beruht. CDA wurde im Rahmen des Buches bei den Kommunikationsstandards wie HL7 beschrieben.

SCIPHOX wurde an internationale Standards angepasst (vgl. [www.sciphox.de, 2005]). Es soll eine Symbiose der existierenden Programme bilden und zugleich eine erweiterbare Plattform sein.

8.6   Erfahrungen aus einem AIS-Einführungsprojekt

Ein AIS ermöglicht die zeitnahe Informationsversorgung niedergelassener Ärzte durch das Krankenhaus (KKH). Bisher läuft die Kommunikation zwischen KKH und niedergelassenem Arzt häufig auf klassischem Wege ab, d.h. in Briefform oder per Telefon. Das ist zeit- und kostenaufwendig. Durch zunehmenden Kostendruck und die Einführung der integrierten Versorgung ist eine Vernetzung der niedergelassenen Ärzte mit dem Krankenhaus anstrebenswert. Im Rahmen einer durch die FH Köln, Abteilung Gummersbach durchgeführten Befragung im Jahre 2003 von ca. 50 Arztpraxen im Raum Oberberg konnte festgestellt werden, wie wichtig auch für die niedergelassenen Ärzte der Einsatz von EDV ist. Inzwischen hat sich dieser Prozentsatz noch erhöht. In Abb. 55 ist der Sachverhalt verdeutlicht. So halten weit über 90 % der befragten Ärzte den EDV-Einsatz in der Praxis für ziemlich oder außerordentlich wichtig. Hier hat in den letzten Jahren ein bedeutender Wandel stattgefunden.

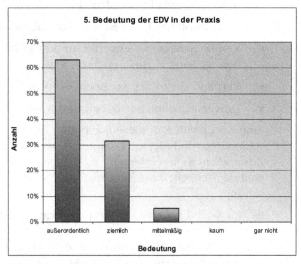

Abb. 55: Bedeutung der EDV in Arzt-Praxen

Im Rahmen dieses Projekts, das durch das Kreiskrankenhaus Gummersbach in Kooperation mit der FH Köln ins Leben gerufen wurde, konnten auch eine Reihe von weiteren Befragungen von niedergelassenen Ärzten vorgenommen werden. So wurde im Vorfeld der Entwicklung sichergestellt, dass nicht an den Bedürfnissen der Ärzte vorbeientwickelt wurde. Es konnten unterschiedliche Befragungen durchgeführt werden mit Fragen wie:

- Was erwarten Sie von einem AIS?

- Welche Funktionen sollten enthalten sein?

- Würden Sie sich daran beteiligen?

- Wie ist Ihre Praxis-EDV aufgebaut?

- Wie stehen Sie zu den Kosten?

Nur wer das Ziel kennt, kann ankommen. Die Ziele werden durch die medizinischen Anwender, also die Ärzte, definiert, sie wollen einen klaren medizinischen Mehrwert erkennen und ein bedienerfreundliches System vorfinden. Insbesondere konnte nicht abgewartet werden, welcher Standard sich durchsetzt, die Zeit drängt und die Einführung der integrierten Versorgung duldet keinen Aufschub. Die Ergebnisse haben uns diesbezüglich Recht gegeben. In der Pilotphase haben die Ärzte durch FH und Krankenhaus wichtige Unterstützung bekommen und es wurde Kostenneutralität zugesichert. Wenn sich der Nutzen eines IT-Systems deutlich manifestiert, wird man auch in einer weiteren Phase bereit sein, sich an den Kosten zu beteiligen. Diese Vorgehensweise können wir nur empfehlen.

Sehr wichtig, wie bereits erwähnt, sind Bestrebungen im Rahmen der integrierten Versorgung. Der Begriff **„Integrierte Versorgung" (IV)** steht für die Vernetzung zwischen einzelnen medizinischen Versorgungssektoren. Das bedeutet: niedergelassene Haus- oder Fachärzte arbeiten eng bei der Behandlung der Patienten zusammen.

Integrierte Versorgung ist eine Form der medizinischen Versorgung, die in der Vergangenheit keine große Rolle im deutschen Gesundheitswesen gespielt hat.

Bisher ist die ambulante (Arztpraxis) und stationäre (Krankenhaus) Versorgung vollständig voneinander getrennt. Getrennt sind Zuständigkeiten, Verantwortung und auch die Bezahlung.

In der Vergangenheit scheiterten die Verhandlungen zur integrierten Versorgung zwischen Kassen, Ärzten und Krankenhäusern immer wieder an der Finanzierungsfrage.

Mit dem Gesetz zur Modernisierung der gesetzlichen Kranken-versicherung (GMG), das zum 1. Januar 2004 in Kraft getreten ist, sollen neue Verträge mit integrierter Versorgung vorangetrieben werden. Bis zu ein Prozent der jährlichen ärztlichen Vergütungen (rund 220 Millionen Euro) und ein Prozent aus dem Kranken-haustopf (rund 460 Millionen Euro) werden speziell für die integrierte Versorgung bereitgehalten (vgl. [AOK, 2004])

Wie die klassische Kommunikation zwischen den niedergelasse-nen Ärzten und dem Krankenhaus bisher aussah, wurde einfüh-rend geschildert. Wie könnte die Kommunikation in der Zukunft aussehen? Hier gibt es, wie bereits angedeutet, unterschiedliche Ansätze. Was kann nun ein AIS leisten?

Bereitgestellte Informationen sind beispielsweise:

- Diagnosen, Prozeduren, Laborbefunde,

- aktueller Aufenthaltsort der Patienten: Station, Zimmer, Bett, Tel.,

- behandelnder Arzt,

- Einweisungsdiagnose / Aufnahmediagnose,

- Voraussichtliche Verweildauer und

- Geplante Operationen.

Das bedeutet, dass der niedergelassene Arzt an der Behandlung seiner in das Krankenhaus eingewiesenen Patienten teilnehmen kann. Er kennt den Patienten in der Regel schon lange und kann wichtige Hinweise für den Krankenhausarzt bei geplanten Ope-rationen oder Therapien geben. Er kann sich Diagnosen, Labor-werte oder Röntgenbilder seines Patienten anschauen und auch schon im Vorfeld aktiv werden. Das ist insbesondere im Rahmen der Einführung der klinischen Behandlungspfade wichtig. Hier geht man davon aus, dass im Krankenhaus nicht alle Untersu-chungen noch einmal durchgeführt werden, sondern das der Patient entsprechend vorbereitet erscheint.

Im Rahmen eines Projektes wurde das AIS der Fa. ITB aus Köln in 30 ausgewählten Arztpraxen des Oberbergischen Kreises ein-geführt (vgl. [ITB, 2005]). Die Fa. ITB ist ein mittelständisches Unternehmen aus Köln, das Software für den medizinischen Bereich entwickelt. Das KKH Gummersbach setzt als KIS Ime-dOne der Fa. ITB ein, so lag es nahe, hier auch die entspre-chende AIS-Lösung zu nutzen. Insbesondere in der Verzahnung und Abstimmung der unterschiedlichen Softwarekomponenten besteht ja der Nutzen. So werden Medienbrüche vermieden und

Synergien freigesetzt, der Papieranteil an der Kommunikation wird reduziert.

Die Software wurde vor dem Einsatz einem entsprechenden Customizing unterzogen, d.h. auf die Bedürfnisse der Ärzte zugeschnitten. Dies wurde von Studenten geleistet, geschah in engem Kontakt mit der Hochschule, dem KKH Gummersbach und den niedergelassenen Ärzten. Es handelt sich dabei um ein Pilotprojekt. Die gesamte Bearbeitung wurde von Studenten übernommen. Sie betreuten die Ärzte bei der Installation und Einrichtung des Systems und führten Schulungen durch. Wenn nötig, haben sie bei den Ärzten die entsprechenden Rechner an das Internet, etwa durch Einbau einer ISDN-Karte o. ä., angeschlossen. Die Sicherheit der Kommunikation ist dabei ein zentrales Thema und außerordentlich wichtig. Die Kommunikation läuft über ein VPN (Virtual Private Network) mit entsprechenden Sicherheitsstandards ab. Wir können hier diesbezüglich nur einige Grundsätze deutlich machen.

Gegenstand eines VPN ist die vertrauliche Übertragung sensibler Daten über Netzwerke (LAN/WAN), so dass nur berechtigte Personen auf diese Daten zugreifen können (vgl. [VPN, 2004]).

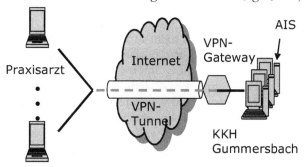

Abb. 56: Beispiel eines VPN im Tunnelmodus

Der Praxisarzt loggt sich auf einem AIS-Server im KKH ein und kann auf bestimmte, für ihn freigegebene Daten zugreifen. Nur er ist durch eine übermittelte Kennung dazu berechtigt. Der Datenverkehr läuft über einen „verschlüsselten Tunnel" mit hohem Sicherheitsstandard ab. Der Rechner in der Praxis mit dem der Zugriff erfolgt, wird auch aus Sicherheitsgründen nicht die Patientendaten enthalten dürfen. Zusätzlich kann man sich durch den Einsatz von Firewalls schützen.

Prinzip

- Der Datenverkehr wird verschlüsselt.

- Die Integrität wird geschützt.

- Die Daten werden in neue Pakete gekapselt und über das Netzwerk versendet.

- Die Daten werden am Ziel entkapselt, auf Integrität überprüft und entschlüsselt.

Die Vorteile von VPN sind:

- Nutzung preiswerter öffentlicher Netzwerke,

- Verschlüsselung übertragener Daten und

- Möglichkeit des Verbergens interner Maschinen und benutzter Protokolle.

Die Nachteile von VPN sind:

- Bei VPN-Nutzung via Internet werden die VPN-Clients aus dem Internet angreifbar,

- VPN vergrößern das zu schützende interne Netzwerk und es ist ein gewisser Aufwand zu treiben.

Das VPN stellt eine Maßnahme für den sicheren Datenverkehr dar, wird aber nicht in der Praxis wirksam. Es wird nur der Datentransfer über die „Tunnelung" geschützt. Der jeweilige Rechner, der ja an das Internet angeschlossen sein muss, kann natürlich Angriffen aus dem Netz ausgesetzt sein. Der Einsatz von Praxisverwaltungssystemen (PVS) und damit verbundenes elektronisches Erfassen und Speichern von Patientendaten verlangen deshalb vom Arzt weitere Maßnahmen zur Gewährleistung eines wirksamen Datenschutzes und einer entsprechenden Datensicherheit in seiner Praxis.

Nachfolgend dazu einige wichtige und allgemeingültige Richtlinien (vgl. [ITH, 2004]):

- EDV-Arbeitsplätze nur für befugte Personen einrichten.

- Auch bei kurzfristiger Abwesenheit des Personals sollten Patientendaten ausgeblendet werden.

- Zugang zum PVS mindestens über Benutzerkennung und Passwort regeln.

- Benutzerkennungen und Passwörter nach dem Ausscheiden von Mitarbeitern ändern.

- Über das Rechtekonzept sind Zugriffsrechte differenziert für einzelne Accounts freizugeben

- Pflege- und Wartungsarbeiten ausschließlich in der Praxis unter Aufsicht durchführen.

- Wenn möglich patientenbezogene Daten nur in verschlüsselter Form abspeichern.

- Bei Wartung außerhalb der Praxis wird der Ausbau der Festplatte dringend empfohlen.

- Von Fernwartung oder Fehlerdiagnose über DFÜ-Leitung ist in der Regel abzuraten.

- Computer und Datensicherung vor Diebstahl schützen

Im Rahmen des Projektes werden somit auch neue Verfahren des Datenaustauschs im medizinischen Bereich untersucht. Das AIS ist eine echte Alternative zu möglichen anderen Standards wie D2D oder VCS, die bereits in anderen Kapiteln erwähnt wurden. In einem weiteren Schritt soll die gesamte Region Oberberg mit mehr als 300 Ärzten vernetzt werden. Abb. 57 zeigt den Startbildschirm des AIS, wenn der niedergelassene Arzt auf das System zugreifen möchte. Er muss sich über Benutzername und Kennwort anmelden.

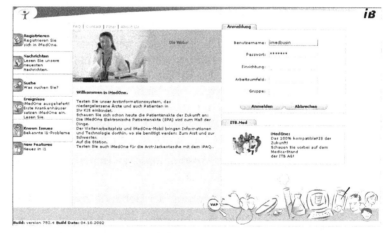

Abb. 57: Anmeldung im AIS

Nach der Anmeldeprozedur können verschiede Menüs aufgerufen werden, der Arzt kann sich die Stammdaten seines Patienten, Befunde, o. ä. anschauen. In Abb. 58 sind die Labordaten eines fiktiven Patienten zu sehen.

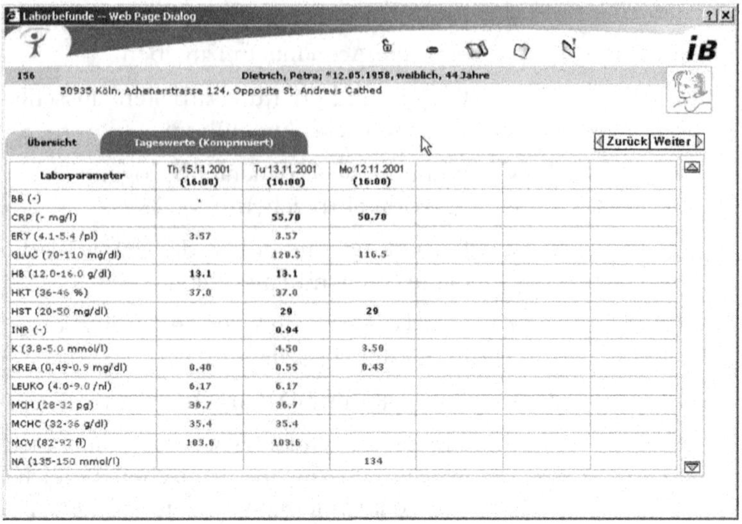

Laborparameter	Th 15.11.2001 (16:00)	Tu 13.11.2001 (16:00)	Mo 12.11.2001 (16:00)			
BB (-)	.					
CRP (- mg/l)		55.70	50.70			
ERY (4.1-5.4 /pl)	3.57	3.57				
GLUC (70-110 mg/dl)		120.5	116.5			
HB (12.0-16.0 g/dl)	13.1	13.1				
HKT (36-46 %)	37.0	37.0				
HST (20-50 mg/dl)		29	29			
INR (-)		0.94				
K (3.8-5.0 mmol/l)		4.50	3.50			
KREA (0.49-0.9 mg/dl)	0.40	0.55	0.43			
LEUKO (4.0-9.0 /nl)	6.17	6.17				
MCH (28-32 pg)	36.7	36.7				
MCHC (32-36 g/dl)	35.4	35.4				
MCV (82-92 fl)	103.6	103.6				
NA (135-150 mmol/l)			134			

Abb. 58: Labordaten im AIS

Zusammenfassend kann festgestellt werden, dass der Einsatz eines AIS wesentliche Vorteile mit sich bringt und von allen beteiligten Partnern angenommen wird. Das Projekt wird in enger Interaktion aller Beteiligten ständig weiterentwickelt. Eine erste Auswertung ergab eine positive Einschätzung des Standes durch die Ärzte aber auch weitere Verbesserungsvorschläge an das System. Diese werden gemeinsam mit ITB schrittweise umgesetzt. So können durch horizontale Integration, bessere Anbindung an das KIS und gesteigerte Performance weitere Verbesserungen erreicht werden. Der Bildaufbau und der Zugriff auf Patientendaten müssen für den Arzt relativ schnell erfolgen. Hier konnten schon Verbesserungen erzielt werden, weitere sind nötig. Der Nutzen stellt sich zusammenfassend wie folgt dar:

- Gute Abstimmung zwischen niedergelassenem Arzt und Krankenhaus,
- Verbesserung der Behandlungsqualität für den Patienten,
- gute Dokumentation der Prozesse und Vorgänge,
- mehr Sicherheit für den Patienten bei schwierigen Entscheidungen,
- sichere Kommunikationsstrukturen und neue Technologie und
- Kosteneinsparungen durch Vermeidung von Doppeluntersuchungen.

Das AIS stellt einen wichtigen Schritt zur Einführung der integrierten Versorgung dar. Das Krankenhaus Gummersbach steht damit im Rahmen der integrierten Versorgung ziemlich weit vorn. Die am Anfang dieses Kapitels geschilderte pragmatische Herangehensweise bei der Installation eines AIS durch eine Kooperation zwischen Krankenhaus, Hochschule und Firma können wir zur Nachahmung empfehlen.

9 Datenaustausch mit den gesetzlichen Kassen

Dieses Kapitel ist in Zusammenarbeit mit Herrn Tobias Trapp, AOK Systems GmbH, Troisdorf, entstanden.

9.1 Einleitung

Der elektronische Datenaustausch mit den gesetzlichen Kassen (kurz DTA) hat aus Sicht der medizinischen Leistungserbringer, die später genauer spezifiziert werden, Vor- und Nachteile.

Die wesentlichen Vorteile des DTA sind darin zu sehen, dass die Abrechnungsprozesse mit den Kostenträgern transparenter werden und dass eine schnellere Abwicklung der Geschäftsprozesse mit einer deutlich geringeren Fehlerquote und entsprechend reduziertem Aufwand für die manuelle Nachbearbeitung möglich ist.

Ein wesentlicher Nachteil sind die mit DTA verbundenen erheblichen Entwicklungs- und Betriebskosten.

Im Bereich der Sozialversicherung existiert seit langem ein elektronischer Datenaustausch für administrative Prozesse zwischen Krankenkassen, Rentenversicherung, Arbeitslosenversicherung und Arbeitgebern. Für Krankenhäuser scheint der DTA spätestens mit der Abschaffung tagesgleicher Pflegesätze im Zeitalter von DRG-basierter Vergütung wirtschaftlich unabdingbar zu sein. Aus Sicht der gesetzlichen Kassen ist er das schon längst und unterstützt folgende Prozesse:

*   Leistungsabrechnung,

*   Beurteilung und Controlling medizinischer Leistungen,

*   Kommunikation mit Arbeitgebern und Rentenversicherungsträgern.

Als weiteres Beispiel für die Übermittlung von Beurteilungen medizinischer Leistungen sei der Datenaustausch der Kassen mit dem medizinischen Dienst der Krankenkassen genannt.

Die Anwendung des DTA bei Disease Management Programmen (kurz DMP) zeigt den Nutzen in einem anderen Bereich: Ziel von DMPs ist die flächendeckende Verbesserung der Versorgungsqualität chronisch Kranker bei gleichzeitiger Stabilisierung der Versorgungskosten. Dies soll durch den Abbau von Über-, Unter- und Fehlversorgung erreicht werden. Eine besondere Bedeutung hat in diesem Zusammenhang die evidenzbasierte Medizin, die durch Kostenträger (also die gesetzlichen Krankenkassen) angewandt wird, um im Bereich des Disease-Managements die Wirksamkeit von Behandlungsverfahren zu überprüfen. Der Datenaustausch ist dazu ein Unterstützungsprozess, der die Auswertung der Daten in den DMPs wesentlich vereinfacht.

Der Datenaustausch dient dazu, die Prozesse im Gesundheitswesen effizienter, effektiver und transparenter zu machen. Das ist durchaus im Interesse der Patienten, wie z. B. das so genannte Demand-Management zeigt: Die Kassen unterstützen mit Hilfe der elektronischen Kommunikation Versicherte bei der wirtschaftlichen Inanspruchnahme von Leistungen wie beispielsweise preiswerten Medizinprodukten oder Konditionen von Pflegediensten.

Im Folgenden soll ein Überblick über Datenaustauschverfahren von den gesetzlichen Grundlagen bis zur technischen Spezifikation gegeben werden. Darüber hinaus werden Schwächen der bestehenden Verfahren und Verbesserungsmöglichkeiten diskutiert.

9.2   Gesetzliche und vertragliche Grundlagen

Zuerst seien einige beteiligte Leistungserbringer bzw. deren Spitzenverbände genannt, für die Datenaustauschverfahren mit den Kassen existieren:

- Apotheken,

- Hebammen / Entbindungspfleger,

- Kassenärztliche Bundesvereinigung,

- Kassenzahnärztliche Bundesvereinigung,

- Kliniken / Krankenhäuser,

- Krankentransporte,

- Leistungserbringer von Heilmitteln,

- Leistungserbringer von Hilfsmitteln sowie nichtärztlichen Dialysesachleistungen,

- Leistungserbringer von häuslicher Krankenpflege und Haushaltshilfe,

- Leistungserbringer von Pflegehilfsmitteln,

- Leistungserbringer pflegerischer Leistungen und

- Vorsorge- und Rehabilitationseinrichtungen.

Der Gesetzgeber hat im Gesundheitsstrukturgesetz von 1992 die gesetzlichen Kassen angewiesen, Leistungen nur noch dann zu vergüten, wenn sie in elektronischer oder maschinenlesbarer Form übermittelt werden. In den darauf folgenden Jahren wurden Vereinbarungen über Form und Inhalt der Abrechnungsverfahren geschaffen, die 1995 in Kraft traten.

Ausgangspunkt war die Erkenntnis, dass die Standardisierung von Kommunikationsbeziehungen mit gleichartigen Abläufen durch papierlosen Datenaustausch zu hohen Wirtschaftlichkeitsvorteilen führt: Im Vergleich zum Datenaustausch auf Papier entfallen Fehlermöglichkeiten, sowie der Aufwand bei Datenerfassung, Transport und Nachbearbeitung durch die Kassen.

Gesetzliche Grundlage der Leistungserbringerverfahren ist das 10. Kapitel des Sozialgesetzbuches V bzw. § 105 SGB XI im Fall der Abrechnung pflegerischer Leistungen (vgl. [SGB, 2005]).

Der Arbeitskreis Datenaustausch der Spitzenverbände der gesetzlichen Krankenversicherung stimmt in Kooperation mit den Spitzenverbänden der Leistungserbringer Richtlinien über Form und Inhalt des elektronischen Datenaustauschs ab. Die technischen Datenaustauschspezifikationen werden in technischen Anlagen definiert, die veröffentlicht werden (vgl. [DTA, 2005]. Bei der Erarbeitung der Richtlinien über Inhalt und Durchführung des elektronischen Datenaustauschs hat man sich an den Grundsätzen für Datenübermittlung und Datenträgeraustausch der Koordinierungsstelle der Bundesregierung für Informationstechnik in der Bundesverwaltung (KBSt) in der Fassung vom Dezember 1990 angelehnt. Es wurde weiterhin darauf Wert gelegt, internationale Standards, wie z. B. EDIFACT, zu verwenden. EDIFACT ist eine Abkürzung United Nations / Electronic Data Interchange For Administration, Commerce and Transport und stellt eine Reihe von Normen für den elektronischen Datenaustausch dar. Eine umfassende Darstellung der Leistungsabrechnung in allen Details findet man in [Jeebe et al., 2001].

Die in diesem Kapitel dargestellten Abrechnungsverfahren sind auf die Bundesrepublik Deutschland beschränkt. Zwar existieren im europäischen und außereuropäischen Raum Vereinbarungen und Verträge zur grenzüberschreitenden Vergütung, die Kostenforderungen werden über Abrechnungsvordrucke über die Deutsche Verbindungsstelle Krankenkasse - Ausland ausgetauscht. Der Austausch in digitalisierter Form ist prinzipiell möglich, ist aber nicht Gegenstand der folgenden Betrachtungen.

9.3   Prozessorientierte Grundlagen

Beim DTA der Leistungserbringer mit den Kassen werden Nachrichten ausgetauscht. Eine Nachricht unterscheidet sich von einem Dokument vor allem in zwei Punkten: **Dokumente** haben dauerhaften Charakter (Persistenz) und sollten für das menschliche Auge lesbar sein[11]: Zur Veranschaulichung kann man sich eine Patientenakte vorstellen, die über Jahre hinweg fortgeschrieben wird.

Eine **Nachricht** hingegen übermittelt Daten für einen bestimmten, zeitgebundenen Geschäftsvorfall, wie z. B. für eine Rechnungsstellung. Die Nachricht wird geprüft, konvertiert, in einer Datenbank abgelegt und steht einem Sachbearbeiter zur weiteren Prüfung zur Verfügung. Ist die Prüfung abgeschlossen und sind anschließende Geschäftsprozesse, wie die Vergütung, erfolgt, so wird die Nachricht archiviert und nach Ablauf der vorgeschriebenen Fristen automatisch gelöscht. Es liegen in solchen Fällen also Prozessketten vor, deren automatische Weiterverarbeitung in standardisierten elektronischen Geschäftsprozessen eine hohe Anforderung an die Datenqualität notwendig macht.

Als Beispiel für Kommunikationsbeziehungen zwischen Leistungserbringern sei der stationäre Bereich genannt: Hier liegt eine sehr komplexe Kommunikation vor, da neben den Abrechnungsdaten auch Anspruchsgrundlagen, Diagnose- und Behandlungsdaten ausgetauscht werden.

Die Krankenhausinformationssysteme übermitteln je nach Geschäftsprozess, Aufnahmesätze, Verlängerungs- und Entlassungsanzeigen sowie Daten zum Risikostrukturausgleich an die Kassen. Die Datenannahme- und Verteilstellen (DAVen) nehmen die Daten an, führen eine syntaktische Prüfung durch und melden Fehler auf elektronischem Weg zurück. Die korrekten Daten werden an die Fachverfahren gesendet und dort von Sachbearbeitern bearbeitet. Je nach Bearbeitungsresultat wird die Kostenübernahme festgestellt, eine medizinische Begründung angefordert oder es werden Zahlungssätze erstellt. Diese werden von

---

[11] Dies ist relevant im Hinblick auf die Designgrundsätze der klinischen Dokumentenarchitektur CDA, auf die wir später eingehen.

den Datenannahme- und Verteilstellen wieder an die Krankenhäuser übermittelt.

Der Umfang der zu übermittelnden Daten ist in Gesetzen und
Richtlinien zu Rahmenverträgen über den Datenaustausch festgelegt.

Eine Voraussetzung für die Datenübermittlung ist eine Kodierung
in eine standardisierte Form. Beispielsweise sind die Diagnosen-
und Prozedurenklassifikationen ICD-10-SGB-V[12] und OPS-301
die Grundlage des DRG-basierten Vergütungssystems der stationären Behandlung.

Für andere Abrechnungsprozesse werden weitere Verzeichnisse,
wie Abrechnungs- und Heilmittelpositionsnummernverzeichnisse,
verwendet. Eine Übersicht und weitere Verweise finden sich in
[DTA, 2005].

9.4   Teilnahmevoraussetzungen zum DTA

In § 293 SGB V sowie in den ergänzenden Rahmenvereinbarun-
gen ist festgelegt, dass Krankenkassen und Leistungserbringer
sich im elektronischen Datenaustausch durch ein Institutionskennzeichen identifizieren. Dieses Institutionskennzeichen kann
bei der Sammel- und Verteilstelle der Arbeitsgemeinschaft Institutionskennzeichen beantragt werden (vgl. [SVI, 1993]). Im Bereich
der niedergelassenen Ärzte ist dies nicht üblich, da hier gesonderte Regelungen existieren und der DTA über die Kassenärztlichen Vereinigungen erfolgt.

Ein Leistungserbringer kann ein Abrechnungszentrum beauftra-
gen, seine Abrechnungen durchzuführen. Wenn er selbst ab-
rechnen will, benötigt er ein Programm, das die DTA-Daten generiert. Eine Aufstellung von solchen Abrechnungsprogrammen
findet man in [DTA, 2005]. Teil eines solchen Programms ist
meistens eine Verschlüsselungssoftware. Darüber hinaus benötigt
man einen Public Key, der durch ein Trust-Center zertifiziert
werden muss. Eine solche Zertifizierung kann beispielsweise

---

12   ICD-10 steht für "International Statistical Classification of Diseases
and Related Health Problems"; die Ziffer 10 bezeichnet deren zehn-
te Revision. Diese Klassifikation wurde von der Weltgesundheitsor-
ganisation erstellt und vom DIMDI (Deutsches Institut für Medizinische Dokumentation und Information) ins Deutsche übertragen.
Das DIMDI ist eine nachgeordnete Behörde des Bundesministeri-
ums für Gesundheit und soziale Sicherung.

durch das Trust-Center der Informationstechnischen Servicestelle der Gesetzlichen Krankenversicherung GmbH (ITSG) erfolgen (vgl. [www.itsg.de, 2005]).

Die EG-Signaturrichtlinie und die Integration der Internet-Onlinedienste für die Datenübermittlung machten eine Aktualisierung der Security-Schnittstelle notwendig. Die aktuelle in [SE-CON, 2003] spezifizierte Security-Schnittstelle wird zurzeit in den Datenannahme- und Verteilstellen der Kassen pilotiert.

Der Datenaustausch mit einer gesetzlichen Kasse beginnt in der Regel mit einer Erprobungsphase (vgl. [DTA, 2005] und für Krankenhäuser [www.team301.de]). In der Erprobungsphase wird getestet, ob die Daten dem spezifizierten Format entsprechen und leistungsrechtlichen Ansprüchen genügen. Nur wenn diese Voraussetzungen erfüllt sind, können die Kassen eine fristgerechte Bearbeitung der Daten sicherstellen.

9.5   Routing der Daten

Da der Leistungserbringer im Hinblick auf seine Abrechnung als primäre Information über den Versicherten nur dessen Krankenversichertenkarte zur Verfügung hat, stellen die Krankenkassen den Leistungserbringern ein Verzeichnis zur Verfügung, das - ausgehend vom Institutionskennzeichen der Krankenversichertenkarte - folgende Funktionen erfüllt:

* Zuordnung des Kostenträgers,

* Anschrift(en) und Routing-Informationen für die Daten annehmenden Stellen, wobei nach Leistungserbringergruppe und Medium der Datenübermittlung differenziert werden kann und

* Bereitstellung von Schlüsseln für die kryptografische Verschlüsselung.

Dieses Verzeichnis wird im EDIFACT Format in einer so genannten Kostenträgerdatei abgelegt und den Leistungserbringern zugesandt. Weitergehende Informationen zum fachlichen Hintergrund und Aufbau der Kostenträgerdateien sind in den Anhängen der Technischen Anlagen zu dem jeweiligen Leistungserbringerverfahren (vgl. [TAKRH, 2005] und [TASL, 2005]) zu finden.

Der Datenaustausch findet per E-Mail, Datenträger oder Web-Interface statt. Je nach Festlegung der Kostenträgerdatei werden die Daten von der annehmenden zur entschlüsselungsbefugten

Daten- und Verteilstelle geroutet, dort entschlüsselt und verarbeitet. Es ist aber auch möglich, das Routing durch eine dritte Partei, einen so genannten Netzbetreiber, durchführen zu lassen.

Da die EDIFACT-Datei verschlüsselt ist, kann nur die entschlüsselungsbefugte Stelle den Empfänger ermitteln. Um dennoch ein Routing zu gewährleisten, wird der EDIFACT-Datei eine so genannte Auftragsdatei hinzugefügt, die neben dem Empfänger zusätzliche Daten, die für die Übertragung relevant sind, enthält.

9.6   EDIFACT als Datenaustauschformat in der GKV-Landschaft

Als Datenaustauschformat bei den Leistungserbringerverfahren ist EDIFACT festgelegt. EDIFACT wurde Mitte der 70er Jahre entwickelt, 1986 wurde der erste Nachrichtentyp INVOIC entwickelt und getestet. Seit 1990 ist der syntaktische Aufbau (Application Level Syntax Rules) in ISO 9735 standardisiert. In Deutschland liegen sie als DIN-Norm (vgl. [EDIDIN, 2005]) vor.

Für den Aufbau von Nachrichten existieren Richtlinien, die in den UN/EDIFACT Message Design Guidelines niedergelegt sind (vgl. [EDIMDG, 2005]). Die von den UN-Gremien definierten Standardnachrichten sind bewusst allgemein gehalten, so dass man EDIFACT als ein syntaktisches Konzept bezeichnen kann. Datenaustauschpartner passen die UN-Standard-Nachrichten und -Segmente in Message Implementation Guidelines an und definieren die semantischen Vorgaben an die Daten. Die oben erwähnten technischen Anlagen enthalten also Message Implementation Guidelines für den GKV-Bereich.

Auch im internationalen Gesundheitswesen ist EDIFACT etabliert. Dennoch existieren in einigen Ländern Bestrebungen, EDIFACT im Gesundheitswesen abzulösen (vgl. [www.xmldata.ch] und [www.nictiz.nl]).

Eine EDIFACT-Datenlieferung besteht aus mehreren logischen Dateien, die durch die Servicesegmente UNB und UNZ begrenzt sind. Eine logische Datei besteht aus einzelnen Nachrichten oder Gruppen von Nachrichten. Eine Nachricht wird durch ein Kopfsegment UNH eingeleitet und ein Endsegment UNT abgeschlossen. Neben dem Kopf- und Endsegment enthält eine Nachricht zusätzlich Nutzsegmente, die wiederum aus Datenfeldern bestehen. Die Datenfelder sind intern durch Trennzeichen getrennt (hier „+" bzw. „:") und Segmente werden durch das Kennzeichen „'" abgeschlossen.

Im Folgenden stellen wir eine Beispieldatei aus dem Krankenhausbereich vor, die nach [TAKRH, 2005] gültig ist und die EDI-
FACT-Darstellung erläutern soll.

```
UNB+UNOC:3+261234567+101234567+040617:1654+00144++KRHR0000136'

UNH+00001+AUFN:04:000:00'

FKT+10+01+261234567+101234567'

INV+123456006+10001+0512+2004-00001'

NAD+Musterfrau+Petra'

DPV+2004'

AUF+20040101+1130+0101+1500+20040103+1111111'

EAD+I70.24'

UNT+8+00001'

UNZ+000001+00144'
```

Der Inhalt dieses Aufnahmesatzes sieht entschlüsselt so aus:

Segment Funktion	FKT
Verarbeitungskennzeichen	10
Laufende Nummer des Geschäftsprozesses	01
IK des Absenders	261234567
IK des Empfängers	101234567
Segment Information Versicherter	**INV**
Krankenversicherten-Nr.	123456006
Versichertenstatus	10001
Gültigkeit der Versichertenkarte	0512
KH-internes Kennzeichen des Versicherten	2004-00001
Segment Name/Adresse	**NAD**
Name des Versicherten	Musterfrau
Vorname des Versicherten	Petra
Segment Diagnosen- und Prozedurenversion	**DPV**
ICD-Version	2004
Segment Aufnahme	**AUF**
Aufnahmetag	20040101
Aufnahmeuhrzeit	1130

Aufnahmegrund	0101
Fachabteilung	1500
Voraussichtliche Dauer der KH-Behandlung	20040103
Arztnummer des einweisenden Arztes	1111111
Segment Einweisungs- und Aufnahmediagnose	**EAD**
Aufnahmediagnose	I70.24

Die Struktur der Nachricht ist in diesem Fall sehr einfach: Es treten keine Wiederholungen von Segmentgruppen auf. In anderen Verfahren (siehe z. B. [TASL, 2005]) werden sehr komplexe hierarchisch geschachtelte Geschäftsprozesse übermittelt, die sogar Nachrichten übergreifende Prüfungen notwendig machen.

Ein Vorteil von EDIFACT ist, dass Kürzungsregeln für optionale Daten existieren. Die Feldtrennzeichen (im XML-Umfeld „Markups" genannt) bestehen nur aus einem Zeichen. Nachrichten im EDIFACT-Format sind somit sehr kompakt und für Massendaten tauglich.

Die technischen Anlagen stellen hohe Anforderungen an die Qualität der Daten. In der Prüfstufe 1 findet die Prüfung der Servicesegmente statt: Es wird u.a. getestet, ob der Datenlieferant zertifiziert ist und ob die Folge der Datenlieferungen lückenlos ist und keine Datei zweimal verarbeitet wird. In der Prüfstufe 2 finden syntaktische Prüfungen (Segmentreihenfolge und Feldstruktur) statt.

Die Notwendigkeit einer Prüfstufe 3 ergibt sich daraus, dass die vertrags- und leistungsrechtliche Prüfung der Daten sehr kompliziert ist und deswegen besondere Anforderungen an die Datenqualität gestellt werden:

- Wenn innerhalb einer Datenlieferung die Eindeutigkeit der Geschäftsprozesse, z. B. charakterisiert durch Rechnungs- oder Belegnummer, nicht gegeben ist, ist auch ein Abgleich mit den Urbelegen auf Papier bzw. die Nachfrage beim Leistungserbringer schwer möglich.

- Wenn Ausprägungen von Schlüsselverzeichnissen fehlerhaft sind bzw. die Werte widersprüchlich sind, sind kaum automatische Plausibilisierungen von Rechnungen möglich.

EDIFACT als Datenaustauschformat hat die Schwäche, dass sich sehr schnell Verfahren spezifizieren lassen, die syntaktisch vom dem in [EDIDIN, 2005] und [EDIMDG, 2005] normierten Standard bzw. dem empfohlenen Vorgehen abweichen. Das betrifft vor allem

- den eindeutig vorgeschriebenen Aufbau des UNB-Segments,

- Segmentkollisionen, so dass als Folge die Nachrichten nicht eindeutig interpretierbar sind aber auch

- die Designentscheidung, Daten eines einzelnen Geschäftsvorfalls in mehrere Nachrichten zu übermitteln.

Das Risiko der Abkehr von normierten Standards besteht darin, dass sich Standardkonverter nicht oder nur mit Problemen einsetzen lassen und folglich ein hoher Entwicklungsaufwand besteht. Als Konsequenz ist es dann auch nur schwer möglich, die Anforderungen an die Datenqualität automatisiert zu prüfen.

9.7   Änderung der DTA-Spezifikationen und ihre Risiken

Änderungen der DTA-Spezifikationen kommen infolge der Dynamik der Gesetzgebungs- und Verordnungsverfahren im Gesundheitswesen relativ häufig vor. Beispiele hierfür sind:

- Einführung neuer Versionen medizinischer Klassifikationen zur Kodierung von Diagnosen und medizinischen Leistungen,

- Änderungen vertraglicher Grundlagen (z. B. Gewährung von Skonto),

- Differenzierung des Versichertenstatus infolge der Einführung von DMP-Programmen,

- Euro-Umstellung,

- Einführung eines DRG-basierten Vergütungsverfahrens und

- Übermittlung von Zuzahlungsinformationen.

Auf Seiten der Datenlieferanten und -empfänger stellen sich bei einer solchen Änderung der DTA-Spezifikation folgende Fragen:

- Müssen zusätzliche Informationen gesendet werden?

- Müssen bestehende Informationen infolge einer Änderung der Kodierung (z. B. ein neuer ICD-10 oder OPS-301-Katalog) konvertiert werden?

Die genannten Risiken werden im Fehlerfall zum Problem: Wie soll man mit den durch die Datenannahme- und Verteilstelle versandten Fehlerlisten umgehen, wenn z. B. in einem Abrechnungsfall ein OPS-Schlüssel oder ein Entlassungsdatum fehlt bzw. eine Kodierung einer Diagnose fehlerhaft ist? Im Fall des

Datenaustauschs mit Krankenhäusern müssen die Daten ggf. von Ärzten korrigiert, ins Krankenhaus-Informationssystem übertragen und neu per DTA übermittelt werden, was zeit- und kostenintensiv ist.

Eine Mindestvoraussetzung an DTA-Verfahren besteht darin, dass sie transparent und eindeutig spezifiziert sind. Ein Nachteil der EDIFACT-Verfahren besteht darin, dass die fachlichen Anforderungen an die Datenqualität nicht formal spezifiziert sind und auch nicht durch Standardsoftware zweifelsfrei geprüft werden können. Da die gesetzliche Dynamik in kurzen Abständen Änderungen in den technischen Anlagen notwendig macht, stehen also Programmierer auf Seiten der Datenlieferanten und den Kassen vor dem immer wiederkehrenden Problem, dass die Spezifikation eventuell falsch interpretiert wurde. Treten dann zusätzlich Programmierfehler auf, erweist sich jede Änderung als Störung bisher funktionierender Abläufe.

Die Schwächen der aktuellen Spezifikationen im Datenaustausch der Leistungserbringer mit den gesetzlichen Kassen bestehen also in der Unsicherheit bzgl. folgender Fragen:

- Wann ist eine EDIFACT-Nachricht syntaktisch korrekt?
- Wann ist sie semantisch korrekt und genügt sie den vertraglich vereinbarten Anforderungen an die Datenqualität?

9.8   Generische XML-Schnittstellen im Gesundheitswesen

Datenaustauschformate im Gesundheitswesen, die transparente und vor allem robuste[13] Datenaustauschverfahren spezifizieren, beruhen auf einem relativ jungen Standard (vgl. [W3C-XML, 2005]). Die Extensible Markup Language (XML) ist ein vom World Wide Web Consortium entwickelter Standard zur Strukturierung von Dokumenten und Nachrichten und hat sich innerhalb kurzer Zeit zum Standard im eCommerce etabliert. Auch im Gesundheitswesen existieren diverse Bestrebungen, die bereits existierenden Datenaustauschformate neu zu strukturieren, zu vereinheitlichen und somit die Anzahl der unterschiedlichen Formate zu reduzieren.

---

[13]   Robustheit bedeutet in diesem Zusammenhang, dass keine syntaktischen oder semantischen Unklarheiten aufkommen können: Für jede Nachricht soll mittels Standardsoftware feststellbar sein, ob sie bzgl. der festgelegten Richtlinien gültig ist und den Datenqualitäts-Anforderungen genügt.

Als Beispiel geben wir einen Ausschnitt aus einem XML-Dokument einer Spezifikation der Kassenärztlichen Bundesvereinigung (KBV) an. Man sieht eine Liste von Gebührenwerten. Der erste Gebührenwert umfasst 50 Punkte aus dem ambulanten Gültigkeitsbereich und der zweite 0 Punkte aus dem stationären Bereich.

```
<gebuehrenwert_liste>
    <gebuehrenwert V="50">
    <gueltigkeitsbereich V="ambulant"/>
        <gb_einheit V="Punkte"/>
    </gebuehrenwert>
    <gebuehrenwert V="0">
        <gueltigkeitsbereich V="stationär"/>
        <gb_einheit V="Punkte"/>
    </gebuehrenwert>
</gebuehrenwert_liste>
```

Auf den ersten Blick fällt Folgendes auf: XML ist selbst dokumentierend. XML ist so strukturiert, dass zusammengehörende Informationen in einem Element stehen: Ein Gebührenwert wird mit <gebuehrenwert> eingeleitet und mit </gebuehrenwert> abgeschlossen. Als Folge ist XML strukturierter als EDIFACT, aber nicht so kompakt.

XML umfasst eine Familie von Standards. Eine wesentliche Erweiterung ist die XML-Schema Recommendation (vgl. [W3C-Schema, 2005]): Hier wurde eine formale Spezifikation geschaffen, um Struktur und Inhalt von XML-Dokumenten jenseits der von der XML-Syntax vorgegeben Struktur zu prüfen. Zu diesem Zweck wurden so genannte Schema-Sprachen entworfen, von denen XML-Schema am besten unterstützt wird. Prüft man XML-Dokumente gegen ein bestimmtes Schema, spricht man von Validierung.

Im Folgenden seien Vorteile formaler Spezifikation von Schnittstellen genannt:

- Verbindliche Vorgaben für Schnittstellenprogrammierer,

- Leitfaden bei Gesprächen der Kommunikationsparteien im Vorfeld von Verhandlungen und

- Datenlieferanten können mit Standardwerkzeugen die Korrektheit der Daten feststellen.

Auf Basis dieser Spezifikation wurden XML-Schnittstellen im Gesundheitswesen entwickelt. Diese sollten zunächst ganz anderen Anforderungen genügen:

- Lesbarkeit für das menschliche Auge,

- Austausch von Nachrichten zwischen Krankenhaus-Subsystemen aber auch zwischen niedergelassenen Ärzten und Krankenhäusern und

- Einbindung kodierter Information, narrativem Text und Multimediadaten.

Mit der klinischen Dokumentenarchitektur CDA (vgl. [HL7-CDA, 2005]) wurde ein Rahmen für eine Familie von XML-Schnittstellen definiert. In der Arbeitsgemeinschaft SCIPHOX wurde eine deutsche Adaption der CDA geschaffen und u.a. Spezifikationen für Arztbriefe, Ein- und Überweisungen erstellt (vgl. [SCIPHOX, 2002]).

Ein CDA-Dokument besteht aus einem Header und einem Body. Der Header enthält Metadaten zum Austausch und zum Management des Dokuments. Der eigentliche Inhalt des Dokuments ist im Body enthalten. Dort lassen sich sowohl ein freier strukturierter Text als auch kodierte Informationen unterbringen.[14]

Diese Spezifikationen eignen sich nicht für den Austausch patientenübergreifender Daten, da in den Metadaten des Dokuments der Patientenbezug explizit enthalten sein muss.[15] Die Kassenärztliche Bundesvereinigung beschloss deswegen mit der e-HealthData-Richtlinie (vgl. [ehd, 2005]) eine eigene Richtlinie aufzustellen, die die XML-Schnittstellen der KBV für patientenübergreifende Daten vereinheitlichen und an SCIPHOX anlehnen soll.

In der vorliegenden Fassung der Richtlinie sind jedoch einige Aspekte nicht unterstützt worden, die sich im Datenaustausch mit gesetzlichen Kassen als sinnvoll erwiesen haben:

- Vollständigkeit (bzw. Lückenlosigkeit) einer Folge von Lieferungen,

---

[14] Der hier beschriebene Aufbau entspricht dem so genannten CDA Level 1. Level 2 wird zurzeit entwickelt und besitzt einen deutlich klinischeren Inhalt.

[15] Es ist auch nicht zu erwarten, dass die CDA jemals ihren rein Patienten bezogenen Charakter verlieren wird.

- Art des Inhalts: Testdaten, Echtdaten, Erprobungsdaten,

- Übermittlung eines Softwarekürzels für Zertifizierung und

- Quittierungsverfahren (Rücksendung mit Mitteilung über Erhalt der Daten bzw. Fehlerrückmeldung).

Eine Transportschicht zur Übermittlung solcher Informationen wird zurzeit entwickelt.

Die eHealthData-Richtlinie ist bewusst an keine Institution gebunden und soll auch kein eigener Standard werden. Es ist auch möglich, dass sie in Zukunft gegen den HL7 Nachrichten-Standard[16] konvergiert. HL7 Version 3 Nachrichten (vgl. [HL7-Messaging, 2005]) stellen eine weitere Möglichkeit zum Austausch patientenübergreifender Daten dar. Dieser Standard fußt auf dem Reference Information Model und erlaubt die Modellierung beliebiger Geschäftsprozesse durch das HL7 Development Framework. Es existieren auch generische Bausteine für eine Kodierung der Nachrichten in XML.

Es soll noch einmal erwähnt werden, worin der Unterschied eines medizinischen Dokuments zu einer Nachricht im Sinne des DTA besteht: Ein klinisches Dokument ist persistent, d.h. es können medizinische Daten über einen Patienten von einem Arzt über Jahre fortgeschrieben werden. In der XML-Darstellung kann das bedeuten, dass Informationen, wie Diagnosen, in verschiedenen Kodierungsformen vorkommen können. Das ist nicht problematisch, da sich über Konstrukte wie OIDs[17] nachvollziehen lässt, bzgl. welcher Version eines ICD-10-Katalogs eine Diagnose kodiert wurde. In einer DTA-Nachricht hingegen wird zwischen den Datenaustauschpartnern festgelegt, welche Kodierung für Schlüsselwerttabellen verwendet werden soll. Es muss Folgendes gewährleistet sein:

- Es sollte in einem Dokument immer dieselbe Kodierung verwendet werden,

---

[16]   HL7 Nachrichen weisen in der Version 2.5 ANSI Standard auch eine XML-Kodierung auf. Die Version 3 dieses Standards befindet sich in der Entwicklung.

[17]   Ein ISO Object-Identifier (OID) ist eine Zeichenkette bestehend aus Ziffern und Punkten, die genutzt wird, um Dinge eindeutig zu identifizieren: Beispielsweise können Schlüsselwerttabellen für Abrechnungscodes und Versichertenstatus-Informationen eindeutig durch eine OID identifiziert werden.

- diese Kodierung sollte durch ein XML-Schema validierbar sein und

- die Kodierungsinformation sollte Platz sparend übermittelt werden, um das Datenvolumen nicht unnötig aufzublähen.

9.9 Prüfung von DTA-Daten mit Hilfe von XML-Technologien

Abschließend sollen zu XML drei Fragen beantwortet werden:

- Wie funktioniert XML-Schema?

- Was sind die Grenzen von XML-Schema?

- Was sind die Vorteile einer Standardisierung?

XML-Schema ist ein Standard zur Modellierung von Daten, mit dem sich beispielsweise medizinische Klassifikationen, Abrechnungscodes und Versichertenstatus-Informationen eindeutig definieren lassen. Diese so genannten Datentypen lassen sich weiter strukturieren, so dass sich auch komplexe Daten, wie Rechnungen, definieren lassen. Werden Mengen solcher Daten (z. B. Rechnungen) übermittelt, lässt sich Konsistenz zusichern. In dieser Hinsicht besitzt XML-Schema viele Eigenschaften aus der Welt der relationalen Datenbanken: Man kann über gewisse Attribute, wie die Rechnungsnummer oder das Rechnungsdatum, eine Eindeutigkeit der übermittelten Geschäftsprozesse (hier im Beispiel Rechnungen) fordern.

XML-Schema unterstützt in mehrfacher Hinsicht die Wiederverwendbarkeit: Es existieren diverse Konstrukte für die Dokumentation eines Schemas (Kommentare) sowie für den Aufbau eines neuen Schemas aus bestehenden Schemata: In der Fachsprache nennt man diese Technik Komposition durch Inklusion oder Ableitung. Es muss an dieser Stelle noch einmal betont werden, dass XML-Schema ein Standard ist, der einerseits die Konstruktion von Familien von Schemata ermöglicht, dessen Komplexität andererseits aber auch nicht zu groß werden sollte.

XML-Schema hat aber Grenzen: Zum Beispiel ist es nicht möglich, durch XML-Schema zu fordern, dass der Inhalt eines Elements kleiner als der eines anderen sein soll. Als Folge kann beispielsweise nicht die Gültigkeit bzgl. Summenprüfungen oder Berechnungsvorschriften von Zuzahlungen, Beihilfen oder Zuschlägen geprüft werden. Wenn man die inhaltliche Korrektheit von XML-Dokumenten bzgl. dieser Kriterien mit Standardwerkzeugen testen möchte, bieten sich zwei Möglichkeiten an: Verwendung mächtigerer Schema-Sprachen oder Durchführung von

Transformationen, die Prüfungen der Daten vornehmen können. Im Folgenden soll der zweite Vorschlag erläutert werden, da erstens andere Schemasprachen zurzeit nicht so gut unterstützt sind wie XML-Schema und zweitens Transformationen sich zusätzlich zur Visualisierung von XML-Dokumenten eignen.

Mit dem W3C-Standard XSLT (siehe [W3C-XSLT, 2005]; Extensible Stylesheet Language Transformation) wurde eine Sprache geschaffen, mit der sich ein beliebiges XML-Dokument in ein beliebiges Textdokument umwandeln lässt. Ein typisches Einsatzgebiet ist die Umwandlung eines XML-Dokuments in ein anderes Format, wie HTML oder PDF. Tatsächlich ist XSLT weitaus mächtiger[18] und kann eingesetzt werden, um Teile aus XML-Dokumenten zu extrahieren und zu prüfen: Man kann auf diese Weise übergeordnete Inhalte, wie Rechnungskopfinformationen, aus übermittelten Rechnungsdaten anzeigen und die gesamte Rechnung umfangreichen Prüfungen unterziehen, um die Ergebnisse in Form einer Fehlerliste auszugeben.

Ein Nachteil von XSL-Transformationen ist, dass sie sehr ressourcenintensiv sind. Wenn man dennoch semantische Prüfungen der Datenlieferungen vor der Übermittlung an den Datenempfänger durchführen möchte, könnte man das ebenfalls mit einem zentralen Prüfprogramm durchführen, das mit plattformunabhängigen Werkzeugen realisiert wird.[19]

9.10   Zusammenfassung und Ausblick

Die Spitzenverbände der Krankenkassen und Leistungserbringer haben Datenaustauschverfahren für die Übermittlung von Geschäftsvorfällen definiert, als Standard hat sich EDIFACT durchgesetzt. Ebenso wurden Security- und Routingverfahren festgelegt.

Die Datenaustauschverfahren lehnen sich zwar an internationale Standards an, dennoch ist es bisher nicht möglich, länderübergreifend Daten auszutauschen. Auch innerhalb des Gesundheitssystems existieren verschiedene Standards. Im Bereich der niedergelassenen Ärzte waren es bisher die so genannten xDT-

---

[18] XSLT ist eine funktionale Programmiersprache in XML-Syntax, mit der sich beliebige Unicode-Ströme aus XML-Dokumenten erzeugen lassen.

[19] Hier bietet sich beispielsweise die Programmiersprache Java an, da für sie leistungsfähige XML-Parser auf Open-Source-Basis existieren.

Formate, im Krankenhausbereich hat sich HL7 durchgesetzt. Im Rahmen der klinischen Dokumentenarchitektur CDA bemüht sich die Arbeitsgemeinschaft SCIPHOX, den Datenaustausch zwischen niedergelassenen und stationären Ärzten auf der Basis von XML neu zu definieren und somit beide Bereiche informationstechnisch besser zu verzahnen. Ebenso strebt die KBV an, die xDT- durch XML-Schnittstellen abzulösen.

In einem solchen Fall gäbe es aber immer noch kein einheitliches Datenaustauschformat, da im Verkehr mit den gesetzlichen Kassen immer noch EDIFACT verwendet wird. Man kann ja auch in EDIFACT robuste Datenaustauschverfahren spezifizieren lassen. Eine Voraussetzung ist, dass sich die Spezifikation an die Standards halten und die durchzuführenden Prüfungen exakt spezifiziert sind.

Aufgrund der gesetzlichen Dynamik ändern sich die Spezifikationen der DTA-Verfahren in kurzen zeitlichen Abständen, was für alle Beteiligten Störungen im Betrieb mit sich bringt. In Zukunft müssen Wege überlegt werden, um aus dem Datenaustausch einen robusteren Unterstützungsprozess für Abrechnungs- und Controllingprozesse zu machen. XML-Verfahren bieten durch XML-Schema und XSL Transformationen die Möglichkeit einer formalen Spezifikation, gegen die man mit Standardsoftware Datenlieferungen prüfen kann. Hierbei kann man auch auf leistungsfähige Open Source Software zurückgreifen, die auf praktisch allen Plattformen zur Verfügung steht. Auf diese Weise lassen sich mit wenig Aufwand Prüfmodule entwickeln, mit denen die Datenlieferanten ihre Daten prüfen können. Die Vorgehensweise ist nicht neu: Sowohl die Kassen setzen im so genannten DEÜV-Verfahren wie auch die KBV im Austausch mit den niedergelassenen Ärzten Prüfmodule ein.[20]

XML bietet wegen seiner Leistungsstärke und Flexibilität gute Chancen zur Vereinheitlichung von Datenaustauschverfahren im Gesundheitswesen. Aber auch hier ist es sinnvoll, XML-Schnittstellen analog zu SCIPHOX zu standardisieren bzw. sich wie die eHealthData-Richtlinie an einen Standard anzulehnen.

---

[20] Eine Übersicht über die Prüfmodule der KBV findet man unter http://www.kbv.de/it/2414.htm. Bei der Datenerfassung und Übermittlung durch die Rentenversicherungsträger (DEÜV) wird ein Prüfmodul zur Verfügung gestellt (vgl. [VDR, 2005]).

Auf diese Weise erreicht man

- bessere Verständlichkeit der Spezifikationen,
- bessere Möglichkeiten der Verwaltung und Verarbeitung von XML-Dokumenten durch gleichartige Header und
- Wiederverwendung von Datentypen.

Es soll noch ein weiterer Grund genannt werden: Wie im letzten Absatz ausgeführt wurde, ist XML-Schema ein sehr komplexer Standard. In den generischen Spezifikationen steckt viel Know-how, um einerseits so viel Einheitlichkeit wie nötig zu realisieren und andererseits die Komplexität der entstehenden Schemata zu begrenzen.

Mit der deutschen Adaption der CDA-Spezifikation SCIPHOX existiert zurzeit nicht die Möglichkeit, Patientenübergreifende Daten abzurechnen. Aus diesem Grund definiert die KBV ihre XML-Schnittstellen nicht nach SCIPHOX, sondern strebt nur eine weitgehende Kompatibilität an. Im Zuge der weiteren Entwicklung von HL7 Version 3 Nachrichten könnte man überlegen, die eHealthData-Richtlinie gegen diesen Standard konvergieren zu lassen. Dieser könnte theoretisch auch für den Datenaustausch mit den gesetzlichen Kassen benutzt werden, da sich Erweiterungen in lokalen Header-Informationen kodieren lassen.

Dennoch sollte beachtet werden, dass im DTA mit den gesetzlichen Kassen hohe Anforderungen an Massendatentauglichkeit und Qualität der übermittelten Daten gestellt werden. XML-Schittstellen beim DTA mit den gesetzlichen Kassen sollten daher die folgenden Dinge berücksichtigen:

- Sicherstellung der Übermittlung kompakt kodierter und durch Validierung überprüfbarer Schlüsselwerte,
- Definition einer Transportschicht in Anlehnung an die derzeit spezifizierten Leistungserbringerverfahren u.a. zur Sicherstellung der Lückenlosigkeit einer Folge von Datenlieferungen und
- Einsatz von XSL-Transformationen für leistungsrechtliche Vorpüfung der DTA-Daten.

Es ist zu erwarten, dass sich im Zuge der weiteren Durchsetzung der XML-Schnittstellen als Basis einer Telematikplattform im Gesundheitssystem, XML auch für die Leistungserbringer im DTA mit den gesetzlichen Kassen attraktiver wird. Nicht zuletzt weil weniger unterschiedliche Schnittstellenformate zu unterstützen sind.

10 Archivierung von medizinischen Daten und Bildern

10.1 Einleitung

Bei der Archivierung von großen Datenmengen im Bereich der Medizin spielen Systeme wie **RIS (Radiologisches Informationssystem)** und **PACS (Picture Archiving and Communication System)** eine große Rolle ([www.Klinik-IT.info, 2005]). Noch vor einigen Jahren waren diese Systeme auf die Radiologie beschränkt und nur Insidern bekannt. Heute nimmt das PACS eine Schlüsselstellung im Bereich der Telemedizin und der gesamten Bildverarbeitung im Gesundheitswesen ein. Insbesondere im Rahmen der elektronischen Patientenakte und der modernen KIS-Lösungen, in denen alle Daten in digitalisierter Form bereitgestellt werden, ist das PACS aus der Kliniklandschaft nicht mehr wegzudenken. Es verwaltet Dokumente und Objekte in unterschiedlichen Formaten, die in vielen Bereichen des Krankenhauses benötigt werden. Der Bedarf an filmlosen PACS-Lösungen in den Krankenhäusern nimmt ständig zu. Hier liegt ein großer Wachstumsmarkt mit vielen Zukunftschancen vor. Die Notwendigkeit von PACS, ist wenn man an integrierte Versorgung, Teleradiologie und EPA denkt, über jeden Zweifel erhaben.

PACS verbindet bildgebende Systeme (Röntgengeräte, Magnetresonanztomografie (MRT), Computertomografie (CT), Ultraschallgeräte, Endoskope, Herzkathetermessplätze und andere) mit einem datenbankgestützten Archiv. Dabei werden standardisierte Protokolle wie HL7 und DICOM eingesetzt. PACS ist ein Standard des „American College of Radiology". Ursprünglich kommt der Begriff PACS aus der Radiologie. Heute wird er – wie oben erwähnt – oftmals als Überbegriff für alles, was mit digitaler Bildspeicherung im Bereich Medizin zu tun hat, verwendet und beinhaltet folgende 4 Aufgabenbereiche:

- Bildspeicherung,
- Bildbereitstellung,
- Befundung und
- Bildverteilung.

PACS ist für die Speicherung von Bildinformationen mit den dazugehörigen Patienten bzw. Aufnahmeinformationen zuständig, während Applikationen wie das KIS (mit integriertem RIS) die Prozesssteuerung vornimmt.

Der Vorteil von PACS ist, dass digital archivierte Bilddaten an verschiedensten Orten gleichzeitig zur Verfügung gestellt werden können. Da die bildgebenden Systeme in der Radiologie, der Nuklearmedizin, der Kardiologie, der Endoskopie, der Pathologie u.a. in zunehmendem Maße digitale Bilddaten liefern, bietet sich die Benutzung eines solchen Systems hier besonders an. Allein die Tatsache, dass keine Bilder mehr im Hause gesucht werden müssen, ist ein wesentlicher Prozessvorteil. Hinzu kommt, dass die Kosten für teures Filmmaterial, das für die Entwicklung der Bilder nötig wäre, entfallen. Weiterhin erleichtert das System die Kommunikation zwischen Ärzten, da das Bild auf Wunsch mehreren Kollegen gleichzeitig zur Verfügung gestellt werden kann. Durch die zentrale und dauerhafte Aufbewahrung ist eine präzisere Diagnostik möglich, da eventuelle Vorbefunde einfacher mit eingesehen werden können. Weiterhin werden Medienbrüche vermieden. Die hohen Anschaffungskosten für ein PACS werden sich dann auch amortisieren. Man muss davor warnen, dass dies schnell und problemlos ablaufen wird. Die Einführung eines PACS muss sorgfältig geplant und durchgeführt werden. Insofern wird die Einführung immer eine Investition in die Zukunft sein und sich i.d.R. nicht kurzfristig sondern langfristig rechnen.

10.2   Grundlagen: Der DICOM-Standard

Eine **filmlose Radiologie** setzt zuerst einmal voraus, dass die Bilder in einem digitalen möglichst herstellerunabhängigen Format vorliegen. Hier setzt der Standard **DICOM (Digital Imaging and Communication in Medicine)** an, der den Datenaustausch in einem Netzwerk mit Systemen unterschiedlicher Hersteller unterstützt (vgl.[http://iftm.de, 2005]). Dieser Standard ermöglicht es auch, ein PACS an Krankenhausinformationssysteme anzubinden.

Sollten nicht alle Systeme digitales Bildmaterial liefern, so kann das Bildmaterial nachträglich eingescannt werden.

1983 gründeten das American College of Radiology (ACR) und die National Electrical Manufactures Association (NEMA) eine Arbeitsgruppe, mit dem Ziel, einen Standard für die medizinische Bildverarbeitung zu entwickeln (vgl. [http://medical.nema.org, 2005]).

1985 wurde die erste Version dieses Standards (ACR-NEMA Version 1.0) vorgestellt. In den weiteren Jahren wurden Fehler beseitigt und Erweiterungen entwickelt, bis 1988 ACR-NEMA Version 2.0 veröffentlicht wurde. Nun fehlten jedoch immer noch die Schnittstellen zwischen bildverarbeitenden Geräten und einem Netzwerk.

Dieser Mangel wurde in dem stark erweiterten Nachfolger ACR-NEMA **DICOM** (Digital Imaging and Communication in Medicine), auch DICOM 3.0 genannt, beseitigt. Durch den wesentlich größeren Umfang wurde dieser Standard in mehrere Teile aufgeteilt, von denen Teil 1 – 8 1991 fertig gestellt wurden. 1993 wurde dann der komplette Standard DICOM 3.0 vorgestellt.

Eigenschaften und Funktionalität

DICOM ist ein weltweiter Standard für die Radiologie. Er wurde nach dem Open System Interconnection (OSI) Modell, entworfen, das Kommunikation zwischen heterogenen Systemen erlaubt. Mit ihm können Bilder und Daten von unterschiedlichen bildgebenden und bildverarbeitenden Geräten untereinander ausgetauscht werden.

DICOM ist vorwiegend zum Datenaustausch zwischen medizinisch-radiologischen Informationssystemen konzipiert. Es ist aber auch fähig, Daten mit anderen Informationssystemen wie HIS/RIS (Hospital Information System / Radiology Information System) auszutauschen.

Als zentrales Element dieses Modells wurden die „Service Object Pairs" (SOP) entwickelt. Diese enthalten neben dem Objekt, wie z. B. Bild, MRT-Bild, auch dessen ausführbare Aktionen, wie zum Beispiel „Drucken eines CT-Bildes". Objekte und deren Aktionen werden zu SOP-Klassen verknüpft.

Im DICOM Standard sind neben den Hardware-Schnittstellen auch Informationsinhalte und Kommunikationsschritte für die Bewältigung konkreter Schritte im klinischen Alltag beschrieben. Erst durch DICOM wird der Aufbau eines PACS mit überschaubarem Aufwand ermöglicht. Es können mehrere bildgebende oder bildverarbeitende Geräte vernetzt werden, unabhängig von welchem Hersteller das Gerät kommt. Die Geräte müssen nur gemeinsam den DICOM Standard unterstützen.

DICOM bietet eine umfassende Definition von Datenstrukturen, um die Beschreibung und Speicherung von medizinischen Bildern in digitaler Form zu ermöglichen. Die Datenstrukturen werden als Templates (Muster) definiert. Weiter ermöglicht DICOM eine einheitliche Identifikation eines Objekts durch ein Identifikationskonzept, das die Objekteigenschaften und erlaubte Operationen beinhaltet.

Durch die Definition von Syntax und Semantik der entsprechenden Befehle wird der Austausch von Objekten über Netzwerke oder Dateisysteme unabhängig vom Netzwerktyp oder der Art der Speichermedien gewährleistet. Hinzu kommt ein Informationssystem, das mittels Suchfunktion den Zugriff auf Objekte und deren Inhalt ermöglicht. Dabei muss DICOM insbesondere Datensicherheit und -schutz gewährleisten.

Abb. 59 zeigt den Aufbau des DICOM-Standards.

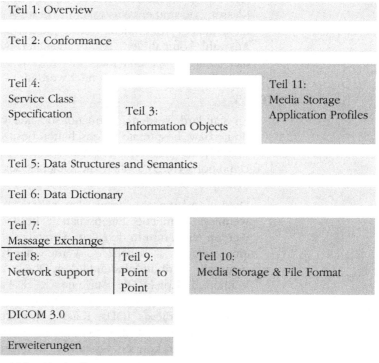

Teil 1: Overview

Teil 2: Conformance

Teil 4:
Service Class
Specification

Teil 3:
Information Objects

Teil 11:
Media Storage
Application Profiles

Teil 5: Data Structures and Semantics

Teil 6: Data Dictionary

Teil 7:
Massage Exchange

Teil 8:
Network support

Teil 9:
Point to
Point

Teil 10:
Media Storage & File Format

DICOM 3.0

Erweiterungen

Abb. 59: Aufbau von DICOM

Im Folgenden gehen wir auf die Komponenten von DICOM kurz ein.

(I) Teil 1 - 8: DICOM 3.0

Teil 1

Hier ist das dem Standard zugrunde liegende Entwurfsprinzip beschrieben. Ebenso sind die verwendeten Abkürzungen, Fachausdrücke und die Struktur definiert.

Teil 2

Die Kriterien, die ein Hersteller erfüllen muss, damit er sein Gerät als DICOM-kompatibel erklären kann, sind hier dargestellt. Diese Erklärungen, die Conformance Statements, müssen in einer bestimmten Form erfolgen. Alle DICOM-relevanten Eigenschaften des Geräts müssen in den SOP-Klassen zusammengefasst sein. Dieses Conformance Statement muss veröffentlicht werden, damit den Anwendern die Auswahl kompatibler Geräte erleichtert wird. Ebenso kann das Conformance Statement als Anforderungsspezifikation in einer Ausschreibung verwendet werden.

Teil 3

Im Standard werden Informationsobjekte verwendet, die Attribute bzw. bestimmte Eigenschaften besitzen. Diese Informationsobjekte werden hier definiert. Die „Information Object Definitions (IOD)" sollen die Objekte der realen Welt möglichst präzise abbilden.

Die Informationsobjekte werden in Klassen zusammengefasst, wenn sie ähnliche Eigenschaften besitzen. Diese Klassen werden wiederum in den Typ „Normalized" oder „Composite" eingeteilt. Als „Normalized" werden die Klassen bezeichnet, wenn alle Attribute eindeutig dem Objekt zugeordnet werden können. Beispiel: Alle Attribute (z. B. Patientenname oder Geschlecht) des Objekts „Patient Information" sind eindeutige Bestandteile dieses IODs. Klassen werden „Composite" genannt, wenn die Attribute auch indirekt mit dem Objekt verknüpft werden können. So kann dem Informationsobjekt „CT-Bild" auch das Attribut „Patientenname" zugeordnet werden.

Teil 4

Mit dem Informationsobjekt können Dienstleistungen oder Aktionen durchgeführt werden. Diese sind hier definiert, wobei gleichartige Dienstleistungen eine Serviceklasse bilden. Wenn gleichartige Dienstleistungen aktiv zur Verfügung gestellt werden, spricht man vom „Service Class Provider" (SCP);

wenn die Dienstleistungen passiv in Anspruch genommen werden, ist die Rede vom „Service Class User" (SCU).

Teil 5

Um Informationen über das Netzwerk zu versenden, müssen sie eine bestimmte Struktur besitzen, in einem Datensatz geordnet sein, die auch die empfangende Applikation kennt. Die Regeln für diesen Aufbau und mögliche Alternativen, die bei einem Verbindungsaufbau vereinbart werden, sind hier definiert.

Teil 6

Alle gültigen Datenelemente sind hier in Form einer Liste aufgeführt, wobei verwandte Datenelemente zu Gruppen zusammengefasst sind. Jede Gruppe besteht aus mehreren Elementen, die den Informationsobjekten des Teils 3 entsprechen. Damit jetzt zwei Geräte kommunizieren können, müssen den Elementen, die im Standard als Platzhalter dienen, noch Werte zugewiesen werden (z. B. Patientengeschlecht = männlich). Teil 6 legt die übergeordnete Struktur und die Kennzeichnung der einzelnen Datenelemente fest.

Teil 7

Der Ablauf und die Protokollstruktur für den Austausch zwischen zwei Geräten sind hier definiert. So macht der Anwender dem Anwendungsprogramm durch eine Aktion deutlich, dass er einen Datentransfer wünscht. Das Anwendungsprogramm übersetzt diesen Befehl für die Netzwerkschnittstelle. Die Regeln für diese Kommunikation und die Protokollstruktur sind im Teil 7 festgelegt.

Teil 8

Hier sind alle notwendigen Systemkomponenten für den Austausch von DICOM-Nachrichten in einem Netzwerk definiert. Der Aufbau ist dabei modular nach dem "OSI (Open System Interconnection) Referenz Modell" strukturiert.

(II) Teil 9 - 13: Erweiterungen

Teil 9

In diesem Teil sind die Komponenten definiert, die für eine Punkt-zu-Punkt-Verbindung zwischen zwei Geräten notwendig sind.

Teil 10 - Media Storage and File Format

In Teil 10 ist der Überbau für die Speicherung von Bildinformationen auf verschiedenen Datenträgern definiert. Er spezifiziert das allgemeine DICOM Speichermedium, als auch das Dateiformat, mit dem DICOM definierte Informationsobjekte verpackt werden. So können die Daten „Offline" über Datenträger, wie magnetische oder optische Wechselplatten, von einem Gerät zum anderen übertragen werden. Teil 10 ist somit die Grundlage für die Teile 11 und 12.

Teil 11 - Media Storage Application Profile

Teil 11 definiert, welche Informationen bei bestimmten Applikationen zusätzlich zu den Grundinformationen gespeichert werden müssen. Dabei sollen sich die Anforderungen an den klinischen Bedürfnissen orientieren.

Teil 12 - Media Formats and Physical Media

Hier wird sowohl das physikalische Medium, als auch das medienabhängige Datenformat eines Datenträgers, der für einen Datentransfer geeignet ist, spezifiziert. Zum Beispiel sind, abhängig von der Anwendung CD-ROM, magnetooptische Platten und 3 1/2 Zoll HD-Disketten für den Datentransfer im medizinischen Umfeld geeignet.

Teil 13 - Print Management Point-to-Point Communication Support

Die Beschreibung aller Protokolle und Dienste, die benötigt werden, um bei einer Punkt-zu-Punkt-Verbindung den Druckdienst zu ermöglichen, erfolgt in Teil 13. Dies ist eine Alternative für nicht netzwerkfähige Geräte.

Datenobjekte

Die Datenobjekte und ihre Zusammenhänge werden in Form eines Entity Relationship Modells (E-R-Modell) beschrieben. Die einzelnen Entitäten stellen die Objekte dar. In Abb. 60 ist das DICOM Information Model zu sehen. Es beschreibt die realen Dinge der medizinischen Welt durch abstrakte Objekte - die Information Object Definitions (IODs). Der DICOM-Standard setzt dieses Modell in den Datenstrukturen um.

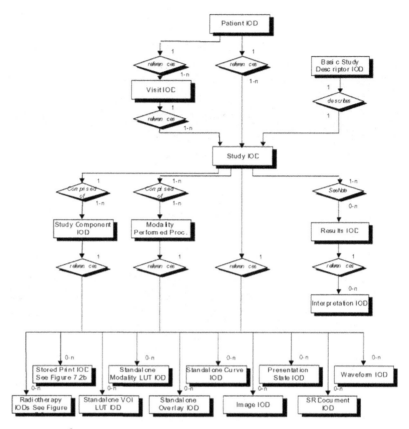

Abb. 60: DICOM Information Model

Nachrichten

In DICOM werden nicht nur Daten versendet. Die Daten werden zusammen mit Instruktionen und Informationen über die geplante Verwendung in Nachrichten gesammelt. Diese Nachrichten können dann über das Netz verschickt werden.

Wie schon erwähnt, sind die Daten im DICOM-Standard in Informationsobjektklassen (IOD) enthalten. Diese IODs lassen sich in zwei Typen unterteilen.

- Normalisierte Informationsobjektklassen (Normalized Information Object Classes) enthalten nur die Attribute, die innerhalb der realen Welt existieren.

- Zusammengesetzte Informationsobjektklassen (Composite Information Object Classes) können zusätzlich Attribute enthalten, die zwar mit der realen Welt in Verbindung gebracht werden können, aber nicht innerhalb dieser existieren.

Eine Nachricht besteht immer aus einer der beiden Informationsobjektklassen. Die folgende Tabelle zeigt die in Teil 3 des DICOM Standards definierten IODs.

Composite IODs	Normalized IODs
Computed Radiography Image	Patient Information
Computed Tomography Image	Visit Information
Magnetic Resonance Image	Study Information
Nuclear Medicine Image	Study Component Information
Ultrasound Image	Results Information
Ultrasound Multi-Frame Image	Interpretation Information
Secondary Capture Image	Basic Film Session
Stand alone Overlay	Basic Film Box
Stand alone Curve	Basic Annotian Presentation
Basic Study Description	Basic Print Job Information
Standalone Modality Lookup Table (LUT)	Basic Printer Information
Standalone Value of Interest (VOI) LUT	VOI LUT
	Image Overlay Box

Zum Nachrichtenaustausch definiert DICOM den Dienst DICOM Message Service Element (DIMSE). Dieser setzt auf der TCP/IP, ISO-OSI oder einer Point-to-Point-Schnittstelle auf. Die Kombination eines IODs und eines solchen Dienstes wird Service-Object Pair (SOP) genannt. Die SOP Klasse stellt die grundlegende Funktionalitätseinheit von DICOM dar. Durch Festlegung von SOP Klassen ist es möglich, bestimmte Untermengen der DICOM Funktionalität zu definieren.

Beim Verbindungsaufbau werden zunächst SOP Klassen bestimmt, die von beiden Programmen unterstützt werden. Ferner werden Anbieter (Service Class Provider, SCP) und Benutzer (Service Class User, SCU) des Dienstes bestimmt. Ein Benutzer sendet eine Nachricht über DIMSE an den Anbieter um den Dienst zu nutzen. Dieser bearbeitet die Nachricht, und schickt eine Antwort an den Benutzer zurück. Dieser Nachricht kann optional ein weiterer Datenstrom folgen.

Wie bei den IODs, gibt es zwei Typen von Nachrichten.

DIMSE-C-Nachrichten sind für zusammengesetzte Datenstrukturen (Composite IODs) vorgesehen. Diese decken folgende Einsatzbereiche ab:

- Kommunikationsüberprüfung zwischen zwei DICOM-Applikationen
- Bilddatenübertragung
- Bilddatenbankdienste
- Benachrichtigung über Existenz, Inhalt und Standort von Bildern einer Untersuchung

DIMSE-N-Nachrichten sind für normalisierte Datenstrukturen (Normalized IODs) vorgesehen und behandeln folgende Einsatzbereiche:

- Verwaltung von Patientendaten
- Verwaltung von Untersuchungen
- Verwaltung von Untersuchungsergebnissen
- Ausdruck von Bildern

Aufbau von Informationsobjekten

Am Beispiel der „Computed Tomography Image Information Object Class" wird im Folgenden der Aufbau von Informationsobjekten dargestellt. Es handelt sich hierbei um ein Composite IOD, da es aus mehreren unterschiedlichen Objekten besteht.

Information Entity	Module	Usage
Patient	Patient	M
Study	General Study	M
	Patient Study	U
Series	General Series	M
Frame of Reference	Frame of Reference	M
Equipment	General Equipment	M
Image	General Image	M

Information Entity	Module	Usage
	Image Plane	M
	Image Pixel	M
	Contrast/Bolus	C
	CT Image	M
	Overlay Plane	U
	VOI LUT	U
	SOP COMMON	M

In der Spalte „Information Entity" stehen die Entitäten des DI-COM Information Model. Die zweite Spalte verweist auf die Attribute, die das Objekt genauer beschreiben. Die letzte Spalte sagt aus, ob das Modul in der Datenstruktur erscheinen muss oder nicht:

- „M" steht für Mandatory Module. Dieses Modul muss in der Datenstruktur erscheinen.

- „C" steht für Conditional Module. Dieses Modul muss unter bestimmten Bedingungen in der Datenstruktur erscheinen.

- „U" steht für User Option Module. Dieses Modul kann in der Datenstruktur erscheinen, muss aber nicht.

Die folgende Tabelle zeigt das Modul „Patient". Die Spalten „Attribut-Name" und „Tag" beschreiben Attribute der Entität „Patient". In der Spalte „Attribut-Beschreibung" steht der Wert des jeweiligen Attributes.

Attribut-Name	Tag	Typ	Attribut-Beschreibung
Patient' s Name	(0010, 0010)	2	Name des Patienten
Patient ID	(0010, 0020)	2	Patienten Identifikations-nummer
Patient' s Birth Date	(0010, 0030)	2	Geburtsdatum des Patienten
Patient' s Sex	(0010, 0040)	2	Geschlecht des Patienten
Referenced Patient Sequence	(0008, 1120)	3	Referenz auf eine andere Sequenz
Referenced SOP	(0008,	1C	Referenz auf SOP Class UID

Attribut-Name	Tag	Typ	Attribut-Beschreibung
Class UID	1150)		
Referenced SOP Instance UID	(0008, 1155)	1C	Referenz auf SOP Instance UID
Patient' s Birth Time	(0010, 1132)	3	Geburtszeit des Patienten
Other Patient ID	(0010, 1000)	3	Eine andere Patienten-Identifikationsnummer
Other Patient Name	(0010, 1001)	3	Anderer Name des Patienten
Ethnic Group	(0010, 2160)	3	Glaubenszugehörigkeit des Patienten
Patient Comments	(0010, 4000)	3	Andere Informationen über den Patienten

Die Spalte „Typ" beschreibt, ob es notwendig ist, dieses Attribut in die Datenstruktur zu kodieren. Dabei werden drei grundlegende Typ-Klassen unterschieden:

- Typ 1: Das Attribut muss in die Datenstruktur kodiert werden und einen gültigen Wert haben.

- Typ 2: Das Attribut muss in die Datenstruktur kodiert werden, braucht aber keinen Wert zu enthalten.

- Typ 3: Das Attribut ist optional und muss daher auch keinen Wert enthalten.

- Typ nC: Falls ein beschriebenes anderes Attribut in der Datenstruktur vorhanden ist, muss bezüglich des Typs n das Attribut kodiert werden (n = 1, 2 oder 3).

Alle Datenelemente werden im DICOM Data Dictionary definiert. Jedes Datenelement erhält

- einen Attributbezeichner (Data Element Tag), der aus einer Gruppen- und einer Elementnummer in hexadezimaler Codierung besteht

- einen Namen

- eine Wert-Repräsentation (Value Representation, VR) und

- eine Wert-Häufigkeit (Value Multiplicity).

Diese Attribute werden in einer DICOM-Nachricht in Form von einzelnen Datenelementen abgelegt – aus ihnen besteht die ei-

gentliche Nachricht. Nachrichten sind quasi Mengen von Attribu-
ten und heißen daher „Data Sets" (vgl. Abb. 61).

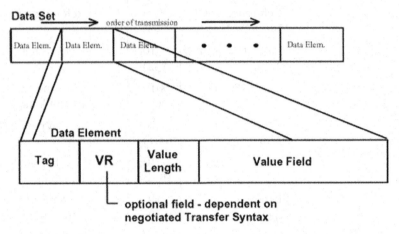

Abb. 61: Aufbau eines Data Set

Value Representation (VR) kann die folgenden Einträge haben:

- PN: Person Name, Zeichenkette von maximal 64 Zeichen

- LO: Long String, Zeichenkette von maximal 64 Zeichen

- UI: Unique Identifier, maximal 64 Zeichen aus [0..9] und ’ .’ .

Für den Patienten „Max Mustermann" würde das Datenelement
„Patient’ s Name" so aussehen:

Tag		VR	Value Length	Value Field
Group	**Element**			
0010	0010	PN	15	Mustermann, Max

10.3 Komponenten von PAC-Systemen

10.3.1 Anforderungen an die Systemarchitektur

Das PAC-System sollte am Client-Server-Konzept orientiert und
modular aufgebaut sein. Es sollten nur Endgeräte mit graphischer
Benutzerführung eingesetzt werden. Die Bereitstellung konfigu-
rierbarer fachspezifischer Bedienoberflächen für funktionales und
ablauforientiertes Arbeiten kann erwartet werden. Die Bilddaten
sollten als DICOM-Bilder in der Datenbank gespeichert werden.
Ein intelligentes Speichermanagement für alle Komponenten

unter Berücksichtigung geeigneter Prefetching- und Preloading-Algorithmen sowie das Management der Vorgangsbearbeitung sind erforderlich.

Datenmodelle

Es sollten objektorientierte Datenmodelle vorgezogen werden. Die Implementierung des Datenmodells auf einer objekt-relationalen oder objekt-orientierten Datenbank ist wichtig. Die Datenbank muss im Hinblick auf große Datenvolumina (z. B. durch bildgebende Untersuchungen verursacht) optimiert sein. In einer Klinik fallen jährlich mehrere TByte pro Jahr an, die entsprechend verwaltet werden müssen.

Im Modell muss ein dem klinischen Ablauf entsprechendes Berechtigungskonzept mit der Zuweisung von Aufgaben an Rollen bzw. den entsprechenden Rollenträgern vorgesehen sein. Das Rollenkonzept muss flexibel genug sein, um auch Ärzte im Bereitschaftsdienst abbilden zu können. Das System sollte so ausgelegt sein, dass mittelfristig eine patientenbezogene Zusammenführung aller Dokumente an den radiologischen Arbeitsplätzen (RIS) sowie in einem elektronischen Krankenhausarchiv (KIS, EPA) möglich ist.

Schnittstellen

Die Schnittstellen des PAC-Systems – z. B. zum Radiologie Informationssystem (RIS), zum Klinischen Arbeitsplatzsystem (KAS), zur elektronischen Patientenakte (EPA), usw. – sollten aus standardisierten Kommunikationsschnittstellen bestehen. Im Zuge der immer stärker werdenden Vernetzung ist es wichtig, dass nicht nur Standards aus dem Krankenhausbereich (z. B. HL7) unterstützt werden, sondern auch die im niedergelassenen Bereich eingesetzten Kommunikationsstandards.

Eindeutige Identifikation des Patienten

Damit in einem PACS die eingehenden Bilder mit den im RIS gebuchten Untersuchungen identifiziert werden können, müssen bestimmte im RIS generierte Identifizierungsparameter den Bildern zugeordnet werden. Diese Parameter müssen vom RIS an das PACS übertragen werden. Eine manuelle Eingabe der Parameter ist fehleranfällig, was ein späteres Auffinden der Bilder erschwert oder sogar unmöglich machen kann.

Vernetzung

Bildkommunikation stellt hohe Anforderungen an Kapazität und Geschwindigkeit in Datennetzen. Die minimale Anforderung für ein Netz zur Bildkommunikation im Bereich der Radiologie beträgt 100 Megabit pro Sekunde. Der Kabeltyp, Busstruktur, Protokolle, Netzgeräte und Netzkarten müssen entsprechend ausgelegt sein. Zur Vermeidung von zu hohen Netzwerklasten ist daher zu einer Netzsegmentierung und dem Einsatz von Switching-Technologie zu raten. Des Weiteren müssen die entsprechenden Protokolle von der Netzwerktopologie unterstützt werden. In einer Übersicht könnten die Anforderungen an die Netzwerk-Infrastruktur wie folgt aussehen:

- Kommunikationsmodell ist als Client/Server-Modell mit dem darauf aufsetzendem RPC-Mechanismus konzipiert und unterstützt gängige Netzwerkprotokolle wie TCP/IP

- Fernwartungsmöglichkeit

- Hohe Ausfallsicherheit

- Hohe Übertragungsgeschwindigkeiten, kurze Wartezeiten

- Höchste Sicherheit der Daten ist gewährleistet, d.h.

  - Die Authentizität der Benutzer wird überprüft

  - Die Autorisierung, die dem Benutzer bestimmte Rechte zur Systemnutzung geben, muss anhand von ACLs überprüft werden

  - Die Daten müssen vor nicht autorisiertem Lesen geschützt werden, z. B. durch den Einsatz entsprechender kryptographischer Methoden

  - Die Datenintegrität muss gewährleistet sein, d.h. die Daten müssen vor nicht autorisiertem Schreiben (Einfügen, Löschen, Modifizieren) geschützt werden.

Weiterhin müssen die Bedürfnisse, die die Radiologie an das Netz stellt, berücksichtigt werden:

- Einbindung aller vorhandenen bildgebenden Modalitäten

- Uneingeschränkte Lesbarkeit von Bildern aus Modalitäten unterschiedlicher Hersteller

- Verknüpfung von bild- und text-orientierter Information (Befunde, Patienten-Stammdaten, Leistungsdaten, etc.)

- Interne (Abteilung, Krankenhaus) und externe (zwischen Krankenhäusern, niedergelassenen Ärzten) Kommunikation.

10.3.2   Anforderungen an die Archivierung

Aufgrund der großen Datenmengen für digitale Bilder müssen hohe Anforderungen an die Speichertechnologie gestellt werden. Auch weiterhin werden Bilder nicht in digitaler Form, sondern z. B. als Röntgenfilm vorliegen. Digitalisiert man diese Bilder mittels Laserscannern oder digitalen Kameras, so ist aufgrund der großen Bildmatrizen mit erheblichen Speicheranforderungen zu rechnen (vgl. Abb. 62, aus „Der Computerführer für Ärzte").

Bildquelle	Modell	Anzahl Untersuchungen pro Tag	Anzahl Bilder pro Untersuchung	Bildmatrix * (Pixel)	Datentiefe 8 Bit = 1 Byte 12 Bit = 2 Byte
CT1	Siemens Somatom	20	40	512 x 512	2
CT2	Picker PQ 6000	25	80	512 x 512	2
MR1	Philips NT10	15	100	256 x 256	2
MR2	GE Signa	10	120	256 x 256	2
Angio1	Philips Diagnost 96	5	12	512 x 512	1
Angio2	Siemens Fluorospot	5	12	1024 x 1024	2
DLR	Fuji FCR 5000	100	2	1700 x 2300	2
US	Aloka ssd 600	20	8	640 x 480	1
NM	ADAC	20	6	128 x 128	1
SUMME		220			

* Aufnahme Matrix, nicht Darstellungsmatrix !

Bildquelle	(Anzahl der Untersuchungen/Tag) x (Anzahl der Bilder/Untersuchung) x (Bildmatrix x Datentiefe) x (Arbeitstage / Jahr)	Datenvolumen p.a. (in GB)
CT1	(20) x (40) x (512 x 512 x 2) x (250)	104
CT2	(25) x (80) x (512 x 512 x 2) x (250)	262
MR1	(15) x (100) x (256 x 256 x 2) x (250)	49
MR2	(10) x (120) x (256 x 256 x 2) x (250)	39
Angio1	(5) x (12) x (512 x 512 x 1) x (250)	4
Angio2	(5) x (12) x (1024 x 1024 x 2) x (250)	31
DLR	(100) x (2) x (1700 x 2300 x 2) x (250)	391
US	(20) x (8) x (640 x 480 x 1) x (250)	12
NM	(20) x (6) x (128 x 128 x 1) x (250)	0,5
	SUMME:	**896,5**

Abb. 62: PACS-Datenvolumina

Speicherbereiche innerhalb des Archivs unterscheiden sich durch Kapazität und Zugriffsgeschwindigkeit. Die Migration von Daten zwischen diesen Bereichen ist notwendig, um diese zeitgerecht bereitzustellen. Grundlegende Anforderungen an ein PACS-Archiv sind

- modulare Erweiterbarkeit,

- Medienunabhängigkeit und Verwaltung digitaler Bilddaten,

- Kontrolle von Zugriffsberechtigungen,

- DICOM-Funktionalität und

- Unterstützung von verlustfreier und -behafteter Kompression.

Zusätzlich kommen Anforderungen aus der täglichen Praxis hinzu, wie

- schneller Zugriff auf benötigte Bilder (Retrieval),

- niedrige Investitions- und Betriebskosten und

- hohe Datensicherheit:

  - Jederzeit verfügbare Daten aus RIS/PACS und höchste Ausfallsicherheit und

  - Disaster Recovery.

10.3.3 Beispielkonfiguration eines PAC-Systems

Abb. 63 zeigt eine Minimalkonfiguration eines PACS:

- Server (für die Applikationssoftware und die Bilddatenbank)

- RAID Array (für die Kurzzeitarchivierung der Bilddaten)

- Jukebox bzw. externer Dienstleister (für die Langzeitarchivierung)

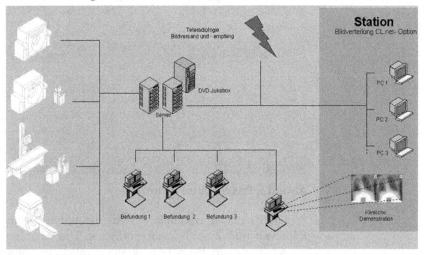

Abb. 63: PACS-Konfiguration

10.3.4 Speichersysteme

Für die riesigen Datenmengen, die an einem Tag im Krankenhaus anfallen, reicht es oft nicht mehr aus, sie auf der lokalen Festplatte eines Rechners zu speichern. Es fallen auf verschiedenen Stationen Daten an, die die Speicherkapazität der lokalen

Festplatten der Stationsrechner schnell übersteigen, aber auch für andere Abteilungen von Interesse sind. Es müssen also Orte geschaffen werden, die zentral alle Daten sammeln und speichern.

Durch das Auslagern der Daten kann der Verwaltungsaufwand minimiert werden. Nicht jede Station muss sich um eine entsprechende Datensicherung kümmern, sondern dies geschieht nun zentral an einem bestimmten Ort. Dieser muss technisch voll ausgestattet sein, das heißt mit den aktuellen Möglichkeiten einer modernen Datenspeicherung und ausreichendem physikalischen Schutz. Nur zur Administration berechtigte Personen dürfen Zugang zu den Räumen erhalten in denen die Speichersysteme stehen. Falls das hausinterne Netzwerk, über das alle Stationen auf die zentralen Speichersysteme zugreifen können, Verbindungen nach außen hat, muss ein Schutz vorhanden sein der nur Benutzern aus dem internen Netz Zugriffe erlaubt. Unter Verbindungen nach außen kann das Internet betrachten werden, aber auch Anbindungen von anderen Krankenhäusern. Ganz gleich, welche Verbindungsart aus dem Intranet heraus besteht, es muss eine Zugangkontrolle geben, die nur autorisierte Benutzer auf die Speichersysteme zugreifen lässt.

Es gibt verschiedene Verfahren eine sichere Authentisierung vorzunehmen. In Krankenhäusern werden solche Systeme in anderen Bereichen schon eingesetzt, so dass dies im Bereich der Datensicherung keinen großen Mehraufwand bedeutet. Es muss aber auch damit gerechnet werden, dass sich unbefugte Personen Zugriff auf die Daten verschaffen wollen. Das kann man nur durch einen guten Schutz des internen Netzwerkes verhindern. Schutz kann der Einsatz einer Firewall geben, die nur definierten Datenverkehr zulässt oder der Einsatz von Verschlüsselungssoftware. Diese sorgt dafür, dass die Daten ohne gültigen Schlüssel nicht verstanden werden.

Jukeboxen

Jukeboxen, auch Optical Disc Libraries genannt, sind eine der am häufigsten eingesetzten Verfahren zur Datenspeicherung.

Für Jukeboxen sprechen die ausgereifte Technik und der recht günstige Preis in der Anschaffung. Eine Jukebox besteht aus mehreren Multifunktions-Laufwerken die das Lesen und Schreiben der Medien übernehmen. Da in einer Box mehrere hundert Medien eingesetzt werden gibt es einen automatisch gesteuerten Roboterarm der dafür sorgt, dass leere Medien zum Beschreiben und beim Lesen die Medien mit den entsprechenden Informationen eingesetzt werden. Bei alten Systemen werden CD-Medien eingesetzt, die aber keine zeitgemäße Größe und Geschwindigkeit anbieten können. Heute wird die neue DVD-Technik eingesetzt, um ansprechende Speichergrößen zur Verfügung zu stellen. Dabei kommen DVD-RAM, DVD-R, oder DVD-RW Medien zum Einsatz. Durch diese neue Technik kommen Jukeboxen an eine Speicherkapazität von 260 GByte bis zu 5.6 TByte. Sehr unterschiedlich fällt die Zeit aus, die benötigt wird um ein Medium einzulegen, Medienwechselzeiten zwischen 5 und 8 Sekunden sind möglich.

RAID

Das RAID-Konzept, Redundant Array of Inexpensive Discs, basiert auf der Idee, eine Anzahl von Festplatten zur Erhöhung der Übertragungsleistung und Sicherheit als eine Einheit zu betreiben (vgl. [www.hardwaregrundlagen.de, 2005]).

Dieses Konzept wurde vor ungefähr 20 Jahren an der Universität von Kalifornien in Berkeley entwickelt.

Man wollte die zu dieser Zeit benutzten SLED (Single Large Expensive Discs) im 14-Zoll-Format durch die viel preiswerteren und handlicheren 5,25 Zoll Disketten ersetzen. Das war mit einer Reihe von Problemen verbunden. Durch den geringeren Speicherplatz, den die kleineren Disketten boten, mussten Dateien auf mehrere Disketten verteilt werden. Dies steigerte den Verwaltungsaufwand. Hinzu kam, dass bei Zerstörung einer Diskette alle anderen Daten auch verloren waren.

Als Lösung dieser Schwierigkeiten beim Verteilen von Daten auf mehreren Datenträger entwickelten man RAID, „A Case for Redundant Arrays of Inexpensive Disks".

RAID bietet verschiedene Verfahren an, Daten zu verteilen. Diese unterschiedlichen Verfahren werden Level genannt und bieten völlig verschiedene Lösungen für die oben erwähnten Probleme an. Um sich für einen der Level zu entscheiden, muss man die für seine Anforderungen beste Methode auswählen. Dabei kann man alle Level sehr gut nach den drei Kriterien Verfügbarkeit, Performance und Kosten bewerten.

In dem Konzept wurden insgesamt fünf verschiedene Stufen oder Level vorgeschlagen. Diese Anzahl wurde bis heute um drei weitere auf nun insgesamt acht Level erweitert. Dabei handelt es sich überwiegend um Level für spezielle Anwendungen die keine große Bedeutung erlangt haben.

Neben den als Ursprung für RAID aufgeführten Gründen, also kostengünstige, hochwertige Speicherung und gute Ausfallsicherheit, bieten RAID Systeme heute weitere Vorteile. Das betrifft zum einen die Darstellung eines RAID-Verbundes gegenüber dem Benutzer, denn ein Verbund erscheint wie ein einziges logisches Volume. Die Verwaltung ist somit so einfach wie die eines einzelnen physikalischen Laufwerks. Aber durch die parallelen Zugriffe erhält ein Verbund einen Geschwindigkeitsvorteil gegenüber Einzellaufwerken.

Alle Vorteile zusammen genommen führen dazu, dass RAID eine sehr schnelle Verbreitung insbesondere für den Einsatz in Rechenzentrums-Servern erfuhr. Auch werden einzelne Level kombiniert um die spezifischen Vorteile zusammen zu nutzen.

Bei der Implementierung eines RAID-Verbundes hat man die Wahl zwischen einer Software- und Hardwarelösung.

Beim Software-RAID wird die Steuerung des Verbundes von der CPU des Rechners übernommen, an dem die Festplatten betrieben werden. Die Funktionen, die dazu nötig sind, sind meist schon in den Betriebssystemen enthalten. Da das Betriebssystem meistens schon vorhanden ist oder sowieso angeschafft werden muss, ist der Einsatz einer Softwarelösung natürlich die günstigste Variante. Gestiegene Anforderungen können einfach durch „Prozessor Upgrade" befriedigt werden. Leider gibt es auch Nachteile. Der RAID Verbund erzeugt natürlich eine hohe Prozessorauslastung, die andere Anwendungen, die sehr CPU-intensiv sind, stören kann. Dazu kommt die Gebundenheit an ein Betriebssystem und die eingesetzte Plattform.

Ein Hardware-RAID kommt auch nicht ohne Software aus, hier wird sie aber nur zur Verwaltung benötigt. Die Ansteuerung der Festplatten im Verbund wird von einem eigenen RAID-Kontroller geregelt. Dieser Kontroller erzeugt Kosten die beim Software-RAID nicht anfallen. Dafür wird die CPU stark entlastet und dies führt zu einer deutlich höheren Performance.

Hat man einer der Implementierungsarten den Vorzug gegeben, muss man sich um die Festplatten bemühen, die an RAID angeschlossen werden. Hier hat sich in den letzten Jahren etwas getan. Früher kam als Interface ausschließlich SCSI in Frage, und die Festplatten mussten alle eine identische Größe haben. Oft waren Schwierigkeiten beim Einsatz eines Verbundes nur dadurch zu beheben, indem nur Platten eines Herstellers eingesetzt werden konnten.

Heute sieht das nicht mehr so stringent aus. Beim Interface kommen neben SCSI auch andere Techniken zum Einsatz. RAID-Systeme finden ja auch immer mehr Verwendung im Homeoffice-Bereich. Die Platten können von verschiedenen Herstellern stammen und sogar in der Kapazität dürfen sie sich unterscheiden. Allerdings kann dann nicht mehr die gesamte Datenmenge gespeichert werden, sondern die kleinste Platte im Verbund gibt die zu nutzende Größe an. Werden drei Platten eingesetzt, von denen zwei 40 GByte und eine dritte nur 20 GByte vorweist, so stehen nur jeweils 20 GByte auf jeder Platte zur Verfügung.

RAID Level 0

RAID 0 bringt nicht mehr Datensicherheit, sondern erhöht die Geschwindigkeit der Zugriffe auf Datenspeicher. Es ist kein redundantes Verfahren. Es werden auch hier mehrere Laufwerke, wie bei allen anderen Levels auch, zu einem logischen Laufwerk zusammengefasst. Wenn Daten auf den RAID Verbund geschrieben werden, so werden aufeinander folgende Daten in Blöcke aufgeteilt und auf alle angeschlossenen Festplatten des Verbundes verteilt. Das Aufteilen in Blöcke wird auch als Striping bezeichnet, so dass Level 0 oft entsprechend genannt wird. Da hier alle Festplatten des RAID parallel benutzt werden können addieren sich die Performancewerte der einzelnen Laufwerke. Dagegen sinkt mit jeder weiteren Festplatte die Datensicherheit. Denn fällt nur eine Festplatte des Verbundes aus, sind alle Daten der Laufwerke verloren.

RAID Level 1

Bei diesem Level werden alle Schreibzugriffe auf zwei Festplatten ausgeführt. Die zweite Platte ist also eine exakte Kopie der ersten. Die Daten liegen redundant vor. Das Verfahren bietet ein Höchstmaß an Sicherheit, fällt ein Laufwerk aus, gehen keine Daten verloren. Da alle Daten doppelt vorhanden sind, ist in dem Verbund nur noch die Hälfte der Kapazität nutzbar. Das führt natürlich auch dazu, dass die Kosten doppelt so hoch sind.

RAID Level 0+1

Da jedes der beiden oben aufgeführten Verfahren Vor- und Nachteile aufweist, liegt es sehr nahe, die jeweiligen Vorteile zu kombinieren. Je nach Hersteller wird dann die Bezeichnung RAID 0+1, RAID 0/1 oder RAID 10 benutzt. Durch Striping erhält man einen Geschwindigkeitsgewinn und durch Mirroring einen Gewinn an Datensicherheit. RAID 0 erzielt durch das lineare Zusammenschalten mehrerer Festplatten sowohl beim Lesen als auch beim Schreiben einen Geschwindigkeitsvorteil und die zusätzliche Spiegelung auf weitere Platten sorgt für mehr Datensicherheit.

Nun kann man zwei Methoden nutzen, um solch eine Kombination zu realisieren. Zuerst werden die ankommenden Daten per Striping auf die Hälfte der zur Verfügung stehenden Laufwerke gleichmäßig verteilt und anschließend per Spiegelung auf die restlichen kopiert. Oder man wählt den umgekehrten Weg erst werden die Daten immer auf zwei Laufwerke parallel geschrieben und anschließend mit den restlichen Zweierpaketen zu einem Stripe-Set verbunden. Die zweite Methode ist im Hinblick auf die Sicherheit vorzuziehen.

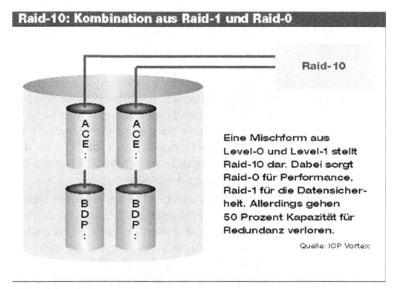

Abb. 64: RAID Level 10

Die Spiegelung bietet perfekte Redundanz, dies wird aber mit hohen Kosten erkauft. Diesen Nachteil haben die höheren RAID Level nicht, denn sie arbeiten mit einer Fehlerkorrektur. Zum Erkennen von Fehlern wird der ECC-Code eingesetzt. Der Error Correcting Code ist ein Verfahren zum Erkennen und Korrigieren von Bitfehlern. Dieser Code wird normalerweise auf einem extra Laufwerk abgelegt, das dann als Parity-Laufwerk bezeichnet wird.

Die RAID Level mit der Fehlerkorrektur verteilen die Nutzdaten erst per Striping auf mindesten zwei Laufwerke, aus deren Dateninhalt wird nun der Korrekturwert berechnet, der später dazu dient, bei Ausfall eines kompletten Laufwerks die verloren gegangenen Daten dieser Platte zu rekonstruieren. Die Fehlerkorrektur wird mit Hilfe eines Paritätsbit gebildet. Die Daten, die auf die Nutzlaufwerke verteilt wurden, werden mit der Exclusiv-Oder Funktion verknüpft.

Damit kann eines der Laufwerke ausfallen, ohne dass die auf dem RAID-Verbund gespeicherten Daten verloren sind. Es kann auch das Parity-Laufwerk selbst ausfallen, ohne dass Daten verloren gehen.

RAID Level 2

Level 2 bietet zusätzlich zu dem Schutz gegen Ausfall eines kompletten Laufwerks, das alle höheren Level durch die Fehlerkorrektur erhalten, auch Schutz gegen Fehler innerhalb eines Laufwerks. Mit Hilfe des oben beschriebenen Paritätsbit können zwar alle Daten eines defekten Laufwerks rekonstruiert werden, aber wenn ein Laufwerk falsche Daten liefert, ist das Paritätsbit allein machtlos. Es kann nicht erkennen, welches der im RAID Verbund befindlichen Laufwerke die falschen Daten liefert. Sollten also aufgrund eines Schreib- oder Lesefehlers die Daten nicht mehr konsistent sein, muss die Fehlerkorrektur passen. Der Fehler wird zwar erkannt, aber die Quelle der Fehler kann nicht entlarvt werden. Dazu benötigt es weitere Prüfbits. Genau das ist beim RAID Level 2 realisiert.

RAID 2 verwendet neben acht Bit für Daten zusätzlich zwei Bit für die Fehlerkorrektur. Dadurch ist es möglich den Fehler zu entdecken und dessen Position zu ermitteln. Die ankommenden Daten werden also bitweise auf die angeschlossenen Festplatten verteilt. Es müssen also mindestens zehn Laufwerke im Verbund vorhanden sein, acht für die Nutzdaten und zwei weitere für den ECC-Code.

Level 2 hat somit die schwierigste und aufwendigste Implementierung aller vorhandenen RAID Level.

Die bitweise Verteilung auf eigene Laufwerke, die den Einsatz von nicht weniger als zehn Festplatten in einem Verbund erfordert, bietet aber auch die Möglichkeit zum parallelen Zugriff. Durch die parallelen Zugriffe wird die Lesegeschwindigkeit auf das achtfache beschleunigt. Deswegen hat Level 2 trotz des großen Implementierungsaufwands seine Verwendung im Bereich der Datenspeicherung gefunden.

RAID Level 5

Bei Level 5 werden die Nutzdaten blockweise auf die Festplatten verteilt. Hier kommt wie bei allen Levels ab dem zweiten die Fehlerkorrektur zum Einsatz, die aber kein eigenes Parity-Laufwerk besitzt. Der ECC-Code wird zusammen mit den Nutzdaten gleichmäßig über die Festplatten verteilt. Der Inhalt der Laufwerke besteht also einmal aus den Nutzdaten und zusätzlich aus den Daten für die Fehlerkorrektur, die aus den Nutzdaten bestimmt werden. Da hier nun kein Laufwerk eine Sonderstellung hat, werden alle Platten im Verbund gleichmäßig beansprucht. Ein Parity-Laufwerk dagegen, ist von jedem Plattenzugriff auf irgendein Laufwerk im RAID betroffen, so dass seine mechanische Belastung viel größer ist als bei den anderen und so häufiger erneuert werden muss.

Bei RAID 5 bietet sich auch eine Kombination mit einem anderen Level an. Besonders oft anzutreffen ist die Kombination mit Level 0. Sie bietet eine gegenüber dem Level 5 nochmals gesteigerte Ausfallsicherheit. Bezeichnungen sind hier analog wie bei der Benutzung von Level 0 und 1, also RAID 0+5 oder RAID 50.

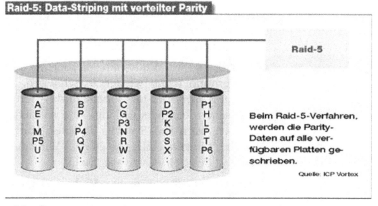

Abb. 65: RAID Level 5

Die anderen Levels nehmen Randstellungen ein und bedienen nur ganz bestimmte Aufgabenbereiche. Besonders die Level 6 und 7, die im Ursprungskonzept noch nicht enthalten waren, kann man als Exoten bezeichnen. Sie werden nur in Spezialfällen angewendet.

Geht es nun darum, ein Level auszuwählen und einzusetzen, muss man sich über die Anforderungen, die das RAID erfüllen muss, im Klaren sein. Jedes Level bietet Vor- und Nachteile, die teilweise durch Kombination verändert werden können. Drei Faktoren sollten bei den Überlegungen eine zentrale Rolle spielen: Verfügbarkeit, Performance und Kosten.

Dies sind die Hauptunterscheidungsmerkmale zwischen den einzelnen Levels. Eine Organisation der Platten in einem RAID 0 Verbund bringt die geringsten Kosten mit sich, ist aber im Bezug auf Datensicherheit sicherlich die schlechteste Wahl. Ein RAID 1 Verbund bietet die höchste Verfügbarkeit und Redundanz, lässt aber die Kosten in die Höhe schnellen und bringt einen riesigen Overhead mit sich.

Es muss also ein Kompromiss zwischen Kosten, Performance und Sicherheitsanforderungen gefunden werden.

Plattenausfall

Die hohen Anforderungen sorgen dafür, dass ein RAID, wenn es erst einmal installiert ist, große Belastungen für die eingesetzten Festplatten bedeuten. Da jede Platte ausfallen kann, muss man diesbezüglich über Strategien verfügen. Dabei spielt es keine Rolle ob eine Software- oder Hardware-RAID benutzt wird. Die defekte Platte sollte schnellstmöglich durch eine neue ersetzt werden. Denn unabhängig vom Level geht durch den Ausfall einer Platte die Redundanz verloren, so dass höchste Gefahr für die gesicherten Daten besteht.

Nun gibt es zwei Methoden, die defekte Platte zu ersetzen und den Verbund damit wieder zu schließen. Einmal der manuelle Austausch, der aber im Normalfall das Herunterfahren des angeschlossenen Rechners verlangt, und so nicht ohne Beeinflussung von Benutzern des Systems ablaufen kann. Besser ist hier ein Hot-Plug fähiges RAID, das es dem Verwalter erlaubt, Festplatten während des Betriebs zu wechseln.

Noch besser ist die zweite Methode. Bei ihr besitzt das Array eine zusätzliche Platte, die im fehlerfreien Betrieb nicht benötigt wird. Erst wenn eines der Laufwerke im Array ausfallen sollte, wird die Platte aktiv. Sie übernimmt vollautomatisch die Funktion der ausgefallenen Platte und wird als Hot-Fix Laufwerk bezeichnet.

Zum Abschluss über RAID-Systeme sollte noch Folgendes berücksichtigt werden. RAID bietet eine sichere und schnelle Speicherung von großen Datenmengen. Machtlos ist man aber, wie in allen Bereichen der Computertechnik, gegen Fehlbedienungen des Menschen. Soll ein RAID zur Speicherung eingesetzt werden, müssen die zuständigen Administratoren etwas von der Technik verstehen, um von Anfang an Fehler durch falsche Konfiguration auszuschließen.

Storage-Konzepte

Der Schritt hin zu einem Speichersystem ist ein Schritt in die richtige Richtung. Es wird allerdings auch nicht allein die Datenmengen, speziell in Bereichen wo viel Bildmaterial anfällt, bewältigen können. Es müssen weitere Speichersysteme angeschafft werden. Da mit jedem weiteren System die optimale Ausnutzung des Plattenplatzes schwieriger wird, muss ein einheitliches Storage-Konzept eingesetzt werden. Dieses Konzept soll dabei helfen, Speicher von den verschiedensten Systemen richtig zu nutzen. Dabei spielt die verwendete Hardware eine untergeordnete Rolle. Den Konzepten ist es egal, ob eine Jukebox oder ein RAID als Datenspeicher dient.

Zwei Konzepte haben sich durchgesetzt und eine weite Verbreitung im Bereich der unternehmensweiten Speicherung gefunden. Beide Konzepte unterscheiden sich grundsätzlich voneinander und bieten Vor- und Nachteile.

Das „Direct Attached Storage" ist das ältere der beiden Konzepte und für gehobene Ansprüche nicht mehr flexibel genug. Es wird immer mehr durch „Storage Area Network" ersetzt.

Direct Attached Storage (DAS)

Ein klassisches Beispiel für ein Storage-Konzept ist DAS. Die Speichersysteme stehen in enger Verbindung mit einem Server. Jedem Server sind diese Systeme explizit zugeordnet. Daraus resultiert, dass jede Applikation einen eigenen Datenspeicher besitzt, den nur sie zur Speicherung verwenden kann. Der große Vorteil dieses Storage-Konzept ist gerade die Trennung der Applikationen, so dass eine gegenseitige Beeinflussung fast ausgeschlossen werden kann. Jeder Server verwaltet seinen Speicherbereich und füllt ihn mit den Daten der entsprechenden Applikation. Nun kommt es aber vor, dass der Speicherbedarf nicht bei jeder Applikation gleich ist. Dadurch entstehen sehr unterschiedliche Auslastungen der Speichersysteme. Während das eine System an seiner Kapazitätsgrenze arbeitet, ist auf dem anderen noch genügend freier Platz vorhanden. Genau hier liegt die Schwäche von DAS.

Die feste Zuordnung, Speicher zu Server, erschwert eine Mitbenutzung des Speicherplatzes von einem Storagesystem durch einen anderen Server. Vorhandene Speicher können nicht effizient genutzt werden, freier Platz kann nicht anderen Servern zur Verfügung gestellt werden.

Dadurch bieten so verteilte Speichersysteme nicht mehr die heute geforderte Flexibilität und Verfügbarkeit. Zusätzlich erfordern sie einen erheblichen Administrationsaufwand und damit rasch wachsende Kosten.

Die Probleme dieses klassischen Konzeptes sehen folgendermaßen aus:

- Hohe administrative Kosten durch eine Vielzahl von Servern und Speichern.

- Blockierung des LAN-Netzwerkes durch Speicherdatenströme, da die Server der Applikationen ja im Intranet stehen.

- Schlechte, unflexible Speicherauslastung durch eine Vielzahl isolierter Speicherinseln.

Diese Liste an Nachteilen versucht das Verfahren Storage Area Network zu umgehen.

Storage Area Network

Das Konzept eines SAN kann folgendermaßen zusammengefasst werden: Ein SAN fasst Unternehmensdaten zentral zusammen, speichert sie und liefert sie auf Anforderung wieder aus. Ein SAN wird parallel zu einem vorhandenen LAN aufgebaut und ausschließlich für den Datentransfer genutzt (vgl. [http://www. id.ethz.ch/services/list/storage/san, 2005]). Als Übertragungsmedium kommt in einem SAN meist die Fibre-Channel-Technologie zum Einsatz.

Ein SAN ist ein zweites Netz – ein Speichernetz - , das parallel zum ersten, dem LAN, eingerichtet wird. Diese Einrichtung trägt zu den anfangs doch recht hohen Kosten bei, die für ein SAN investiert werden müssen.

Das sekundäre Netzwerk verbindet alle Speichersysteme direkt miteinander, so dass der Datenaustausch im SAN nicht das LAN beeinflusst.

Das Storage Area Network fasst die verteilten Datenspeicher in einem Gesamtsystem logisch zusammen. In einem SAN ist der Massenspeicher für Daten nicht mehr nur ein Peripheriegerät an einem bestimmten Rechner oder Server. Gespeicherte Daten und Informationen sind das zentrale Element in den vernetzten Systemen.

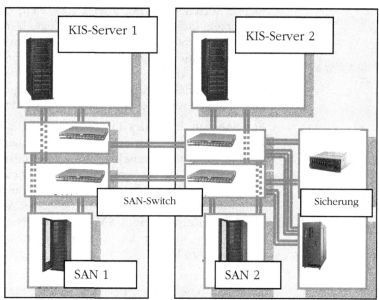

Abb. 66: Ausfallsichere Konfiguration mit SAN

In einem LAN kommt üblicherweise ein Ethernet als Übertragungsmedium zum Einsatz. Beim Ethernet liegt die Nutzlast im realen Betrieb zwischen 20 bis 60 Prozent der maximal möglichen Übertragungsrate. Das liegt vor allem an den recht großen Verwaltungsinformationen die mit über das Ethernet verschickt werden. Fibre Channel benötigt zum Transport viel weniger an Overhead und erreicht so eine sehr gute Nutzdatenauslastung.

Fibre Channel ist ein Serielles Interface nach einem offenen Industriestandard. Es kann als ein Transportsystem für Kommandos, abhängig vom eingesetzten Speichersystem zum Beispiel SCSI, betrachtet werden. Es packt die Daten in Frames und transportiert sie unter Anwendung einer Fehlerkorrektur zum Bestimmungsort. Fibre Channel kann Daten mit einer Geschwindigkeit von 200 MByte/Sekunde und mehr über Entfernungen von 10 km übertragen.

Das FC-Netz verbindet, wie oben bereits erwähnt, alle Datenspeicher direkt miteinander. Es muss also nicht mehr eine feste Zuordnung Speicher zu Server geben.

Der Fibre Channel hat kein eigenes Protokoll auf den höheren Schichten des ISO/OSI Referenzmodells. Stattdessen kommen die bekannten Protokolle wie SCSI oder IP zum Einsatz. Eigentlich könnte man nun annehmen, dass durch diese Tatsache Performance verschenkt wird, aber der Vorteil, den der Einsatz der bekannten Protokolle bietet, überwiegt. Denn durch die Übernahme der Protokolle müssen in Anwendungen und bei Treibern keine oder nur geringfügige Änderungen vorgenommen werden. Investitionen, die bis jetzt in Speichersystemen gemacht wurden, sind nicht verloren, sie können auch bei dem modernen Konzept eines Storage Area Network verwendet werden.

Ein SAN auf Basis des Fibre Channel setzt also auf bewährte Protokolle wie IP oder SCSI. Da die Speichersysteme ihre Daten auf direktem Wege tauschen, ohne eine Belastung des primären LAN, wird das Intranet entlastet und hat wieder mehr Bandbreite übrig für seine eigentlichen Aufgaben. Eine komplette, zeitnahe Datensicherung im laufenden Betrieb einer Anwendung wird erst durch das Konzept eines SANs möglich. Nur ein SAN bietet die Performance, die für solche anspruchsvollen Datensicherungen notwendig sind.

Das SAN bietet allen Servern den Zugriff auf alle Daten und den gesamten freien Datenspeicher. Wichtig beim SAN-Konzept ist, dass der Datenspeicher eine von den Servern getrennte eigene logische Einheit ist. Es besteht erst einmal kein Zusammenhang zwischen einem Server und dem Speichersystem, auf den der Server zugreift. Somit kann ein gerade freier Server die vom Client angeforderten Daten aus dem Datenspeicherpool bereitstellen.

Wie bei einem herkömmlichen LAN sollten Wege in dem sekundären Netz auch redundant ausgelegt sein, um bei Ausfällen gerüstet zu sein. Das betrifft sowohl die Wege zwischen Anwender und Daten, also auch die zwischen Daten und Daten. Bei häufig genutzten Wegen kann die Redundanz auch dazu genutzt werden um Datenstaus vorzubeugen.

Der physikalische Standort des im SAN eingebundenen Speichers spielt keine Rolle, er kann über mehrere Orte räumlich verteilt sein. Auch das benutzte Betriebssystem hat keine Bedeutung für das SAN, der gesamte Speicher wird unabhängig von den gerade genannten Faktoren zentral verwaltet und bei Bedarf zu virtuellen Einheiten zusammengefasst.

Fazit Speichermedien

Wir haben in diesem Kapitel versucht deutlich zu machen, welche prinzipiellen Speicherkonzepte zur Verfügung stehen und welche Vor- und Nachteile sie bieten. Vor einigen Jahren bezeichnete man Festplatten mit einigen GByte als groß, heute sind wir bei 400 Gbyte und mehr. Die Entwicklung der PAC-Systeme hängt also eng mit den Speichermedien zusammen. Sicherlich sind RAID-5, Storage-Konzepte oder SAN relativ aufwendige Technologien, die derzeitig häufig nur in größeren Häusern umgesetzt werden können. Die Technologien schreiten im EDV-Bereich aber immer schneller voran, so dass in Kürze auch diese Konzepte weitaus öfter eingesetzt werden. Abschließend sei noch festgestellt, dass man zwischen hierarchischen und hierarchielosen PACS unterscheiden muss. Bei den ersteren werden im Kurzzeitarchiv Bilddaten auf Festplatte vorgehalten, ältere Daten kommen auf CD, DVD oder ähnliche Datenträger. Das durchschnittliche Datenaufkommen in Kliniken liegt bei einigen TByte/Jahr bis zu ca. 10 TByte/Jahr. Das bedeutet, dass der Datenbestand jährlich um einige hundert DVDs, mit allen Konsequenzen was Lesbarkeit, Platzbedarf, Zuverlässigkeit und Zugriffszeit betrifft, wächst. Nun stehen zwar verschiedene bessere Nachfolgetechnologien wie „Blue ray" und andere mit höherer Speicherdichte bereit, aber noch ist nicht klar, was sich durchsetzen wird. Es gibt auch Experten die dem klassischen Magnetband mit den neueren Bandgenerationen und einem Fassungsvermögen von bis zu einem Tbyte und hoher Langzeitstabilität eine große Zukunft voraussagen. Die fehlende Kompatibilität ist häufig ein großes Problem in diesem Umfeld. Die harten Kriterien wie Kosten, Sicherheit und Leistungsfähigkeit werden entscheiden, was sich am Markt durchsetzt. Bei den hierarchielosen PACS wird nicht mehr zwischen Kurz- und Langzeitarchivierung unterschieden, es erfolgt eine Datensicherung des gesamten Systems auf RAID. Der Trend geht immer mehr in diese Richtung. Insgesamt muss das gesamte Speicherkonzept als eine sich stetig weiterentwickelnde Technologie betrachtet werden, von der noch keine die gesetzlich vorgeschriebene Aufbewahrungspflicht für Patientendaten von 30 Jahren, als Speicherzeitraum nachweisen kann, d.h. das Speicherkonzept muss immer wieder angepasst werden und es müssen Technologieneuerungen eingebaut werden.

10.4   Erfahrungen und Empfehlungen

Zusammenfassend kann festgestellt werden, dass die Einführung eines PACS zwar mit erheblichen Aufwendungen, was Kosten und Umstellung der Infrastruktur betrifft, verbunden ist, aber einen großen Nutzen für die entsprechende Einrichtung mit sich bringt. Das betrifft kürzere Transportwege, Einsparungen und optimierte Arbeitsabläufe. Darüber hinaus ist eine schnellere und sicherere Bearbeitung/Archivierung des Bildmaterials von Patienten möglich als bisher. Die Erfahrungen von Krankenhäusern, die PACS eingeführt haben, belegen das. Es sei aber eindeutig festgestellt, dass die Investition in ein PACS sich erst auf längere Zeit rechnen wird. Man sollte also hier langfristig und zukunftsorientiert denken. Wir möchten deshalb auf einige typische Fehler bei der Einführung von PACS hinweisen:

- Schlechte Planung und Einbettung in das IT-Gesamtkonzept,

- Vernachlässigung der Schnittstellen,

- Unzureichendes Archivierungskonzept,

- Schlechte Projektorganisation ohne Einbeziehung der bildgebenden Abteilungen/Systeme,

- Unzureichende Kenntnislage, z. B. keine Kenntnisse über DICOM,

- Fehlendes oder unzureichendes Pflichtenheft,

- Begleitende Maßnahmen wie Schulungen, etc. wurden nicht vorgesehen,

- Migrations- und Integrationsansätze wurden nicht berücksichtigt,

- Die alten Prozessabläufe werden beibehalten,

- Schleppende, zu langsame Umstellung auf PACS,

- Falsche Firmenauswahl und Vernachlässigung des Service,

- Unzureichende langfristige finanzielle Absicherung der Investitionen,

- Falsche Einschätzung von Anspruch und Wirklichkeit,

- Unzureichende Analyse anderer und ähnlicher Projekte und

- Unterschätzung der Folgekosten und der stetigen Weiterentwicklung.

Die Liste ließe sich noch weiter fortsetzen. Insofern besteht das Erfolgsrezept in der Vermeidung der hier aufgeführten Mängel.

Bis 2010 können die Hersteller von PACS mit kräftigen Zuwachsraten rechnen.

Gemäß einer Studie von Frost & Sullivan sollen die Umsätze jedes Jahr um ca. 20 % steigen (vgl. [http://healthcare.frost.com,

2005]). Es ist ein harter Wettbewerb um den Kunden mit einigen Verwerfungen entstanden. Es muss also am Anfang einer Entwicklung eine ausführliche Informationspolitik stehen. Wir zitieren hier den Leitfaden" zur digitalen Archivierung im Krankenhaus" (vgl. [www.Klinik-IT.info, 2005]) als ein wichtiges Beispiel zur Hilfe. Hier werden folgende Schritte bei der Einführung eines PACS empfohlen und erläutert:

- Aufgaben und Ziele definieren,
- Lösungsmöglichkeiten analysieren,
- Archivmodell entwickeln,
- Integration berücksichtigen,
- Elektronische Signatur und Sicherheit und
- Verschlankung der Prozesse.

Nicht allein auf die Software sondern auch auf die Organisation der digitalen Archivierung kommt es an. Es sei in diesem Zusammenhang darauf verwiesen, dass der Trend zum Zusammenschluss von Kliniken voranschreitet. Das „Multi-Site-PACS" für den Einsatz an unterschiedlichen Standorten gewinnt an Bedeutung. Hier gibt es auch die ersten webbasierten Lösungen. Das wird in Zukunft der Trend werden und eine wichtige Rolle spielen. Damit lassen sich die Kosten natürlich dämpfen, wie dieses bereits ausgelagerte Papierakten in Lagerhallen nachgewiesen haben.

Unsere Empfehlung für die Umsetzung eines PACS besteht in einem 5-Stufen-Modell:

Phase 1: Organisatorische Vorbereitung,

Phase 2: Ist-Analyse, Projekt-/ Produktvergleich,

Phase 2: Planungsphase, gesetzliche Vorgaben,

Phase 3: Umsetzungsphase, Systemkonzept,

Phase 4: Revision, Anpassung und Dokumentation und

Phase 5: Weiterentwicklung und Stabilisierung.

Sehr wichtig sind in diesem Zusammenhang auch die Empfehlungen für Bilddatenmanagementsysteme in der Medizin. Diese sollte man unbedingt berücksichtigen. Die Kommission für Rechenanlagen und der Apparateausschuss der DFG haben 2004 diese Empfehlungen verabschiedet. Die alten PACS-Empfehlungen aus dem Jahre 1998 wurden damit abgelöst. Es wird jetzt stärker auf systemische Vernetzung und neuere technische Entwicklungen Bezug genommen (vgl. [www.dfg.de, 2005]).

In Deutschland sind in den letzten Jahren eine Reihe zukunfts-orientierter PACS-Lösungen in ganz unterschiedlichen medizinischen Einrichtungen entstanden. Hier sei exemplarisch auf das Kreiskrankenhaus Gummersbach – ohne auf die Details einzugehen – verwiesen. Die Umsetzung des PAC-Systems erfolgte hier weitestgehend nach den oben genannten Kriterien und damit ohne größere Probleme. Das PACS ist integraler Bestandteil der IT-Landschaft des Krankenhauses und hat sich bewährt.

11 Sicherheitskonzepte im Krankenhaus

11.1 Einleitung

Der Einsatz von IT gewinnt in Unternehmen und öffentlichen Verwaltungen zunehmend an Bedeutung und die Anzahl der Funktionen und Arbeitsprozesse, die mit IT-Unterstützung verarbeitet werden, wächst. Daten werden elektronisch erfasst, gespeichert, verarbeitet und übermittelt. Durch den vermehrten Einsatz entsteht gleichzeitig eine Abhängigkeit von einer gut funktionierenden IT. Manche Branchen wie beispielsweise Banken, Versicherungen oder Logistikbereiche können ohne den Einsatz moderner Informationstechnologien nicht mehr betrieben werden. Es besteht heute die Notwendigkeit für die Sicherheit der IT Sorge zu tragen und diese Sicherheit zu planen, umzusetzen und zu kontrollieren (vgl. [GSHB, 2004]).

Krankenhäuser sind von diesem Trend der zunehmenden Bedeutung und dem wachsenden Einsatz von IT, nicht ausgenommen. Nach dem „Branchenkompass Gesundheitswesen", einer Studie von Mummert Consulting und dem F.A.Z.-Institut (vgl. [Gröner, 2004]) wollen 54 % der deutschen Krankenhäuser bis 2005 und natürlich darüber hinaus mehr in die IT investieren. Der Grund hierfür liegt in dem wachsenden Kostendruck, den die Krankenhäuser erfahren. Neben der Verbesserung und Standardisierung von Geschäftprozessen sollen durch Investitionen in IT-Systeme wie der elektronischen Patientenakte, dem Workflow-Management oder dem automatischen Abrechnungsverkehr Kosten reduziert werden. Mehr als jeder fünfte Euro wird in die Struktur der IT investiert, die effizienter aufgebaut werden soll. Abb. 67 (aus [Gröner, 2004]) stellt die geplanten Investitionen in die einzelnen IT-Bereiche dar:

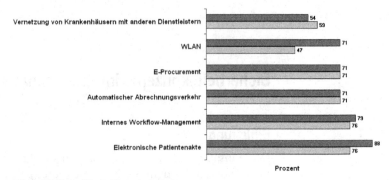

Abb. 67: Geplante IT-Investitionen bis 2005

Durch den Ausbau der IT und der Ausweitung der elektronischen Erfassung und Verarbeitung von Daten wächst gleichzeitig die Gefahr, die von unbefugten Zugriffen auf zu schützende Daten oder Eingriffen in die zu schützenden Systeme ausgeht. Hinzu kommt die Tendenz, dass zwei von drei deutschen Unternehmen mehr bzw. wesentlich mehr IT-Sicherheitsverstöße registriert haben, als im Vergleich zum Vorjahr. Das zeigt eine Studie „IT-Security 2004" von Mummert Consulting (vgl. [Informationweek, 2004]). Obwohl jedem dritten befragten Unternehmen in den letzten Jahren durch IT-Sicherheitsverstöße größere finanzielle Schäden entstanden sind, schätzen mehr als die Hälfte der befragten Unternehmen ihr Sicherheitsrisiko als gering ein. Das deutet auf eine Fehleinschätzung der Unternehmen in Bezug auf ihre IT-Sicherheit hin.

Eine Untersuchung des BSI verdeutlicht, dass die Gefahr von finanziellen Schäden bei Sicherheitsdefiziten von den Unternehmen nicht unterschätzt werden sollte. In einer Umfrage unter 500 IT-Sicherheitsexperten und -verantwortlichen in Behörden, Unternehmen und Verbänden (vgl. [Computerwoche, 2004]) ermittelte das BSI, dass 89 % der Experten durch die mangelnde IT-Sicherheit die Wirtschaft in Deutschland bedroht sehen. Weiterhin gaben 98 % der Befragten an, dass einwandfrei funktionierende IT-Systeme für die Arbeitsabläufe in den Organisationen nahezu unverzichtbar sind. Zwischen den Geschäftszielen und der Sicherheitsstrategie der Unternehmen besteht häufig keine Übereinstimmung. Man versucht beim Thema Sicherheit zu sparen (vgl. [Computerwoche, 2003]).

Unternehmen sind in Deutschland dazu verpflichtet, die im BDSG festgeschriebenen Sicherheitsanforderungen in Bezug auf die Erhebung und Verarbeitung von personenbezogenen Daten einzuhalten (vgl. §9 [BDSG, 2004]). Darüber hinaus sind noch weitere Gesetze wie die Datenschutzgesetzte der Bundesländer, die EU-Datenschutzrichtlinie und das Informations- und Kommunikationsdienstegesetz (IuKDG) zu berücksichtigen. Speziell für Krankenhäuser bedeutet dies, dass Patientendaten nur im Rahmen der Zweckbestimmung des Behandlungsvertrages, dem so genannten Behandlungszusammenhang sowie den damit verbundenen gesetzlichen Anforderungen erhoben und verarbeitet werden dürfen. Die Patientendaten dürfen nicht uneingeschränkt innerhalb oder außerhalb des Krankenhauses ausgetauscht oder verwendet werden. Aus diesem Grund sind unterschiedliche Zugriffsanforderungen und -befugnisse umzusetzen, was im Regelfall von den Systemen, die eine elektronischen Patientenakte bieten, unterstützt wird. Weiterhin sind die Patientendaten nach dem aktuellen Stand der Technik zu schützen. Dazu sind technische und organisatorische Maßnahmen zu ergreifen, die ausschließlich die Zugriffe auf die Patientendaten ermöglichen, die nach den Zugriffsbefugnissen erlaubt sind (vgl. [Dugas, 2003]).

Das Wissen um die Gefahren beim Einsatz von IT soll nicht dazu führen, den Einsatz von IT einzuschränken, sondern vielmehr eine Sensibilisierung für die notwendigen Aspekte der Sicherheit fördern. Der Einsatz von IT gewinnt, wie anfangs schon erwähnt, zunehmend an Bedeutung und manche Tätigkeiten sind ohne IT nicht mehr durchführbar. Damit eine reibungslose und vor allem sichere Verwendung der IT und der verarbeiteten Daten möglich ist, sind Sicherheitsbemühungen unverzichtbar. Durch die Erstellung und Umsetzung eines IT-Sicherheitskonzepts kann die Sicherheit der IT gewährleistet und die durch gesetzliche Vorschriften geforderten Bemühungen zum Schutz von vertraulichen Daten erfüllt werden. Wir wollen versuchen, dies in diesem Kapitel deutlich zu machen. Bei unseren Untersuchungen in Krankenhäusern haben wir festgestellt, dass häufig kein oder nur ein unzureichendes Sicherheitskonzept existiert. Im Kreiskrankenhaus Gummersbach wurden im Rahmen einer groß angelegten Sicherheitsanalyse alle Risiken erfasst und bewertet. Es wurde dabei nach dem Grundschutzansatz vorgegangen, der nachfolgend erläutert wird. Hierbei wurde der Begriff Sicherheit auch als Verfügbarkeit verstanden und allgemeine Bedrohungsszenarien, wie Feuer, Diebstahl, technische Havarien u. ä. betrachtet.

11.2   Grundlagen

Eine übliche Einteilung der Bedrohungen und korrespondierenden Schutzziele für Systeme der Informationstechnik (IT-Systeme) ist folgende Dreiteilung:

- Unbefugter Informationsgewinn, d.h. Verlust der Vertraulichkeit (confidentiality),

- unbefugte Modifikation von Informationen, d.h. Verlust der Integrität (integrity) und

- unbefugte Beeinträchtigung der Funktionalität, d.h. Verlust der Verfügbarkeit (availability).

Entsprechende Beispiele mögen dies erläutern:

- Werden die Krankengeschichten (Untersuchungen, Diagnosen, Therapieversuche u. ä.) nicht mehr auf Karteikarten, sondern in Rechnern gespeichert, so ist es sicherlich unerwünscht, dass der Rechnerhersteller bei Wartungs- oder Reparaturmaßnahmen lesenden Zugriff auf diese Daten erhält.

- Lebensgefährlich für Patienten kann es werden, wenn jemand unbefugt und unbemerkt Daten ändert, z. B. die Dosierungsanweisung für ein zu verabreichendes Medikament.

- Ebenfalls lebensgefährlich kann es werden, wenn die Krankengeschichte nur im Rechner gespeichert ist, dieser aber gerade erkennbar ausgefallen ist, wenn eine Abfrage für eine Therapiemaßnahme erfolgen muss.

Vor wem oder wie muss ein IT-System geschützt werden?

Einerseits wirken auf jedes und in jedem technischen System degradierende Einflüsse und wenn man es nicht davor schützt, auch Umwelteinwirkungen. Ersteres bedeutet, dass Bauteile altern und schließlich nicht mehr wie vorgesehen funktionieren. Der zweite Aspekt bedeutet, dass Vorkehrungen gegen Überspannung (Blitzschlag), Spannungsausfall, Überschwemmung (Sturmflut, Wasserrohrbruch), Temperatureinflüsse u. ä. zu treffen sind. Das Fachgebiet Fehlertoleranz beinhaltet die Untersuchung dieser Einflüsse.

Andererseits können Menschen, sei es aus Unfähigkeit, Nachlässigkeit oder einfach aus unbefugtem Handeln, auf das System unerwünscht einwirken. In Bezug auf das IT-System ist es sinnvoll, Außenstehende, Benutzer des Systems, dessen Betreiber,

Wartungsdienste, Produzenten des Systems, dessen Entwickler, Produzenten der Entwurfs- und Produktionshilfsmittel zu erfassen und als mögliche Gefahr für das System wahrzunehmen. Es sei darauf hingewiesen, dass es natürlich auch bei allen oben aufgeführten Produzenten und Entwicklern wiederum Benutzer, Betreiber und Wartungsdienste ihres Systems gibt. Auch hiervor ist es ggf. zu schützen.

Während es allgemein üblich ist, Außenstehenden und Benutzern des betrachteten IT-Systems zu misstrauen und deshalb zu versuchen, sich gegen ihre unbewussten Fehler und bewussten Angriffe zu schützen, ist dies bezüglich der anderen Rollenträger (insbesondere auch dem Einfluss weiterer IT-Systeme) weitgehend nicht der Fall. Dies ist, wie nachfolgend begründet, eine schwerwiegende Sicherheitslücke. Denn nicht nur unbewusste Fehler, auch bewusste Angriffe können sich entlang der Entwurfs- und Produktionslinie fortpflanzen.

Es gibt diverse Ansätze, um eine Sicherheitsanalyse durchzuführen. Zur Beantwortung von Sicherheitsfragen stehen eine Reihe von Techniken zur Verfügung (vgl. [FTA]).

- PHA (Preliminary Hazard Analysis)
- FHA (Functional Hazard Assessment)
- HAZOP (Hazards and Operability Study)
- FTA (Fault Tree Analysis)
- FMEA (Failure Modes and Effect Analysis)
- ETA (Event Tree Analysis)
- SDA (Software Deviation Analysis)
- HiP-HOPS (Hierarchically Performed Hazard Origin and Propagation Studies)
- Safety Shell
- Causal Reasoning

Es würde den Rahmen des Buches sprengen, alle Methoden ausführlich zu erläutern. Es sollen deshalb nur die aus unserer Sicht wichtigsten kurz angesprochen werden.

Die vorläufige Sicherheitsanalyse, PHA (Preliminary Hazard Analysis)

Die PHA Methode wird in den späteren Stufen der Anforderungsanalyse eingesetzt sowie in den frühen Phasen des Entwurfsprozesses, d.h. bereits relativ früh im gesamten Lebenszyklus. Das Ziel der PHA ist, sicherheitskritische Bereiche zu erkennen und erste Bewertungen von Gefahren zu liefern, sowie dazu benötigte adäquate Gefahrenkontrollen und entsprechend anschließende Aktivitäten zu definieren. Die Methode ist nicht sehr gut formalisiert. Sie besteht typischerweise aus einem Brainstorming, in dem der vorläufige Entwurf auf der Basis der Erfahrung der an dem Brainstorming beteiligten Personen diskutiert wird. Üblicherweise werden Checklisten eingesetzt um die Erkennung der Gefahren zu unterstützen. Die Ergebnisse werden in tabellarischer Form dargestellt.

| **Gefahr** |
| **Auswirkung** |
| **Schweregrad** |
| **Randbedingung** |
| **Gefahrpotenzial** |
| **Gefahrvermeidung** |

Die PHA ist eine qualitative Methode. Sie untersucht die Beziehungen zwischen möglichen Ursachen (z. B. die Gefahr) und unbekannten Auswirkungen (der Unfall), daher ist die Methode induktiv. Sie wird nur während der frühen Phasen des Entwicklungsprozesses eingesetzt und erzeugt eine tabellarische Ausgabe.

FHA (Functional Hazard Assessment)

In der FHA-Methode wird der Entwurf auf der obersten Systemebene aus einer funktionalen Perspektive analysiert. Das Ziel dieser Analysetechnik ist die Identifizierung derjenigen Funktionen des Systems, die zu Gefahren beitragen können, weshalb ihnen entsprechende Stufen je nach kritischem Stand zugewiesen werden. Die FHA wurde in der Flugzeugindustrie entwickelt, um die Verbindung zwischen den Bereichen der Hardware- und der Softwareentwicklung herzustellen, da Systemfunktionen im Flugzeugbereich häufig definiert werden, ohne bereits bestimmte Implementierungen vorzusehen.

Diese Methode erfordert domänenspezifisches Wissen, um sinnvolle Ergebnisse zu erhalten. Die Ausgabe der FHA ist eine Menge von Tabellen, die für jede Systemfunktion, für jede Fehlerbedingung und für jede Entwicklungsphase eine Beschreibung der jeweiligen Auswirkungen, empfohlene Gegenmaßnahmen und häufig auch die notwendige Analysemethode enthalten, die durchgeführt werden müssen damit das System von den Aufsichtsbehörden akzeptiert wird. Das Ziel der FHA ist, bereits in den frühen Phasen des Entwurfsprozesses eine qualitative Analyse durchzuführen um zu erkennen, welche Systemfunktionen zu Gefahren beitragen können. Es handelt sich daher um eine deduktive Methode, deren Ergebnis tabellarisch ist.

HAZOP (Hazards and Operability Study)

Eine HAZOP-Analyse wird im Team durchgeführt, wobei das Ziel ist, Gefahren „phantasievoll" vorherzusehen. Auf einer mechanistischen Ebene besteht HAZOP aus der Vervollständigung einer Tabelle entsprechend einiger „Leitwörter" (z. B. Kein, Mehr, Weniger, Teilweise, Mehr als). Ein Leitwort beschreibt eine hypothetische Abweichung von normalerweise erwarteten Eigenschaften.

Die FTA (Fault Tree Analysis)

Die oben dargestellte PHL dient als Grundlage für die Fehlerbaumanalyse. Das Ziel der FTA ist, mögliche Kombinationen von Ursachen zu bestimmen, die zu bestimmten unerwünschten Ereignissen führen können, den so genannten Top Level Events (TLE). Ein „Fault Tree" besteht dabei aus mehreren Ebenen von Events, die so miteinander verknüpft sind, dass jeder Event auf einer bestimmten Ebene die Folge von Events auf der unmittelbar darunter befindlichen Ebene ist. Die Verknüpfung der Events wird jeweils durch verschiedene logische Operatoren, die so genannten Gates hergestellt. Zu den dargestellten Events gehören u. a. Gerätefehler, Bedienfehler und Softwarefehler, die mit einer gewissen Wahrscheinlichkeit zu unerwünschten Folgen führen können. Wenn ein Fehlerbaum vollständig und korrekt ist, dann gibt es keine weiteren Fehlerursachen für den Top-Event in diesem Baum.

Erst in letzter Zeit wurde die FTA zur Anwendung auf Software erweitert. Zur FTA gehört sowohl eine qualitative Analyse als auch eine quantitative Auswertung eines Systems. Die quantitative Analyse ist jedoch nicht immer möglich, da Kenntnisse über die Wahrscheinlichkeiten nötig sind, die mit den Basis-Events verbunden sind. Im Falle von „Software Fault Trees" ist es bei einigen Fehlermodi nicht möglich, zugehörige Wahrscheinlichkeiten anzugeben, daher kann die FTA hier nur qualitativ durchgeführt werden. Ein wesentlicher Punkt bei der Entwicklung sicherheitsrelevanter Netze ist, dass die „Sicherheitsaspekte" von

Anfang an in das System integriert und nicht nachträglich hinzugefügt werden.

Die Failure Modes and Effects Analysis (FMEA)

Die FMEA ist eine induktive Analysemethode die eingesetzt wird, um die Auswirkung zu untersuchen, die das Versagen einzelner Komponenten auf ein Gesamtsystem haben kann. Die FMEA setzt beim Wissen über Fehlermodi einzelner Komponenten an und berücksichtigt die Auswirkungen jedes einzelnen Fehlers auf Subsysteme und das Gesamtsystem. Das Ergebnis der FMEA kann beispielsweise die Akzeptanz der vorgeschlagenen Komponenten sein, möglicherweise auch Empfehlungen für Wartungskontrollen oder auch die Forderung, bestimmte Komponenten zu ersetzen.

Die FMEA ist eine qualitative und quantitative Technik, die von bekannten Ursachen auf unbekannte Auswirkungen schließt und ist dementsprechend eine induktive Methode. FMEA benötigt Wissen über das Gesamtsystem und wird daher erst spät im Lebenszyklus eingesetzt. Das Ergebnis der Methode ist tabellarisch.

Die Ereignisbaumanalyse, Event Tree Analysis (ETA)

Bei der Ereignisbaumanalyse handelt es sich um eine induktive Methode zur Entwicklung der möglichen Folgen eines auslösenden Events, zum Beispiel eines Fehlers. Die entschärfenden Events in „Event Trees" können funktionale Fehler, Systemfehler-Modi oder Komponentenfehler-Modi repräsentieren. Der „Event Tree" ist ein Graph und die Wahrscheinlichkeit eines jeden darin enthaltenen Pfades kann berechnet werden, wenn die entsprechenden Voraussetzungen gegeben sind. Ein „Event Tree" kann durch eine Liste seiner Pfade repräsentiert werden, daher kann man das Ergebnis einer ETA auch als textuell (oder tabellarisch) bezeichnen.

Ergebnisse unserer durchgeführten Umfrage zur Sicherheitspolitik in Krankenhäusern

Im Rahmen der Zusammenarbeit mit dem Kreiskrankenhaus Gummersbach haben wir einige interessante Umfragen zur Sicherheitspolitik von Krankenhäusern durchgeführt. Diese sollen europaweit ausgedehnt werden. Vorab einige interessante Resultate.

Um eine möglichst aussagekräftige Analyse durchführen zu können, wurde hierzu eine Umfrage erstellt und diese deutschlandweit an mehr als 50 Krankenhäuser geschickt. Die Umfrage beinhaltete Fragen zum Krankenhaus selbst und dessen aktuellen EDV-Stand sowie zur Sicherheitspolitik. Zum Versand dieser Umfrage wurde eigens für diese Zwecke die E-Mail Adresse „kh_itsec@gm.fhkoeln.de" der Fachhochschule Köln angelegt. Der Begrüßungs- und auch der Einleitungstext der E-Mail wurden sorgfältig gewählt, denn aus aktuellen Marktforschungsberichten geht hervor, dass nur ca. 10 % der Befragten sich an Umfragen beteiligen. In unserem Fall wurden mittels einer PDF-Datei im E-Mail-Anhang 54 Krankenhäuser befragt. Trotz der relativ geringen Rückmeldungen (23 Antworten) können einige interessante Schlussfolgerungen gezogen werden.

Allgemeine Information zur Umfrage

Die beteiligten Krankenhäuser sind mit ca. 100 bis 1000 Betten ausgestattet, wobei die größeren Krankenhäuser die freigemeinnützige und die kleineren die öffentlich-rechtliche Trägerschaft besitzen. Unabhängig von der Größe des Krankenhauses sind die aktuellen Hauptprobleme der IT-Abteilung Budgetmangel und der Mangel an qualifiziertem Personal.

Die Umfrage ergab, dass die Krankenhäuser mit Ihrem Haupt-IT-Anbieter in der Mehrzahl teilweise zufrieden sind:

	unzufrieden	teils zufrieden	voll zufrieden
Wie zufrieden sind Sie mit Ihrem bisherigen Haupt-IT-Anbieter?			

Die Hauptprobleme bezüglich der Haupt-IT-Anbieter liegen im Preis und der Hotline. Systemausfälle scheinen nicht so oft stattzufinden, kommen jedoch vor. Das unterstreicht die Bedeutung von Sicherheitsfragen.

	jede Woche	paar mal im Monat	selten	Gar nicht
Wie oft haben Sie Systemausfälle?				

Dabei handelt es sich fast immer um Softwareprobleme. Hardwareprobleme treten selten auf. Positiv fällt auf, dass jedes Krankenhaus EDV-Schulungen für sein Personal anbietet.

Auswertung zur EDV-Situation in den Krankenhäusern

Die befragten Krankenhäuser schätzten ihre Datennetze als nicht modern, aber akzeptabel ein.

	kaum noch geeignet	nicht modern aber akzeptabel	auf dem modernsten Stand
Wie würden Sie Ihre Datennetze einschätzen?		●—◆—●	

Die meisten Datennetze sind auch für „Voice over IP" geeignet, jedoch weniger als die Hälfte dieser Krankenhäuser planen den Ersatz ihrer Telefonanlage durch eine digitale IP-Anlage mit „Voice over IP".

Beim Einsatz von Funknetzen steht eine Trendwende bevor, hier sehen sehr viele Einrichtungen in der nächsten Zeit Investitionen vor.

	nein	ja, für mobile EDV
Planen Sie den Einsatz von Funknetzen (WLAN) in Ihrem Haus?	●—◆—●	

Überwiegend werden Funknetze in den Stationen und der Infrastruktur geplant oder sogar schon eingesetzt.

Auswertung der Umfrage zur Sicherheitspolitik in den Krankenhäusern

Fast in allen Krankenhäusern werden die Authentifizierungsmethoden „User-Name und beliebiges Passwort" bzw. „User-Name und beliebiges Passwort mit Mindestlänge eingesetzt". Auffällig ist, dass bis auf die eher seltenen Smartcards, sonst keine weiteren Authentifizierungsmethoden eingesetzt werden. Die Passwörter für die Authentifizierung werden in allen Fällen von den Usern selbst gewählt und werden sowohl mit, als auch ohne Verfallsdauer erstellt. Die Benutzerprofile werden in fast allen Fällen auf der Microsoft-Active-Directory-Datenbank abgelegt und verwaltet.

In den meisten Krankenhäusern wird sehr viel Wert auf den Anwenderkomfort gelegt. Somit ist das auch die Hauptursache für die Nichteinführung von weiteren, bzw. anderen Authentifizierungsmethoden. Aber auch Akquisitionssumme und Integrationsaufwand sind Hindernisse für den Einsatz von anderen robusteren Authentifizierungsmethoden. Trotz dieser Schwierigkeiten, die die IT-Abteilung zu beklagen hat, werden in den Krankenhäusern Untersuchungen bezüglich anderer Authentifizierungstechniken betrieben. Dabei sind vor allem die Smartcards, USBToken und RFID-Token von größerem Interesse.

Die Arbeiten sollen weiter fortgeführt werden, wir planen in diesem Kontext die Erstellung einer europaweiten Umfrage.

11.3 Unterschiedliche Ansätze

In diesem Kapitel wird ein allgemeiner Überblick über die Standards und Methoden im Bereich der IT-Sicherheit gegeben. Gleichzeitig wird dabei die Motivation zur Auswahl des Verfahrens erläutert. Die verwendeten Informationen über die Standards stammen aus (vgl. [D21, 2004], [Hüls, 2004] und [GSS, 2004]).

Als grundlegende Unterscheidung zwischen den verschiedenen Standards im Bereich IT-Sicherheit muss zwischen system- und produktbezogenen Standards differenziert werden (vgl. Abb. 68).

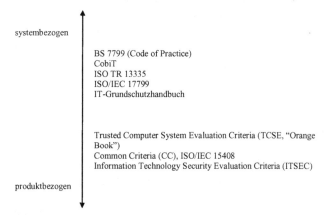

systembezogen

BS 7799 (Code of Practice)
CobiT
ISO TR 13335
ISO/IEC 17799
IT-Grundschutzhandbuch

Trusted Computer System Evaluation Criteria (TCSE, "Orange Book")
Common Criteria (CC), ISO/IEC 15408
Information Technology Security Evaluation Criteria (ITSEC)

produktbezogen

Abb. 68: System- und produktbezogene Standards

Die produktbezogenen Standards beziehen sich auf Produkte, mit ihnen werden z. B. Softwareprodukte in Bezug auf IT-Sicherheit bewertet. Sie sind für den Anwendungsfall, bei dem IT-Systeme im Hinblick auf die IT-Sicherheit untersucht werden, nicht von Interesse. Für diesen Fall sind die systembezogenen Standards zutreffend, die im Folgenden kurz erläutert werden. (vgl. [BS 7799]) Der Standard BS 7799 ist zum Management von Informationssicherheit von der British Standard Institution entwickelt worden.

Er besteht aus zwei Teilen. Der erste Teil, der in die Norm I-SO/IEC 17799 übernommen wurde, beschreibt Mindestanforderungen an IT-Systeme in Bezug auf die IT-Sicherheit und beinhaltet Sicherheitsempfehlungen (Code of Practice) für die Umsetzung. Im zweiten Teil werden die Anforderungen für die

Umsetzung und Dokumentation eines Informationssicherheits-Managementsystems dargestellt. Eine Zertifizierung nach BS 7799-2 (Teil 2), also des Informationssicherheits-Managementsystems ist möglich. Obwohl es sich um einen britischen und keinen internationalen Standard handelt, wird er allgemein international anerkannt.

CobiT ist die Abkürzung für „Control Objectives for Information and Related Technology" und wurde von der ISACA (Information System Audit and Control Association) veröffentlicht. CobiT ist eine Methode, die mit Hilfe von 34 Kontrollprozessen die Abhängigkeit der Geschäftprozesse von Informationen und IT-Systemen darstellt. Ziel ist es, Daten, IT-Systeme, Technologie und Personal so zu organisieren, dass die Geschäftprozesse alle Anforderungen wie Effektivität, Vertraulichkeit, Integrität oder Verfügbarkeit erfüllen. Dazu wird von der CobiT-Methode eine Vielzahl von Kontrollzielen vorgegeben, die umgesetzt werden müssen. Die Möglichkeit einer Zertifizierung nach CobiT besteht nicht.

Die ISO TR 13335 ist eine Sammlung von fünf Normendokumenten, auch „Technical Reports" (TR) genannt, die von der „International Organization for Standardization" (ISO) erstellt wurde. Die Dokumente geben eine Hilfestellung für das IT-Sicherheitsmanagement. In Teil 1 „Konzepte und Modelle der IT-Sicherheit" werden die Grundlagen und Begrifflichkeiten der IT-Sicherheit behandelt. Teil 2 „Managen und Planen von IT-Sicherheit" gibt Anhaltspunkte zum Aufbau des IT-Sicherheitsprozesses, die in Teil 3 „Techniken für das Management von IT-Sicherheit" verfeinert werden. Hilfe bei der Auswahl, welche Maßnahmen für welche Bedrohungen anzuwenden sind, wird in Teil 4 „Auswahl von Sicherheitsmaßnahmen" gegeben. Teil 5 „Management von Netzwerk-Sicherheit" behandelt Aspekte der Netzwerksicherheit und gibt Kriterien zur Identifizierung des Sicherheitsbedarfs. Eine Zertifizierung ist nicht vorgesehen.

Der ISO/IEC 17799 Standard für die „Best Practices zum Management von Informationssicherheit" (Information technology - Code of practice for information security management) besteht, wie bereits erwähnt, aus dem ersten Teil des BS 7799. Die I-SO/IEC 17799 Norm ist bisher nicht für Zertifizierungen ausgelegt.

In dem IT-Grundschutzhandbuch des BSI wird ein Verfahren vorgestellt, das durch die Empfehlung von konkreten organisatorischen, personellen, infrastrukturellen und technischen Sicherheitsmaßnahmen einen IT-Grundschutz sicherstellt. Die im IT-Grundschutzhandbuch enthaltenen Maßnahmenkataloge sind aufgrund praktischer Erfahrungen erstellt worden und sind „best-practice"-Maßnahmen.

Da die Erstellung von IT-Sicherheitskonzepten zeit- und kostenaufwändig ist, verfolgt das IT-Grundschutzhandbuch einen Ansatz, bei dem dies vermieden wird. Eine Zertifizierung nach IT-Grundschutzhandbuch (IT-Grundschutz-Zertifikat) durch das BSI ist möglich.

Bei der Auswahl des verwendeten Verfahrens sollte darauf geachtet werden, einen aussagekräftigen, anerkannten und zertifizierbaren Standard bzw. ein Verfahren zu finden. Aus diesem Grund haben wir uns im Rahmen unserer Projekte für das Verfahren des IT-Grundschutzhandbuchs entschieden. Auch wenn dies kein genormter Standard ist, so hat er sich vor allem in Deutschland als anerkannter Quasi-Standard durchgesetzt. Aber auch international erlangt das IT-Grundschutzhandbuch an Bekanntheit, da es auch auf Englisch erhältlich ist. Durch die Tatsache, dass das Grundschutzhandbuch halbjährlich fortgeschrieben wird, ist es aktuell. Auch im Vergleich mit den anderen vorgestellten Standards und Methoden ist der IT-Grundschutzansatz von Vorteil. Die CobiT-Methode zielt auf die Kontrolle von Geschäftprozessen ab und hat keinen Bezug zur Sicherheit der IT-Systeme und Anwendungen und wie diese gewährleistet werden. Dadurch ist sie als Ansatz zur Erstellung eines ganzheitlichen IT-Sicherheitskonzepts ungeeignet. Weiterhin gibt es auf Basis von CobiT keine Möglichkeit zur Zertifizierung.

Ähnlich verhält es sich mit der ISO TR 13335 Norm. Sie beschreibt in ihren Dokumenten überwiegend das Management von IT-Sicherheit und -prozessen und nicht, wie man IT-Sicherheit durch bestimmte Maßnahmen erreichen kann. Zur Erstellung eines IT-Sicherheitskonzepts ist sie damit auch unzureichend. Der BS 7799 zielt hauptsächlich auf das Management von Informationssicherheit und der Errichtung von Informationssicherheitssystemen ab. Ausschließlich im ersten Teil des BS 7799, der auch in der Norm ISO/IEC 17799 übernommen wurde, wird auf Maßnahmenempfehlungen zur Umsetzung und Gewährleistung von IT-Sicherheit eingegangen. Im Vergleich zum IT-Grundschutzansatz des BSI, bei dem es im Wesentlichen um die Gewährleistung der IT-Sicherheit durch Maßnahmenempfehlungen geht, ist dies im BS 7799 weniger der Fall. Des Weiteren ist eine Zertifizierung nach IT-Grundschutz des BSI aussagekräftiger als eine Zertifizierung nach dem BS 7799. Ein Zertifikat nach dem BS 7799 basiert auf den Aussagen des IT-Sicherheitsmanagements einer Organisation, was nicht dem tatsächlichen Zustand der IT-Sicherheit entsprechen muss. Ein IT-Grundschutzzertifikat dagegen gibt einen realistischen Zustand über die IT-Sicherheit einer Organisation wieder, da die Vergabe des Zertifikats an die Umsetzung der empfohlenen Sicherheitsmaßnahmen gekoppelt ist, die von unabhängigen Auditoren überprüft werden. Ein IT-Grundschutzzertifikat erfüllt zusätzlich alle Anforderungen der internationalen Norm ISO/IEC 17799. Die Zertifikate enthalten den Zusatzvermerk „Die durch dieses Zertifikat bestätigte Anwendung des IT-Grundschutzhandbuchs umfasst die in ISO/IEC 17799:2000 genannten IT-Sicherheitsempfehlungen". Dadurch ist das Zertifikat auch im internationalen Kontext verwendbar.

Ein weiterer interessanter Aspekt ist, dass noch kein Krankenhaus ein IT-Grundschutzzertifikat besitzt. Bei erfolgreicher Zertifizierung des Kreiskrankenhauses Gummersbach wäre es das erste oder zumindest eines der ersten Krankenhäuser, das mit einem IT-Grundschutzzertifikat seine Bemühungen für die IT-Sicherheit seiner Systeme und Anwendungen nach außen dokumentieren kann.

11.4   Vorgehensweise

Hier wollen wir einige wichtige Probleme der Vorgehensweise diskutieren. Eine Frage ist z. B., wer am Sicherheitskonzept beteiligt werden sollte. Nachfolgend eine Zusammenstellung, die ggf. erweitert werden kann:

- Geschäftsleitung,
- Sicherheitsbeauftragter,
- Mitarbeiter der zentralen IT,
- Administratoren größerer Benutzergruppen,
- Sicherheitsunfall Reaktionsteam,
- Vertreter der betroffenen Benutzer,
- zuständiges Management und
- evtl. Rechtsbeistand.

Die Vorgehensweise muss nicht nur Teilaspekte, sondern alle Aspekte der Sicherheit abbilden. Das betrifft die Politik, die Standards, die Prozeduren, die Strategie und das Monitoring, um nur einige zu nennen. Abb. 69 aus [IT-Business Magazin 4/99, Seite 52] verdeutlicht das.

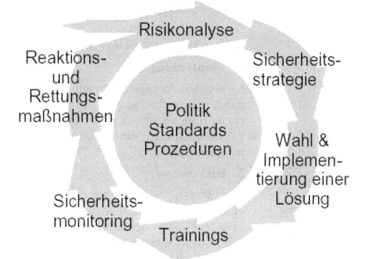

Abb. 69: Sicherheit und ihre Umsetzung

Wie man bei der Erstellung einer Sicherheitsanalyse vorgeht und was genau zu beachten ist, wollen wir nun im Folgenden klären. Krankenhäuser sowie auch andere Einrichtungen, die im intensiven Umgang mit vertraulichen Daten stehen, müssen ihren Schritt ins Internet ganz genau planen. Eine sorgfältige Analyse potenzieller Risikofaktoren in der bestehenden Netzwerk – Infrastruktur sollte einer solchen Anbindung ans Internet vorausgehen. Diese Analyse wird Sicherheitsanalyse genannt und beinhaltet folgende Schritte:

1 Ist-Analyse

Gemeinsam mit den IT-Verantwortlichen des Unternehmens wird der Ist-Zustand des Netzwerkes und seiner Bestandteile dokumentiert.

2 Sicherheitschecks

Sicherheitsrelevante Aspekte der derzeitigen IT-Infrastruktur werden überprüft (Netzwerkkommunikation, Routerkonfigurationen, Passwortsicherheit etc.).

3 Zieldefinition

In Zusammenarbeit mit den Verantwortlichen des Unternehmens wird diskutiert, in welcher Form das Internet zukünftig genutzt werden soll und welche Dienste wem zur Verfügung stehen werden.

4 Bewertung

Die Risikopotentiale der bestehenden Netzwerk-Infrastruktur werden hinsichtlich einer Anbindung an das Internet aufgezeigt.

5 Empfehlungen

Es werden konkrete Vorschläge für sicherheitsrelevante Maßnahmen unterbreitet und Empfehlungen gegeben, wie eine sichere Internetanbindung kostengünstig und mit den geringsten Einschränkungen für Benutzer und Geschäftsabläufe realisiert werden kann.

6 Diskussion

Die Sicherheitsanalyse wird in schriftlicher Form einschließlich einer „Management Summary" übergeben. Projektabschluss ist eine Diskussion der Ergebnisse der Analyse mit den Verantwortlichen des Unternehmens, in deren Verlauf einzelne Empfehlungen noch weiter konkretisiert und erläutert werden können bis hin zu Vorschlägen für eine unternehmensweite Security Policy.

Bei der Sicherheitsanalyse werden die Anforderungen an die Sicherheit „Was darf nicht passieren?" analysiert werden. Hierbei nimmt man mögliche Gefahren ins Visier. Um potenzielle Gefahren aufzudecken, werden bei der Sicherheitsanalyse folgende Fragen gestellt:

- Welche Gefahren gibt es?
- Sollen z. B. potenziell unsichere, bisher unbekannte Komponenten von Drittherstellern zum Einsatz kommen?
- Wie können die Gefahren verursacht werden?
- Tritt z. B. der Fehler aufgrund von fehlerhaften Komponenten oder einer fehlerhaften Bedienung durch den Anwender auf?
- Zu welchen Konsequenzen können die Gefahrensituationen führen?
- Welche Teile des Systems können bei den betrachteten Fehlern ausfallen?
- Ist ein kompletter Systemausfall möglich?
- Wie kritisch und wahrscheinlich sind die einzelnen Gefahren?

Man muss zuerst die „Ist Analyse" durchführen, damit eine Basis geschaffen wird, von der aus die Sicherheitsanalyse durchgeführt werden kann. Somit ist es möglich festzustellen, auf welchem Level sich der Sicherheitsstandard in dem zu prüfenden Krankenhaus befindet. Hier stehen hauptsächlich praktische stichprobenartige Tests im Vordergrund, sowie natürlich auch individuelle Gespräche mit dem Fachpersonal und der betroffenen Abteilungen. Weiterhin sollten auch andere Angriffspunkte beachtet werden und in die Analyse einfließen, die in folgende drei Ebenen zusammengefasst werden kann:

Materielle Objekte:

- Pläne von IT-Räumen

- Gebäudepläne

- Luftschachtpläne

- Zugangspläne

- Telefon- und Stromleitungspläne

- Zugangsberechtigung

- Hardwareliste und –Position

- Einsatz- und Aufbewahrungsorte von Datenträgern und Papierdokumenten

Logische Objekte:

- Liste der verwendeten Software

- Zugang zum Netz (z. B. Schnittstellen)

- Netztopologie

- Passworterstellung und -verbreitung

Personelle Objekte:

- Liste der für das IT-System zugriffsberechtigten Personen

Es muss festgelegt werden, welche Ziele zu beachten sind. Folglich ist eine Erfassung von durch Ausfall oder vorsätzliches Handeln bedrohter IT-Objekte notwendig. Weiterhin muss ermittelt werden, wo die Angriffsbereiche liegen und wie sie unterteilt sind. Anschließend wird aufgrund dessen ein Sicherheitskonzept erarbeitet. Dieses beinhaltet einen Maßnahmenkatalog, welcher im Falle eines Angriffes/Ausfalles klar regelt, wer, was, wo zu tun hat. Nicht nur mögliche Ausfallszenarien sind zu beachten und durchzuspielen, sondern auch notwendige Gegenmaßnahmen müssen entwickelt und erarbeitet werden. Wichtig ist zu erkennen, dass die Daten die zu schützen sind, sich hauptsächlich in den Patientenakten jedes Krankenhauses befinden. Das heißt, dass dort alle relevanten Daten des Patienten enthalten sind, angefangen mit seinem Namen, bis hin zur Dosierung von Medikamenten.

11.5   Beispiel: Grundschutz-Ansatz im Kreiskrankenhaus Gummersbach

Das in diesem Kapitel vorgestellte Verfahren zur Erstellung von IT-Sicherheitskonzepten nach dem IT-Grundschutzansatz ist in dem IT-Grundschutzhandbuch des BSI beschrieben. Der IT-Grundschutzansatz ermöglicht durch die Empfehlung und entsprechende Umsetzung von organisatorischen, personellen, infrastrukturellen und technischen Sicherheitsmaßnahmen die Gewährleistung des IT-Grundschutzes. Dabei wird ein Sicherheitsniveau für die IT-Systeme und Anwendungen erreicht, das für mittleren bis hohen Schutzbedarf angemessen und ausreichend ist. Bei Systemen mit sehr hohem Schutzbedarf sind zusätzliche Aktivitäten wie die erweiterte oder vereinfachte Risikoanalyse notwendig.

Zuerst werden eine IT-Strukturanalyse und anschließend eine Schutzbedarfsfeststellung durchgeführt. In der Sicherheitskonzeption wird die vorhandene IT-Infrastuktur mit Hilfe von System-Bausteinen nachgebildet und durch einen Soll-Ist-Vergleich Sicherheitsmaßnahmen ermittelt. Sind Systeme mit sehr hohem Schutzbedarf vorhanden, wird nach der Grundschutzanalyse eine erweiterte oder vereinfachte Risikoanalyse durchgeführt. Ist die Grundschutzanalyse und ggf. die Risikoanalyse abgeschlossen, liegen die ermittelten Sicherheitsmaßnahmen in dokumentierter Form als Sicherheitskonzept vor. Das Sicherheitskonzept wird im letzen Schritt konsolidiert. Die beschriebene Vorgehensweise ist in Abb. 70 (modifiziert aus [GSHB, 2004]) dargestellt:

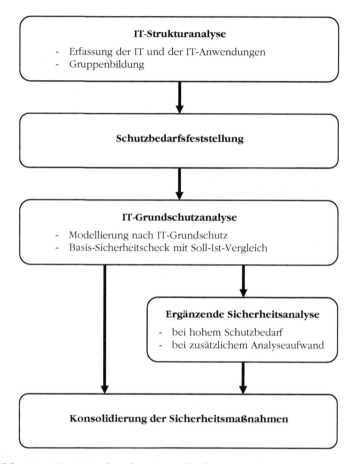

Abb. 70: Die 5 Stufen des Grundschutzansatzes

Nachdem das IT-Sicherheitskonzept erstellt wurde, sind als nächste Schritte eine genaue Umsetzungsplanung sowie die Einbettung in einen vorhandenen IT-Sicherheitsprozess bzw. ein vorhandenes IT-Sicherheitsmanagement notwendig. Falls noch kein IT-Sicherheitsprozess und IT-Sicherheitsmanagement eingerichtet wurden, sind diese zu konstituieren. Die Einbettung bzw. Etablierung eines IT-Sicherheitsprozesses und IT-Sicherheitsmanagements werden in dieser Arbeit nicht behandelt.

Die nachfolgende Beschreibung des Verfahrens ist aus dem IT-Grundschutzhandbuch (vgl. [GSHB, 2004) entnommen.

IT-Strukturanalyse

Der erste Schritt, die IT-Strukturanalyse, wird in zwei Teilaufgaben unterteilt, die zur Erhebung von Informationen über das zu schützende System dienen. Die Teilaufgaben sind

- Netzplanerhebung und
- Erhebung der IT-Systeme und -Anwendungen

und werden im Folgenden einzeln beschrieben.

Netzplanerhebung

Bei einem Netzplan handelt es sich um eine graphische Übersicht aller IT-Komponenten, die im zu schützenden Bereich eingesetzt werden und deren Vernetzung/Abhängigkeiten. Dazu gehören IT-Systeme, Netzverbindungen innerhalb des zu schützenden Netzes und Netzverbindungen in andere Netzwerke. Für alle erfassten Komponenten werden außerdem zusätzliche Informationen erfasst, durch die spätere Schritte vereinfacht werden. Zusätzliche Informationen sind Bezeichnung der Komponente, Typ und Funktion, verwendete Plattform, der zuständige Administrator, die Art der Netzanbindung und die Netzadresse. Bei Netzwerkverbindungen sollten zusätzlich zu den Informationen über die Komponenten noch die Art der Verkabelung, die maximale Datenübertragungsrate, das verwendete Netzprotokoll und bei Verbindungen in externe Netze Details zum angebundenen externen Netz erfasst werden.

Falls bereits ein Netzplan vorhanden ist, kann dieser verwendet werden, um die Arbeit der Neuerstellung einzuschränken. Da insbesondere größere IT-Systeme ständig verändert und aktualisiert werden, sollte ein vorhandener Netzplan sorgfältig auf Veränderungen überprüft werden. Da der Netzplan die Voraussetzung für alle weiteren Schritte ist, sollte die Aktualisierung oder Neuerfassung des Netzplans sorgfältig durchgeführt werden. Zur Schaffung einer besseren Übersicht und Verringerung der Komplexität wird der aufgestellte Netzplan bearbeitet, indem gleichartige Komponenten zu Gruppen zusammengefasst werden. Voraussetzung für eine Zusammenfassung ist, dass die Komponenten vom gleichen Typ sind und gleich oder ähnlich konfiguriert und eingerichtet sind. Dazu gehören auch die Abhängigkeiten zu anderen Anwendungen. Außerdem müssen die Komponenten gleich oder ähnlich an das Netzwerk angebunden sein, sich im gleichen Raum befinden und denselben administrativen Vorgaben unterliegen. Die zusammengefassten Komponenten werden im Netzplan mit einem einzigen Objekt dargestellt, bei dem Typ und Anzahl der zusammengefassten Komponenten notiert werden. Wichtig bei einer Gruppierung ist, auf den Sicherheitszustand der Komponenten zu achten. Jede einzelne Komponente sollte den Sicherheitszustand der gesamten Gruppe wiedergeben.

Erhebung der IT-Systeme und -Anwendungen

Die Erfassung der IT-Systeme ist ähnlich der Netzplanerstellung ein Teil der Vorarbeit für die spätere Schutzbedarfserstellung. In diesem Schritt werden alle vorhandenen und geplanten IT-Systeme in einer Tabelle aufgeführt und wie bei der Netzplanerhebung die entsprechenden Informationen notiert. Zusätzlich zu diesen Informationen wird noch vermerkt, ob sich das jeweilige System in Planung befindet oder bereits aktiv ist. Eine genaue Auflistung der einzelnen Bestandteile der Systeme, z. B. Tastatur, Monitor, etc. ist nicht notwendig. Auch in diesem Schritt ist eine Gruppenbildung, wie im letzten Schritt möglich. Zusätzlich zu den im Netzplan bereits erwähnten IT-Systemen werden in diesem Schritt die nicht vernetzten IT-Systeme, z. B. Standalone-PCs, und weitere aktive Netzkomponenten, wie z. B. Drucker oder TK-Anlagen aufgeführt.

Die Erfassung der auf den einzelnen Systemen laufenden Anwendungen ist ebenfalls Teil dieses Schrittes. Dabei wird, um den Aufwand zu reduzieren, auf eine vollständige Erfassung aller Anwendungen verzichtet. Stattdessen werden nur die Anwendungen erfasst, deren Daten und verarbeiteten Informationen den höchsten Bedarf an Vertraulichkeit, Verfügbarkeit und Integrität haben. Dabei bedeutet Vertraulichkeit die Geheimhaltung der Daten. Ein Verlust würde bedeuten, dass die Daten öffentlich zugänglich sind. Verfügbarkeit bedeutet, dass ein System keine oder geringe Ausfallzeiten hat und mit Integrität ist die Korrektheit und Unverfälschtheit der Daten gemeint. Mögliche Auswirkungen eines Verlustes von Vertraulichkeit, Verfügbarkeit oder Integrität sind vielfältig. So kann der Verlust der Verfügbarkeit eines IT-Systems z. B. dazu führen, dass Funktionen oder gesamte Prozesse nicht durchgeführt werden können. Der Verlust der Vertraulichkeit von personenbezogenen Daten kann neben gesetzlichen Sanktionen auch Auswirkungen auf die Reputation haben. Ist die Korrektheit von Abrechnungsdaten nicht mehr sichergestellt, kann es zu Abrechnungsfehlern kommen.

Bei der Erfassung der IT-Systeme und -Anwendungen sind die Abhängigkeiten zwischen den einzelnen Systemen und Anwendungen zu berücksichtigen, da sich dadurch der Schutzbedarf der einzelnen Anwendungen verändern kann. Um sicherzustellen, dass alle Anwendungen mit hohen Anforderungen an Vertraulichkeit, Verfügbarkeit und Integrität erfasst werden, sollten in diesem Schritt die Anwender und Verantwortlichen befragt werden. Die IT-Anwendungen, die personenbezogene Daten speichern oder verarbeiten, sollten besonders gekennzeichnet werden. Zur besseren Übersicht werden die Anwendungen den im letzten Schritt erfassten IT-Systemen zugeordnet, die für ihre Ausführung notwendig sind. Auch hier wird eine Darstellung in tabellarischer Form empfohlen, so dass die Zusammenhänge der Systeme und Anwendungen direkt erkennbar sind.

Schutzbedarfsfeststellung

Die Schutzbedarfsfeststellung dient dazu, für jede IT-Anwendung und ihre Daten einen Schutzbedarf bezüglich Vertraulichkeit, Integrität und Verfügbarkeit festzulegen. Dabei wird eine qualitative Aussage darüber getroffen, wie hoch ein möglicher Schaden bei Beeinträchtigung der Anwendung oder der Daten sein kann. Um den Schutzbedarf für die gesamte IT-Struktur festlegen zu können, sind zwei Schritte vorgesehen:

*   Definition der Schutzbedarfskategorien
*   Bestimmung des Schutzbedarfs

Diese Schritte werden im Folgenden einzeln erläutert.

Definition der Schutzbedarfskategorien

Der Schutzbedarf der Systeme wird in die drei Kategorien „niedrig bis mittel", „hoch" und „sehr hoch" unterteilt. „Niedrig bis mittel" bedeutet überschaubare Schadensauswirkungen, „hoch" beträchtliche Schadensauswirkungen und die Schutzbedarfskategorie „sehr hoch" steht für Schadensauswirkungen mit existenziell bedrohlichen Ausmaßen. In diesem Schritt werden die einzelnen Schutzbedarfskategorien voneinander abgegrenzt. Dazu werden die möglichen Schäden unterschiedlichen Schadensszenarien und deren Auswirkungen den Schutzbedarfskategorien zugeordnet. Die vorgeschlagenen Schadensszenarien sind

*   Verstoß gegen Gesetze/Vorschriften (z. B. Bundesdatenschutzgesetz, kann hauptsächlich rechtliche Konsequenzen nach sich ziehen)
*   Beeinträchtigung des informellen Selbstbestimmungsrechts (kann z. B. durch unbefugte Erhebung oder Weitergabe den Missbrauch von personenbezogenen Daten zur Folge haben)

- Beeinträchtigung der persönlichen Unversehrtheit (kann Verletzungen oder sogar den Tod von Menschen nach sich ziehen, z. B. durch Fehler bei medizinischen Überwachungssystemen)

- Beeinträchtigung der Aufgabenerfüllung (z. B. fehlerhafte oder verzögerte Produktion durch Ausfall oder Fehler in Verwaltungsvorgängen oder Produktionsdaten)

- Negative Außenwirkungen (z. B. Ansehens- oder Vertrauensverlust durch fehlerhafte Veröffentlichung von Daten oder Veröffentlichung von vertraulichen Daten)

- Finanzielle Auswirkungen (können einem der vorgenannten Schadensszenarien resultieren oder unmittelbar entstehen, z. B. durch den Verlust von Daten oder den Ausfall von Systemen)

und können bei speziellem Bedarf entsprechend ergänzt werden. Es wird vorgeschlagen, zu jeder Schutzbedarfskategorie die möglichen Schäden für jedes Schadensszenario in tabellarischer Form aufzulisten. Für viele Schäden treffen mehrere der Schadensszenarien zu, da diese häufig eine Folge eines anderen Szenarios sind. Z. B. kann die Beeinträchtigung der Aufgabenerfüllung durch einen Schaden finanzielle Auswirkungen zur Folge haben. Dies sollte bei der Auflistung der möglichen Schäden berücksichtigt werden. Außerdem sollten individuelle Gegebenheiten der Unternehmen bei der Bewertung der Schäden berücksichtigt werden. So kann z. B. ein Verlust in Höhe von 100.000 Euro in einem großen Unternehmen gemessen an dessen Umsatz und IT-Budget einen geringen Schaden ausmachen, in einem kleinen Unternehmen aber den Ruin bedeuten. Aus diesem Grund wird empfohlen, eine prozentuale Größe gemessen am Umsatz und IT-Budget des Unternehmens als Orientierungshilfe für Grenzwerte von möglichen Schäden zu definieren.

Bestimmung des Schutzbedarfs

In diesem Schritt wird aus Anwendersicht ermittelt, wie hoch der maximal mögliche Schaden in den einzelnen Schadensszenarien sein kann. Sowohl die Benutzer, als auch die Verantwortlichen der einzelnen IT-Systeme und IT-Anwendungen nicht zu vergessen die Geschäftsleitung sollten befragt werden, um eine Einschätzung über die Schadenshöhe zu bekommen. Dazu ist es sinnvoll, einen Fragenkatalog zu entwerfen, der realistische Schadensszenarien beschreibt und der die individuellen Aufgabenstellungen der betrachteten Systeme und Anwendungen berücksichtigt. Die Höhe der so ermittelten Schäden bestimmt den erforderlichen Schutzbedarf des jeweiligen IT-Systems bzw. der IT-Anwendung. Mögliche Fragen zur Feststellung der Höhe von finanziellen Auswirkungen sind z. B. ob die Veröffentlichung vertraulicher Daten Regressanforderungen nach sich ziehen können oder ob durch den Ausfall einer IT-Anwendung ein finanzieller Schaden entstehen kann. Für jedes Schadensszenario sollten mehrere Fragen zu den Auswirkungen des Verlustes von Vertraulichkeit, Verfügbarkeit und Integrität gestellt werden.

Auch in diesem Schritt müssen bei der Auswertung der Befragungen und Feststellung des Schutzbedarfs Abhängigkeiten zwischen IT-Systemen berücksichtigt werden. Außerdem sollten Kumulations- und Verteilungseffekte beachtet werden. Kumulationseffekt bedeutet, dass mehrere kleine Schäden, die evtl. unberücksichtigt bleiben, im Zusammenwirken einen großen Schaden nach sich ziehen könnten. Verteilungseffekt beschreibt den umgekehrten Fall, dass ein als groß eingeschätzter Schaden nicht auf ein System wirkt, sondern sich auf mehrere Systeme verteilt und sich dadurch der Schutzbedarf verringert. Generell sollte der Schutzbedarf der IT-Systeme nach dem Maximum-Prinzip festgelegt werden, d.h. die IT-Anwendung, deren Schaden am höchsten eingeschätzt wird, bestimmt den möglichen Schaden, der auf ein IT-System zutreffen kann. Bei der Schutzbedarfsfeststellung für Kommunikationsverbindungen ist besonders darauf zu achten, dass

- Verbindungen in fremde Netze,

- Verbindungen, über die hochschutzbedürftige Daten übertragen werden und

- Verbindungen, über die bestimmte Daten nicht übertragen werden dürfen,

als kritisch bewertet werden. Als zusätzliche Informationen sind die Verbindungsstrecke und die Art der Verbindung nach der oben genannten Aufteilung zu erfassen. Die als kritisch bewerteten Verbindungsstrecken sollten tabellarisch dokumentiert werden oder im Netzplan besonders hervorgehoben werden. Die Schutzbedarfsfeststellung für Gebäude und Räume leitet sich aus dem Schutzbedarf für die IT-Systeme ab. Auch hier wird nach dem Maximum-Prinzip vorgegangen, also die IT-Systeme mit dem höchsten möglichen Schaden, bestimmen den Schutzbedarf für die Räume und Gebäude. Weiter sollten auch in diesem Fall Kumulationseffekte berücksichtigt werden. Zur besseren Übersicht und um die Ergebnisse für die Zukunft nachvollziehbar zu machen, wird empfohlen, die Ergebnisse der Schutzbedarfsfeststellung in einer Tabelle zu dokumentieren. Dabei sollte darauf geachtet werden, dass zusätzlich zu den Ergebnissen auch die Begründungen für die Entscheidungen erfasst werden. So können getroffene Entscheidungen später besser nachvollzogen werden. Zusätzlich ist es notwendig, das Management (die Leitungsebene) mit in die Schutzbedarfsfeststellung einzubeziehen. In diesem Fall sollte über die in den letzten Schritten beschriebenen Informationen hinaus der Schutzbedarf aus einer gesamtheitlichen Sicht der Geschäfsprozesse und Fachaufgaben betrachtet werden.

Sicherheitskonzeption

Die IT-Grundschutzanalyse besteht aus zwei einzelnen Teilen, in denen zuerst eine „Modellierung nach IT-Grundschutz" und anschließend ein „Basis-Sicherheitscheck" durchgeführt werden.

Modellierung nach IT-Grundschutz

Bei der Modellierung nach IT-Grundschutz wird der in der Strukturanalyse aufgestellte vorhandene IT-Verbund durch die im Grundschutzhandbuch beschriebenen Bausteine nachgebildet. Die Bausteine im Grundschutzhandbuch sind in sieben Kategorien unterteilt:

- übergeordnete Komponenten,
- Infrastruktur,
- nicht vernetzte IT-Systeme,
- vernetzte Systeme,
- Datenübertragungseinrichtungen,
- Telekommunikation und
- sonstige IT-Komponenten.

Innerhalb dieser Kategorien sind mehrere Bausteine beschrieben, aus denen ein IT-System bestehen kann. Neue Bausteine für noch nicht dargestellte Komponenten können mit Hilfe eines Formblattes nach bestimmten Kriterien erstellt werden. Das mit den Bausteinen erstellte Modell kann aus Komponenten und Systemen bestehen, die bereits im Einsatz sind (Prüfplan), aus Komponenten, die geplant sind und demnächst eingeführt werden sollen (Enwicklungskonzept) oder aus einer Kombination von beidem. Da IT-Verbünde in den meisten Fällen sehr komplex sind, wird empfohlen, bei der IT-Grundschutzanalyse die Sicherheitsaspekte in 5 nach Themen sortierten Schichten zu betrachten, die im Folgenden einzeln beschrieben werden. Die im Grundschutzhandbuch beschriebenen Schichten sind übergreifende Aspekte, Infrastruktur, IT-Systeme, Netze und IT-Anwendungen. Im Grundschutzhandbuch sind die entsprechenden Bausteine für jede Schicht aufgeführt und erklärt.

Schicht 1: übergreifende Aspekte

In dieser Schicht werden die den technischen Komponenten des IT-Verbunds übergeordneten Aspekte modelliert. Hierbei handelt es sich um Aspekte, die für den gesamten IT-Verbund einheitlich sind und in den meisten Fällen nur einmal vorhanden sind. Bausteine für übergeordnete Aspekte sind IT-Sicherheitsmanagement, Organisation und Datensicherheitskonzept, um nur einige zu nennen.

Schicht 2: Infrastruktur

In dieser Schicht werden die baulich-technischen Gegebenheiten, die für den IT-Verbund von Bedeutung sind, modelliert. Zu diesen Aspekten gehören z. B. Gebäude, Räume, Schutzschränke, Verkabelung, etc.

Schicht 3: IT-Systeme

In dieser Schicht werden die einzelnen IT-Systeme, bzw. deren Sicherheitsaspekte modelliert. Dabei können sowohl einzelne IT-Systeme, als auch Gruppen aus mehreren Systemen durch Bausteine aus dem Grundschutzhandbuch modelliert werden. Bausteine, die in dieser Schicht zur Anwendung kommen, sind z. B. Windows 2000 Client, Windows 2000 Server, TK-Anlage, etc.

Schicht 4: Netze

In dieser Schicht werden die Sicherheitsaspekte im Netz modelliert, die sich auf die Kommunikation und Verbindungen zwischen den einzelnen Systemen beziehen. Um eine bessere Übersicht zu erzielen und dadurch die Komplexität zu verringern, kann das Gesamtnetz in mehrere Teilbereiche unterteilt werden. Dabei ist zu beachten, dass die Teilnetze keine Bereichs- oder Standortgrenzen überschreiten. Zwischen den Teilnetzen dürfen keine Daten transportiert werden, die einen hohen oder sehr hohen Schutzbedarf haben. Trotzdem werden Schnittstellen zwischen den Teilnetzen benötigt, über die bestimmte Daten die Grenzen der Netze überschreiten können. Bausteine, die dazu geeignet sind, die Sicherheitsaspekte in Netzten zu beschreiben, sind z. B. heterogene Netze, Firewall, Netz- und Systemmanagement, etc.

Schicht 5: IT-Anwendungen

In dieser Schicht werden die eigentlichen IT-Anwendungen modelliert. Da viele Anwendungen ein Client-Server-Umfeld benötigen oder während der Ausführung auf andere Systeme zugreifen, werden die IT-Anwendungen in diesem Schritt unabhängig von den IT-Systemen und den Netzen betrachtet. Bausteine für Anwendungen sind z. B. Datenträgeraustausch, E-Mail, WWW-Server, etc.

Nachdem die 5 Schichten des IT-Verbundes durch die beschriebenen Bausteine dargestellt wurden, muss die Modellierung auf Vollständigkeit überprüft werden. Dabei kann z. B. der vorher erstelle Netzplan hilfreich sein. Besonders muss darauf geachtet werden, dass alle Teilnetze vollständig modelliert wurden und die Teilnetze auch das vollständige Gesamtnetz wiedergeben. Falls bei der Überprüfung Lücken festgestellt werden, müssen die entsprechenden Bausteine hinzugefügt werden, da sonst wichtige Aspekte nicht berücksichtigt werden könnten. Sind alle Aspekte berücksichtigt und durch die entsprechenden Bausteine dargestellt, ist die Modellierung abgeschlossen und es kann mit dem Basis-Sicherheitscheck, dem zweiten Teil der IT-Grundschutzanalyse begonnen werden.

Basis-Sicherheitscheck

Um den Basis-Sicherheitscheck durchführen zu können, müssen die Vorarbeiten, also die IT-Strukturanalyse, die Schutzbedarfsfeststellung und die Modellierung des IT-Verbundes mit den Bausteinen des Grundschutzhandbuches vollständig abgeschlossen sein. Sie bilden die Voraussetzung dafür, den Basis-Sicherheitscheck durchführen zu können. Jeder Baustein enthält neben einer kurzen Beschreibung seines Inhalts eine Darstellung der Gefährdungslage und Maßnahmenempfehlungen. Die möglichen Gefährdungen, die den Baustein betreffen können, sind in folgende Gefährdungskataloge unterteilt:

- Höhere Gewalt,
- organisatorische Mängel,
- menschliche Fehlhandlungen,
- technisches Versagen und
- vorsätzliche Handlungen.

Um mehrfache Beschreibungen der Gefährdungen zu vermeiden, sind bei den einzelnen Bausteinen jeweils Verweise zu den möglichen Gefährdungen gegeben, z. B. „G 4.1 - Ausfall der Stromversorgung". Das „G" steht hierbei für Gefährdung, die „4" für den Gefährdungskatalog 4 (Technisches Versagen) und die „1" für die Nummer der Gefährdung. Die Maßnahmenempfehlungen enthalten die Maßnahmen zum Schutz vor den möglichen Gefährdungen. Auch diese sind, wie die Gefährdungen, nur als Referenzen in den Beschreibungen der Bausteine angegeben, da einzelne Maßnahmen für mehrere Bausteine zutreffen können. Die Maßnahmenempfehlungen sind in die Maßnahmenkataloge

- Infrastruktur,

- Organisation,

- Personal,

- Hardware/Software,

- Kommunikation und

- Notfallvorsorge

unterteilt. Bei den Maßnahmenempfehlungen, z. B. „M 1.15 - geschlossene Fenster und Türen" bedeutet „M", dass es sich um eine Maßnahme handelt, „1" beschreibt den Maßnahmenkatalog 1 (Infrastrukturelle Maßnahmen) und „15" die laufende Nummer der Maßnahme. Zusätzlich zum Namen der Maßnahme ist bei den einzelnen Bausteinen eine Priorität der jeweiligen Maßnahme für den Baustein angegeben. Priorität 1 bedeutet, dass eine Maßnahme als Grundlage für die Sicherheit innerhalb des betrachteten Bausteins zu sehen ist und somit vorrangig umzusetzen ist. Priorität 2 beschreibt eine Maßnahme, die wichtig ist und zügig umgesetzt werden sollte und eine Maßnahme mit Priorität 3 ist wichtig zur Abrundung der IT-Sicherheit und kann bei Engpässen später umgesetzt werden. Die Priorität der Maßnahme sollte bei der Realisierung und Festlegung der Umsetzungsreihenfolge berücksichtigt werden. Solche Maßnahmen, die durch ein „*" als optional gekennzeichnet sind, müssen nicht zwingend umgesetzt werden. Eine Nicht-Umsetzung sollte begründet und dokumentiert werden.

In den Beschreibungen der einzelnen Maßnahmen sind neben der Empfehlung, wie diese Maßnahme umzusetzen ist, auch die möglichen Verantwortlichen für die Initiierung und die Umsetzung der Maßnahme angegeben. Bevor der Basis-Sicherheitscheck durchgeführt wird, sollte der Verantwortliche für die

IT-Grundschutzanalyse die Gefährdungs- und Maßnahmenkataloge für die verwendeten Bausteine kennen und sich dieses Wissen nicht erst im Laufe der Bearbeitung aneignen. Der Basis-Sicherheitscheck besteht aus zwei Schritten, die im Folgenden beschrieben werden.

Schritt 1: Organisatorische Vorarbeiten

In diesem Schritt werden notwendige Vorarbeiten durchgeführt, die beim Soll-Ist Vergleich im nächsten Schritt verwendet werden. Zunächst werden alle hausinternen Papiere wie z. B. Arbeitsanweisungen, Organisationsverfügungen oder Sicherheitsanweisungen durchgesehen. Diese Dokumente können Aufschluss bei der Bestimmung des Umsetzungsgrades von organisatorischen Maßnahmen innerhalb des Soll-Ist Vergleichs geben. Des Weiteren sind für die verwendeten Bausteine des IT-Verbundes geeignete Ansprechpartner zu bestimmen. Dazu ist es sinnvoll, für jeden Baustein einen Hauptansprechpartner festzulegen. Es ist möglich, dass der Hauptansprechpartner nicht zu allen Fragen eines Bausteins ausreichend Auskunft geben kann. In diesem Fall sind zusätzliche Personen mit einzubeziehen.

Schritt 2: Durchführung des Soll-Ist-Vergleichs

In diesem Schritt werden die empfohlenen Maßnahmen durchgelesen und mit dem jeweiligen Ansprechpartner für diesen Baustein bearbeitet. Hierzu wird der Umsetzungsstatus der jeweiligen empfohlenen Maßnahmen für jeden Baustein ermittelt. Es wird zwischen vier Stadien der Umsetzung unterschieden: „entbehrlich", „ja", „teilweise" und „nein". Beim Stadium „entbehrlich" ist die Umsetzung der Maßnahme nach Ansicht des Ansprechpartners nicht notwendig, da z. B. der Gefährdung mit anderen Maßnahmen entgegengewirkt wird. „Ja" bedeutet, dass die vorgeschlagene Maßnahme in vollem Umfang bereits umgesetzt wurde. Das Stadium „teilweise" kennzeichnet Bausteine, deren Maßnahmen zum Teil umgesetzt sind, aber noch nicht vollständig. „Nein" bedeutet, dass noch keine der empfohlenen Maßnahmen umgesetzt wurden.

Das „Soll" des Vergleichs ist also die in dem Baustein empfohlene Maßnahme, das „Ist" der momentane Umsetzungsgrad der empfohlenen Maßnahme. Das Ergebnis des Soll-Ist-Vergleichs ist eine Liste mit Maßnahmen, die zur Erreichung des Grundschutzes noch durchgeführt werden müssen. Zur Erfassung und übersichtlicheren Dokumentation stehen innerhalb des Grundschutzhandbuches Formulare und Tabellen zur Verfügung. Zu einer vollständigen Dokumentation gehört, dass für jede Maßnahme eines Bausteins alles erfasst werden muss. Außerdem werden die Verantwortlichen für die Umsetzung und eine Kostenschätzung festgehalten. In weiteren Feldern können Begründungen oder Bemerkungen für Umsetzung oder Nicht-Umsetzung festgehalten werden, sowie die Priorität der Umsetzung der Maßnahme und der Termin, bis zu dem die Umsetzung erfolgt sein soll.

Konsolidierung der Sicherheitsmaßnahmen

In diesem Kapitel wird beschrieben, wie die in den letzten Kapiteln vorgeschlagenen Maßnahmen konsolidiert werden. Dazu gehören auch die Maßnahmenvorschläge, die bei einer evtl. durchgeführten vereinfachten oder erweiterten Risikoanalyse ermittelt worden sind. Zuerst werden die Maßnahmen ermittelt, von denen im Basis-Sicherheitscheck festgestellt wurde, dass sie noch nicht oder nur teilweise umgesetzt worden sind. Es wird empfohlen, diese Maßnahmen in einer gesonderten Tabelle zusammenzufassen. Wenn zusätzlich eine vereinfachte oder erweiterte Risikoanalyse durchgeführt worden ist, so werden die dort ermittelten Maßnahmen den Bausteinen des IT-Grundschutz-Ansatzes zugeordnet. Es kann sein, dass Maßnahmen, die in einer zusätzlichen Risikoanalyse ermittelt wurden, Maßnahmen aus dem Grundschutzhandbuch ergänzen oder ersetzen. In diesem Fall wird überprüft, welche der Maßnahmen aus dem Grundschutzhandbuch wegfallen können, da sie durch höherwertige Maßnahmen abgedeckt werden.

Im Grundschutzhandbuch sind Maßnahmen für unterschiedliche Bereiche, Organisationsformen und unterschiedliche technische Gegebenheiten vorgeschlagen. Die durch den Grundschutzansatz und die Risikoanalyse ausgewählten Maßnahmen müssen also jeweils an die aktuellen organisatorischen und technischen Gegebenheiten angepasst werden. Dazu gehört auch eine Überprüfung, ob die ausgewählten Maßnahmen realistisch dazu geeignet sind, vor den möglichen Gefährdungen wirksam zu schützen und ob sie umsetzbar sind. Ebenfalls muss kontrolliert werden, ob die einzelnen Maßnahmen sich z. B. nicht gegenseitig beeinträchtigen oder behindern. Ist dies der Fall müssen andere Sicherheitsmaßnahmen als Ersatz gefunden werden. Die Ersetzung von Sicherheitsmaßnahmen muss dokumentiert werden, damit später nachvollzogen werden kann, aus welchem Grund eine andere Maßnahme gewählt wurde.

Für die Realisierung von IT-Sicherheitsmaßnahmen wird finanzieller und personeller Aufwand benötigt. Das bedeutet, dass in den meisten Fällen das Management in die Entscheidung, welche

Maßnahmen umgesetzt werden, mit einbezogen werden muss. Um eine Aufstellung der anfallenden Kosten und des Personalaufwandes zu erhalten, sollte zwischen einmaligen und wiederkehrenden Kosten unterschieden werden. Wiederkehrende Kosten sind z. B. Personalkosten, die aufgrund von neuer Technik fortlaufend investiert werden müssen. Auch eine Betrachtung der Wirtschaftlichkeit ist in diesem Schritt wichtig. Maßnahmen, deren Einführung einen Kostenaufwand erfordert, der höher als der Wert des zu schützenden Objektes ist, sind nicht wirtschaftlich. In diesem Fall sollten Ersatzmaßnahmen ausgewählt oder eine Entscheidung getroffen werden, ob das Restrisiko bei fehlender Maßnahme noch tragbar ist. Dasselbe gilt für Maßnahmen, die nicht finanzierbar sind, weil sie das Budget für die Einführung von IT-Sicherheitsmaßnahmen überschreiten. Die Entscheidungen und Begründungen über Ersatz oder Weglassen der Maßnahme muss dokumentiert werden. Die aufgestellte Betrachtung der Wirtschaftlichkeit der Maßnahmen, deren Realisierbarkeit und evtl. Alternativ-Maßnahmen sollte dem Management oder den Entscheidungsträgern über die Höhe des Budgets präsentiert werden. Auch mögliche Konsequenzen beim Einsatz alternativer Maßnahmen oder beim Nicht-Umsetzen von Maßnahmen sollten erläutert werden. Das Management kann aufgrund dieser Präsentation der Maßnahmen und deren Möglichkeiten der Umsetzung eine Entscheidung treffen, welche Maßnahmen in welchem Umfang umgesetzt werden sollen. Nachdem schlussendlich festgelegt wurde, welche Maßnahmen umzusetzen sind und welche Restrisiken tragbar sind, kann mit der Festlegung der Umsetzungsreihenfolge der Maßnahmen fortgefahren werden.

Fazit

Nach dem oben beschriebenen Konzept wurde im Kreiskrankenhaus Gummersbach erfolgreich vorgegangen. Aus unserer Erfahrung heraus können wir diese Vorgehensweise empfehlen. Das entscheidende dabei ist, in systemisch vernetzten Strukturen zu denken alles zu berücksichtigen, auch das „Unmögliche" zu denken, also ganzheitlich vorzugehen. Der Grundschutzansatz ist kein „Kochrezept" und er setzt vornehmlich auf der organisatorischen Ebene an. Sicherheit muss vor allem ständig gewährleistet werden. Selbst nach erfolgter Zertifizierung kann man sich nicht zurücklehnen. Das Sicherheitsdenken muss gegenwärtig sein und im Denken aller Beteiligten eine wichtige Rolle spielen. Bei erfolgreicher Zertifizierung des Kreiskrankenhauses Gummersbach wäre es eines der ersten Krankenhäuser, das mit einem IT-Grundschutzzertifikat seine Bemühungen für die IT-Sicherheit seiner Systeme und Anwendungen nach außen hin dokumentieren kann. Das stellt für ein Krankenhaus im immer härteren Verdrängungswettbewerb ein wichtiges Kriterium dar.

Andererseits sind die dargestellten Aspekte der IT-Sicherheit unabhängig von einer Zertifizierung in die generelle Risikobetrachtung bzw. dem Risikomanagement in einem Krankenhaus zu integrieren, damit ein ständiges Auge auf die sich stetig verändernde Sicherheitslage geworfen werden kann.

12 Anhang

12.1 Literatur

[Allensbach, 2003]

Allensbacher Computer- und Technik-Analyse
Institut für Demoskopie Allensbach
„Gesundheit aus dem Netz"
http://www.bsmo.de/cgi-
bin/FAB/fab_pdf.cgi?pdf=/misc/Prsentation_030623_afg
is_jh.pdf&fab=bsmo&html=/040/030/index.html,

[AOK, 2004]

„Integrierte Versorgung"
http://www.aok-bv.de/gesundheit/versorgung/

[AOK, 2005]

Krankenhaus-Navigator der AOK
http://www.aok.de

[Bärwolff et al., 2004]

H. Bärwolff, M. Bonsch, F. Victor, G. Sälker,
„RFID Patienten-Tracking-System optimiert Abläufe im
Krankenhaus"
RFID-Forum 12/2004 und 01/2005

[Bauer, 2003]

Bauer, J.
„Konzeption und Implementierung eines Gesundheits-
portals mit dem Web Application Server Zope für das
KKH Gummersbach GmbH – GesundesOberberg.de"
Diplomarbeit an der FH Köln bei Prof. Dr. Frank Vic-
tor November 2003

[BDSG, 2004]
Bundesdatenschutzgesetz BDSG (22. 11. 2004)
http://bundesrecht.juris.de/bundesrecht/bdsg_1990/inde
x.html

[Beck et al., 1997]
Beck, H., Goetz, C.
„ADT- Leitfaden. EDV für Ärzte."
Hippokrates, Stuttgart, 1997

[BFS, 2005]
Bundesamt für Strahlenschutz
„Verantwortung für Mensch und Umwelt"
http://www.bfs.de/

[Bluetooth, 2005]
http://www.bluetooth.com
Official Bluetooth Website

[BSI, 2005]
BSI
Sicherheit im Funk-LAN
http://www.bsi.de/literat/doc/wlan/

[BS7799, 2005]
Methoden und Sicherung von Informationssystemen
http://www.ssi.gouv.fr/de/vertrauen/ebiospresentation.
html
Website der französischen Regierung für die Sicherheit
von Informationssystemen.

[Clinpath, 2005]
Internetforum für
klinische Behandlungsprozesse
http://www.clinpath.de

[Computerwoche, 2003]
Computerwoche
Studie: Unternehmen sparen an IT-Sicherheit
www.computerwoche.de/index.cfm?pid=254&pk=540666

[Computerwoche, 2004]

    Computerwoche

    BSI-Studie:

    Mangelnde IT-Sicherheit gefährdet die Wirtschaft

    www.computerwoche.de/index.cfm?pid=254&pk=544785

[DIN EN, 2003]

    DIN EN ISO-Zertifizierung, EFQM-Modell, KTQ-Zertifizierung

    [www.q-m-a.de/6qmsysteme/0index/view]

[DTA, 2005]

    [http://www.datenaustausch.de]

    Internetseiten der ITSG GmbH

[Dugas, 2003]

    Dugas, M., Schmidt, K.

    Medizinische Informatik und Bioinformatik

    Springer Verlag, 1. Auflage, Berlin, 2003

[D21, 2004]

    Initiative D21,

    AG „Sicherheit und Vertrauen im Internet"

    „IT-Sicherheitskriterien im Vergleich",

    [www.initiatived21.de]

[EAN, 2005]

    EAN-Gesundheitskongreß

    München 2005

    Tagungsunterlagen

[EDIDIN, 2005]

    Application Level Syntax Rules

    ISO 9735, DIN EN 29 735

[EDIMDG, 2005]

    UN/EDIFACT Message Design Guidelines

    [http://www.unece.org/trade/untdid/texts/d424_d.htm]

[ehd, 2005]

    ehd – eHealthData Richtlinie, Version 1.30 vom

    28.01.2005 der Kassenärztlichen Bundesvereinigung

    www.kbv.de/ita/4287.html

[Falcon et al., 2004]
    Falcon, C.
    „Medizin: Funk macht Patienten mobil"
    Elektronik / Mechatronik Zeitschrift
    Jahrg. 112, 2004, Seite 8 - 9

[FH Münster, 1998]
    Fachhochschule Münster
    „Die Akzeptanz von Arztpraxis- Computersystemen"
    Projektstudie, 1998

[FTA, 2005]
    .   http://www.software-kompetenz.de/?15244
    Themenbeiträge, FTA, FHA; FMEA; ARP, HAZOP, PHA,
    Sicherheitsanalyse, 2005

[Gentsch et al, 2004]
    Gentsch, P.; Lee, S.
    „Praxishandbuch Portalmanagement –
    Profitable Strategien für Internetportale"
    Gabler Verlag, 2004

[Gmür, 2005]
    Gmür, C.
    Bluetooth
    www.elektronik-kompendium.de/public/chrigi/blue-
    tooth.htm

[Graumann et al., 2004]
    Graumann, S.; Neinert, F.
    „Monitoring Informationswirtschaft 7. Faktenbericht –
    Juni 2004 – Internet-Nutzung"
    TNS Infratest GmbH & Co. KG, Business Intelligence;
    Seiten: 174 ff.;
    [www.tnsinfratest.com/06_BI/bmwa/Faktenbericht_7/in
    dex.htm]

[Görtz, 2005]
    Görtz, H.
    Informationssicherheit im Unternehmen
    Addison-Wesley 2005

[Gröner, 2004]

Gröner, I., Bereszewski, M.,
„Krankenhäuser sparen mehr IT",
[www.informationweek.de/cms/2931.0.html]

[GSHB, 2004]

Bundesamt für Sicherheit in der Informationstechnik,
IT-Grunschutzhandbuch, Bonn 2004

[GSS, 2004]

BSI-Schulung IT-Grundschutz
www.bsi.de/gshb/webkurs/itgswbt.zip

[Hansis, 2003]

Hansis, M.
„DRGs – und begleitende Qualitätssicherung"
http://www.vdgh.de/internet/Informationen_und_Publi
kationen/Tagungsbaende/drg/hansis.ppt

[Heitmann et al., 1999]

Heitmann, Kai U., Blobel, Bernd, Dudeck, Joachim
„HL7-Kommunikationsstandard in der Medizin: Kurz-
einführung und Informationen"
Alexander Mönch Verlag, Köln, 1999

[Hindringer et al., 2003]

Hindringer, B., Rothballer, W., Thomann, H. J. (Hrsg.)
„QMG - Qualitätsmanagement im Gesundheitswesen,
Aktueller Ratgeber für alle Bereiche des Qualitätsma-
nagements im Gesundheitswesen",
TÜV Verlag GmbH, Unternehmensgruppe TÜV Rhein-
land - Berlin Brandenburg, 2. Akt. Mai 2003

[HL7, 2005]

Offizielle HL7-Webseite
http://www.hl7.org

[HL7-CDA, 2005]

Clinical Document Architecture Release 1.0 ANSI/HL7
CDA R1.0-2000
http://www.hl7.org

[HL7-Messaging, 2005]
> HL7 XML Version 2.5
> http://www.hl7.org

[Hüls, 2004]
> Hüls, A.
> Common Criteria: TÜV für IT-Sicherheit (8.12.2004)
> www.computerwoche.de/index.cfm?pid=759&pk=546427

[Informationweek, 2004]
> Informationweek
> Mummert Consulting, IT-Sicherheit 2004
> [www.systemsworld.de/id/25679/CMEntries_ID/95882/
> cubesig/ce253b1727c3923dd85da4123fd55d47]

[ITB, 2005]
> Homepage der Fa. ITB
> http://www.itb-ag.de

[ITH, 2004]
> IT-Handbuch
> Kassenärztliche Bundesvereinigung,
> Referat Versorgungsformen und Kooperation, 2004

[ISS, 2005]
> Wireless LAN, Frequently asked question
> http://www.iss.net/wireless/WLAN_FAQ.php

[Jeebe et al., 2001]
> Jeebe, H.; Strobel, W.
> „Leistungsabrechnung und Datenaustausch mit Kran-
> kenkassen"
> AOK-Verlag, 2004

[Kolkmann et al, 2003]
> Kolkmann, F.-W., Krumpaszky, H.G.
> „Qualitätsindikator Zertifizierung?
> Zertifizierung nach KTQ - wonach denn sonst?"
> http://www.caq.uni-bonn.de/PDF/02Kolkm1.pdf

[KVH, 2003]

KVH – Kassenärztliche Vereinigung Hessen
„Zertifizierung und Akkreditierung von Leistungserbringern im Gesundheitswesen"
http://www.laekh.de/upload/Hess._Aerzteblatt/2002/2002_03/2002_03_16.pdf

[Langheinrich, 2005]

Langheinrich, M.
„Ubiquitus Computing, Technologien und Anwendungen", ETH Zürich, 2002
http://www.inf.ethz.ch/vs/publ/slides/unizh-mba-2002.pdf

[McKinsey, 2003]

Studie zur IT im Gesundheitswesen
http://www.mckinsey.de

[Medica, 2005]

Informationsportal der Medica
http://www4.medica.de/cipp/md_medica/custom/pub/content,lang,1/ticket,g_a_s_t/oid,7016

[Ollenschläger, 2000]

Ollenschläger, G.
„Gedanken zur Zertifizierung in der ambulanten Versorgung dargestellt am Beispiel DIN EN ISO-Zertifizierung"
ZaeFQ 2000; 94: 645-649

[Palmer, 1991]

Palmer, R. H.
„Striving for Quality in Health Care - An Inquiry into Policy and Practice"
Ann Arbor, MI, Health Administration Press, 1991

[Paschen et al. 2003]

Paschen, U., Bastek, A.
„KTQ® und die Zertifizierung von Krankenhäusern"
http://www.dgq.de/bundesw/regional/downloads/voss6.pdf

[PHI, 2005]
  Internetseiten der Fa. Philips
  http://www.philips.de

[Pricewaterhouse, 2001]
  Pricewaterhouse Coopers
  „Gesundheitsportale 2001"
  Empirische Studie, Februar 2001, Düsseldorf
  http://www.medical-
  communities.de/pdf/pricewaterhouse.pdf

[Ray, 2004]
  Ray, E. T.
  „Einführung in XML"
  O' Reilly, 2004

[RFID, 2002]
  Finkenzeller, K.
  „RFID-Handbuch"
  Hanser Verlag, 2002

[SCE, 2005]
  Internetseiten der Fa. Scemtec
  Transponder Technology GmbH
  http://www.scemtec.de

[Schoppe, 2003]
  Schoppe, C.
  „Die KTQ®-Bewertungssystematik für den Routinebe-
  trieb"
  http://www.ktq.de/ktq_archiv/archiv/3_forum.php

[SCIPHOX, 2002]
  SCIPHOX v1.0
  Working Draft vom 12. Juni 2002

[SECON, 2003]
  Security Schnittstelle für das Gesundheitswesen
  Stand vom Mai 2003, Version 1.5

[Selbmann, 1996]

Selbmann, H.K.

„Viele wollen des Guten zuviel! Zur Lage des Qualitätsmanagements in den Krankenhäusern Deutsch-
lands" Krankenhaus-Umschau Special, 1996

[SGB, 2005]

Sozialgesetzbuch, Stand 1. Januar 2005
Fachverlag CW Haarfeld GmbH

[SVI, 1993]

Institutionskennzeichen (IK) der Träger der sozialen Sicherung einschließlich ihrer Vertragspartner
Sammel- und Verteilstelle IK (SVI) der Arbeitsgemeinschaft Institutionskennzeichen
St. Augustin, Mai 1993

[TAKRH, 2005]

Technische Anlage zur Vereinbarung gemäß § 301 Abs.
3 SGB V über das Verfahren zur Abrechnung und Ü-
bermittlung der Daten nach § 301 Abs. 1 SGB V (Date-
nübermittlungs-Vereinbarung)

[TASL, 2005]

Technische Anlage für die maschinelle Abrechung (e-
lektronische Datenübermittlung) zu den Richtlinien der
Spitzenverbände der Krankenkassen nach § 302 Abs. 2
SGB V über Form und Inhalt des Abrechnungs-
verfahrens mit „Sonstigen Leistungserbringern" sowie
mit Hebammen und Entbindungspflegern (§ 301a SGB
V), Version 5.0

[VDR, 2005]

Verband Deutscher Rentenversicherungsträger (VDR)
http://www.vdr.de

[VPN, 2004]

Internet und Sicherheit
Die deutschen Sicherheitsseiten TCP/IP und Internet
http://www.tcp-ip-info.de

[Walger, 2000]
>
> Walger, M.
> Statement anlässlich des 2. KTQ-Forums am 12. Oktober 2000 in Kassel
> http://www.ktq.de/ktq_archiv/archiv/2_forum.php

[W3C-Schema, 2005]
>
> World Wide Web Consortium, XML Schema.
> XML Schema Part 0: Primer, XML Schema Part 1: Structures, XML Schema Part 2: Datatypes, W3C Recommendation 02 May 2001
> http://www.w3c.org/XML/Schema

[W3C-XML, 2005]
>
> World Wide Web Consortium, Extensible Markup Language (XML) 1.0 (Second Edition), W3C Recommendation 6 October 2000
> http://www.w3c.org/XML

[W3C-XSLT, 2005]
>
> World Wide Web Consortium, XSL Transformations (XSLT) Version 1.0., W3C Recommendation 16 November 1999
> http://www.w3c.org/TR/xslt

[Crago 2000]
>
> Crago, M.G.: Patient safety, Six Sigma & ISO 9000 Quality Management: A new emphasis on quality management is essential to improve U.S. health care. In: Quality Digest 11/2000

[MBGH et al. 2002]
>
> Midwest Business Group on Health (MBGH), Juran Institute Inc., The Severyn Group Inc: Reducing the Costs of Poor-Quality Health Care Through Responsible Purchasing Leadership, 2002

[www.milbank.org]
>
> Value Purchasers in Health Care: Seven Case Studies. 2001.
> http://www.milbank.org/2001ValuePurchasers/011001valuepurchasers.html

12.2   Abkürzungsverzeichnis

ABDA	Bundesvereinigung Deutscher Apothekerverbände
ACL	Access Control List
ADT	Abrechnungsdatentransfer
AIS	Arzt-Informations-System
AOK	Allgemeine Ortskrankenkassen
ARPX	Arztpraxis-Stammdatei
ATM	Asynchronous Transfer Mode
AVDT	Arztverzeichnis-Datenträger
BÄK	Bundesärztekammer
BDSG	Bundesdatenschutzgesetz
BDT	Behandlungsdatenträger
BKK	Betriebskrankenkassen
BSI	Bundesamt für Sicherheit in der Informationstechnik
CC	Common Criteria
CDA	Clinical Document Architecture
CobiT	Control Objectives for Information and Related Technology
CT	Computertomografie
D2D	Doctor to Doctor
DTD	Document Type Definition
DECT	Digital Enhanced Cordless Telecommunications
DICOM	Digital Imaging and Communications in Medicine
DIN	Deutsches Institut für Normung
DKG	Deutsche Krankenhausgesellschaft
DRG	Diagnosis Related Group
ECC	Error Correcting Code
EDIFACT	Electronic Data Interchange For Administration, Commerce and Transport
EFQM	European Foundation for Quality Management
ELV	Elektronisches Leistungsverzeichnis

EPA	Elektronische Patientenakte
EQA	European Quality Award
ETA	Event Tree Analysis
FHA	Functional Hazard Assessment
FMEA	Failure Modes and Effect Analysis
FTA	Fault Tree Analysis
GDT	Geräte-Datenträger
GSHB	Grundschutzhandbuch
HAZOP	Hazards and Operability Study
HiP-HOPS	Hierarchically Performed Hazard Origin and Propagation Studies
HIS	Hospital Information System
HL7	Health Level Seven
HNO	Hals-Nasen-Ohren
HTML	Hypertext Markup Language
IEC	International Electrotechnical Commission
IOD	Information Object Definitions
IrDA	Infrarot Datenaustausch
ISACA	Information System Audit and Control Association
ISO	International Organisation of Standardization
ITSEC	Information Technology Security Evaluation Criteria
IuKDG	Informations- und Kommunikationsdienstegesetz
KAS	Klinisches Arbeitsplatzsystem
KBV	Kassenärztliche Bundesvereinigung
KHEntgG	Krankenhausentgeltgesetz
KIS	Krankenhausinformationssystem
KKH	Kreiskrankenhaus
KTQ	Kooperation für Transparenz und Qualität im Krankenhaus
KTSD	Kostenträger-Stammdatei
KVP	Kontinuierlicher Verbesserungsprozess
LAN	Local Area Network
LDT	Labor Daten Transfer

MAC	Medium Access Control
MICS	Medical Implant Communication Service
MRT	Magnetresonanztomografie
MSE	Message Service Element
NFC	Nearfield Communication
OSI	Open System Interconnection
PACS	Picture Archiving and Communication System
PATS	Patientendaten Versichertenkarte
PDA	Personal Digital Assistant
PDCA	Plan-Do-Check-Act
PHA	Preliminary Hazard Analysis
PQSG	Pflege-Qualitätssicherungsgesetz
PT	Patienten-Tracking
QM	Qualitätsmanagement
QMS	Qualitätsring Medizinische Software
RAID	Redundant Array of Inexpensive Discs
RFID	Radio Frequency Identification
RIM	Referece Information Model
RIS	Radiology Information System
RPC	Remote Procedure Call
SAN	Storage Area Network
SCIPHOX	Standardized Communication of Information Systems in Physician Offices and Hospitals using XML
SCP	Service Class Provider
SCU	Service Class User
SDAV	Stamm Daten Ärzte Verzeichnis
SDA	Software Deviation Analysis
SGB	Sozialgesetzbuch
SOP	Service Object Pairs
SSID	Service Set Identifier
TC	Technical Commitee
TCSE	Trusted Computer System Evaluation Criteria

TCP/IP	Transmission Control Protocol / Internet Protocol
TQM	Total Quality Management
VCS	VDAP Communication Standard
VdAK	Verband der Angestellten Krankenkassen
VDAP	Verband deutscher Arztpraxis-Softwarehersteller
VPN	Virtual Private Network
WAN	Wide Area Network
WEP	Wired Equivalent Privacy
WLAN	Wireless Local Area Network
WMTS	Wireless Medical Telemetry Service
WPA	WiFi Protected Access
xDT	„x" DataTransfer
XML	Extensible Markup-Language
XSL	Extensible Stylesheet Language

12.3   Abbildungsverzeichnis

12.4   Anbieterverzeichnis

Die hier aufgeführten Daten stammen aus: Hartmut Wehrs, „Der Computerführer", Antares Computer Verlag, Ausgabe 2006, 14. Auflage sowie früheren Jahrgängen.

Eine Einteilung der Systeme in Themengebiete ist recht schwierig, da sich die Einsatzfelder oft überschneiden. Wir haben dennoch eine Einteilung in die folgenden (Haupt-)Kategorien vorgenommen.

- KIS / EPA

- RIS

- Simulation und Geschäftsprozesse

- PACS

- Praxis Software

12.4.1   KIS / EPA

Produkte	Hersteller	E-Mail/Internet	Einsatzgebiete	weitere Angaben
Medico/S, Clinicom , ISH/Sonstige, Soarian	**Siemens Medical Solutions Health Services GmbH** Henkestr. 127, 91052 Erlangen, Tel. 09131-842215	www.SiemensMedical.de	Administrative, medizinische und pflegerische Applikationen sowie radiologische IT-Lösungen	**600 Krankenhäuser** und weitere Einrichtungen im Gesundheitswesen werden durch das Unternehmen versorgt.
Orbis® OpenMed	**GWI AG** Konrad-Zuse-Platz 1-3, 53227 Bonn, Tel. 0228-2668-000	marketing@gwi-ag.com www.gwi-ag.com	ORBIS Basics ORBIS Medical ORBIS Care ORBIS Management ORBIS Links ORBIS Ways	Die GWI AG und ihre Tochtergesellschaften betreuen in Deutschland, in Österreich, in der Schweiz und in Holland über **650 Kliniken;** GWI ist heute im AGFA-Konzern für die healthcare IT-Produkte zuständig
i.s.h.med	**GSD** Gesellschaft für Systemforschung und Dienstleistungen im Gesundheitswesen mbH (mit T-Systems Telekom)	mbromberg@gsd-berlin.de www.gsd-berlin.de	Komplettlösung für Krankenhäuser: BASIS- Modul, OP-Modul, IS-H*MED RAD (Radiologiemodul), IS-H*MED	aufbauend auf mySAP Healthcare, **mehr als 240 Installationen weltweit**

Produkte	Hersteller	E-Mail/Internet	Einsatzgebiete	weitere Angaben
	Riedemannweg 59, 13627 Berlin, Tel. 030 38370 - 308		PFLEGE (Pflegemodul), IS-H*MED PERINAT, IS-H*MED AMBULANZ	
iMedOne	**ITB AG – Tieto Enator Corp** Gleueler Str. 269, 50935 Köln, Tel. 0221-33774-436	info@itb-ag.com www.itb-ag.com	iMedOne DMS Arztbriefschreibung und Dokumentenmanagement-system	**insgesamt 135 Installationen**
			iMedOne DOC.OP OP-Dokumentation	
			iMedOne DOC.OPL OP-Planung	
			iMedOne AMS Ambulanzmanagement-system	
			iMedOne LMS Leistungsstellenmanagement	LSM/Radio (Radiologie-Modul), LSM/Physio (Physiotherapie-Modul), LSM/Universal (Universalmodul)
Millenium	**Cerner Deutschland GmbH** Schatzbogen 39, 81829 München, Tel. 089-4515000	http://www.cerner.com/public/	Klinisches Informationssystem	Weltweit mehr als 1500 Installationen
LORENZO	**iSOFT Deutschland GmbH** Am Exerzierplatz 14, 68167 Mannheim, Tel. 0621-3928-225	info@isoft.de www.isoft.de	Klinisches Informationssystem	iSOFT übernahm die frühere Torex GAP, die in Deutschland entstand aus der Fusion der beiden deutschen Torex Töchter Torex Health in Bochum und gap in Mannheim
MMC	**RZV GmbH** Grundschöttler Str. 21, 58300 Wetter, Tel. 02335-638-0	info@rzv.de www.rzv.de	Komplettlösung für Krankenhäuser: MCC-MAP, MCC-STATION, MCC-RIS (Radiologie) usw.	
fd-klinika	**fliegel data GmbH** Zur Lüre 44, 37671 Höxter, Tel. 0571-68080	marketing@fliegel-data.de www.fliegel-data.de	Komplettlösung für die vertikale Diversifikation vom Akutkrankenhaus, Rehabilitationsklinik, Pflegeheim	u. a. Patienten-Management, Funktionsdiagnostik/RIS, OP-Planung und OP-Dokumentation, etc. **über 220 Installationen**

Produkte	Hersteller	E-Mail/Internet	Einsatzgebiete	weitere Angaben
IKM	**KID GmbH** Kurt-Schumacher-Str. 24, 30159 Hannover, Tel. 0511-12401-0	info@kid-gmbh.de www.kid-gmbh.de	Krankenhausverwaltung, Patientenmanagment	Zusammen mit KIDICAP® für die Personalwirtschaft und EBS für Rechnungswesen und Controlling bildet IKM ein geschlossenes Krankenhausinformationssystem, **72 Installationen**
			EBS Rechnungswesen und Controlling	
			KIDICAP® Personalwirtschaft	
Cymed®-MeDIS/KIS	**Ceymed AG** Konrad-Zuse-Str.14, 44801Bochum, Tel. 0234-3247-0	info@cymed.de www.cymed.de	Gesamtlösung für medizinisch-pflegerische, fach-übergreifende Kommunikation, Planung, Steuerung, Sicherung und Dokumentation im gesamten Krankenhaus	Cyway® (Design und Monitoring klinischer Behandlungspfade), dAkte (EPA), Cymed-MeDIS, Cymed-OP / Anästhesie etc. **112 Installationen**
Phoenix	**MCS Parametrix Deutschland GmbH** Im Kappelhof 1, 65343 Eltville, Tel. 06123-6900	krankenhaus@mcs-ag.de www.mcs-ag.com	Krankenhausinformationssystem	**Ca. 60 Installationen**
cHMS	**c.a.r.u.s. HMS GmbH** Bornbach 9, 22848 Norderstedt, Tel. 040-51435-0	contact@carus.de www.carus-it.com	c.a.r.u.s. Hospital Management System (cHMS) unterstützt als Gesamt-Informationssystem alle medizinischen Bereiche im Krankenhaus sowie die Patientenverwaltung	**108 Installationen**
MCC	**Meierhofer AG** Wamslerstraße 2, 81829 München, Tel. 089-427191-3	vertrieb@meierhofer.de www.meierhofer.de	Skalierbares KIS	**Mehr als 200 Installationen**

12.4.2 RIS

Produktname	Hersteller	E-Mail/ Internet	Installationen
ORBIS® RIS	**Agfa - GWI AG** Konrad-Zuse-Platz 1-3, 53227 Bonn, Tel. 0228-2668-000	marketing@gwi-ag.com www.gwi-ag.com	insgesamt 95
fd-klinika Funktionsdia-gnostik/RIS	**fliegel data GmbH** Zur Lüre 44, 37671 Höxter, Tel. 0571-68080	marketing@fliegel-data.de www.fliegel-data.de	
Centricity RIS	**GE Healthcare** Munzinger Straße 3, 79111 Freiburg, Tel. 0761-4543-233	http://www.gehealthcare.com	insgesamt 120 davon zu PACS-Herstellern 25 und zu KIS-Herstellern 60
LORENZO RadCentre	**iSOFT Deut-schland GmbH** Burgstraße 9, 44867 Bochum, Tel. 02327-933-030	info@isoft.de www.isoft.de	ca. 70 Anbindungen an PACS und ca. 110 an KIS-Anbindungen, Referenzin-stallation Universität Tü-bingen
iMedOne LSM.Radio	**ITB AG** Gleueler Str. 269, 50935 Köln, Tel. 0221-33774-0	info@itb-ag.com www.itb-ag.com	ca. 25 davon eine im KKH Gummersbach
KODAK RIS 2010	**Kodak Health Imaging GmbH** HedelfingerStr. 56 - 60, 70327Stuttgart, Tel.0711-4065654	med-info@kodak.com www.kodak.de/go/medizin	
medavis RIS	**medavis GmbH** Waldstr. 71-73, 76133 Karlsruhe, Tel. 0721-92910-0	info@medavis.de www.medavis.de	Krankenhäuser, Uniklini-ken und Praxen in Deutschland, Österreich und der Schweiz
MEDOS RMS 8.42	**MEDOS AG** Hasselbachstr. 2, 63505 Langensel-bold, Tel. 06184-805200	info@medos.de www.medos.de	
MediCa-re.Plus	**micom GmbH** Schatzbogen 39, 81829 München, Tel. 089-4515000	info@micom-medicare.de www.micom-medicare.de	
INORIS	**NEXUS/NOVIT GmbH** Carl-Zeiss-Ring 13, 85737 Ismaning, Tel. 089-962418-0	info@nexus-inovit.de www.nexus-inovit.de	
EasyRIS	**PHILIPS Medizin Systeme GmbH** Röntgenstr. 24, 22335 Hamburg, Tel. 0180-5767222	pmsccc@philips.com www.philips.de/medizin	

Produktname	Hersteller	E-Mail/ Internet	Installationen
medico//s WRAD	**Siemens Medical Solutions Health Services GmbH** Henkestr. 127, 91052 Erlangen, Tel. 09131-842215	www.SiemensMedical.de	in Deutschland mehr als 60 Installationen mit medico//s und CLINICOM®
SIENET MagicSAS			weltweit mehr als 45 jeweils zu PACS-Herstellern und zu KIS-Herstellern
MCC-RIS	**RZV GmbH** Grundschöttler Str. 21, 58300 Wetter, Tel. 02335/638-0	info@rzv.de www.rzv.de	

12.4.3   Simulation und Geschäftsprozesse

Produkte	Hersteller	Adresse	E-Mail / Internet	Einsatzgebiete
Cyway®	Ceymed AG	Konrad-Zuse-Str.14, 44801Bochum, Tel. 0234/3247-0	info@cymed.de www.cymed.de	Design und Monitoring klinischer Behandlungspfade
cosy-WMS	Cosymed AG	Hopfenstr. 10, 85098 Groß-mehring, Tel. 08407/9396o	verwaltung@cosymed.de www.cosymed.de	Workflow-Management-System

12.4.4   PACS

Produkte	Hersteller	E-Mail / Internet	Installationen
IMPAX	**AGFA Deutschland Vertriebsgesellschaft mbH & Cie. Healthcare Informatics** Im Medienpark 5, 50670 Köln, Tel. 0221/5717-674	annekath-rin.schulz.as1@germany.agfa.com http://www.agfa.com/healthcare/	Stand-alone PACS: 600, integrierte RIS/PACS-Lösungen: 300
Centricity PACS	**GE Medical Systems Information Technologies GmbH** Munzinger Straße 3, 79111 Freiburg, Tel. 0761/4543-233	http://www.gemedicalsystemseurope.com/dede/	Stand-alone PACS: 50 in Europa, integrierte RIS/PACS-Lösungen: 20 Europa

Produkte	Hersteller	E-Mail / Internet	Installationen
IMPAX EE	**GWI AG** Konrad-Zuse-Platz 1-3, 53227 Bonn, Tel. 0228/2668-000	marketing@gwi-ag.com www.gwi-ag.com	Zusammenführung der Agfa-Lösung und des Tiani-Systems
ProVision PACS	**Cerner Deutschland GmbH** Cunoweg 1, 65510 Idstein, Tel. 06126/9520	information@cerner.com www.cerner.com	Früher Image Devices
INOPACS	**Nexus/INOVIT GmbH** Carl-Zeiss-Ring 13, 85737 Ismaning, Tel. 089/962418-0	info@nexus-inovit.de www.nexus-inovit.de	Stand-alone PACS: keine, integrierte RIS/PACS-Lösungen: 16
KODAK DirectView PACS System 5	**Kodak Health Imaging GmbH** HedelfingerStr. 56 -60, 70327Stuttgart, Tel. 0711/4065654	med-info@kodak.com www.kodak.de/go/medizin	Stand-alone PACS: 400 in Europa, integrierte RIS/PACS-Lösungen: ca. 50 in Europa
.med™ PACS	**MEDOS AG** Hasselbachstr. 2, 63505 Langenselbold, Tel. 06184/805200	info@medos.de www.medos.de	
EasyAccess	**PHILIPS Medizin Systeme GmbH** Röntgenstr. 24, 22335 Hamburg, Tel. 0180/5767222	pmsccc@philips.com www.medical.philips.com/de/	Stand-alone PACS: 40, integrierte RIS/PACS-Lösungen: 320, 190 Referenzinstallationen
SIENET	**Siemens Medical Solutions Health Services GmbH** Henkestr. 127, 91052 Erlangen, Tel. 09131/842215	www.SiemensMedical.de	Stand-alone PACS: mehr als 10 in Deutschland, integrierte RIS/PACS-Lösungen: mehr als 120 in Deutschland, mehr als 10 Referenzinstallationen
MEDIMAGE	**VEPRO AG** Max-Planck-Str. 1 - 3, 64319 Pfungstadt, Tel. 06157/800600	mail@vepro.com www.vepro.com	Stand-alone PACS: 600, integrierte RIS/PACS-Lösungen: 3000
JiveX	**VISUS Technology Transfer GmbH** Philippstr. 5, 44803 Bochum, Tel. 0234/58819-0	sales@visus-tt.com www.visus-tt.com	Stand-alone PACS: 40, integrierte RIS/PACS-Lösungen: 40, alle Kunden sind Referenzen

12.4.5 Praxis Software

Produkte	Hersteller	E-Mail / Internet	Einsatzgebiete	weitere Angaben
EVA	**abasoft EDV-Programme GmbH** Weilimdorfer Str. 45, 70825 Korntal, Tel. 0711-839941-0	INFO@abasoft-GmbH.de http://www.abasoft-GmbH.de	alle Fachgruppen, außer Dental-Medizin	600 verkaufte Systeme
ALBIS on Windows	**ALBIS Ärzteservive Product GmbH & Co. KG** Maria Trost 25, 56070 Koblenz, Tel. 0261-80700600	albis@compugroup.com http://www.albis.de	alle Fachgruppen	5500 verkaufte Systeme
CompuMED M1	**CompuMED Praxiscomputer GmbH & Co. KG** Maria Trost 25, 56070 Koblenz, Tel. 0261-80700400	reflex@compugroup.com www.compumed.de	alle niedergelassenen Ärzte	6000 verkaufte Systeme
DAVID	**DATA VITAL GmbH & Co. KG** Willi-Eichler-Str. 25, 37079 Göttingen, Tel. 0551-499090	dv@data-vital.de www.data-vital.de	niedergelassene Ärzte, Krankenhausambulanzen	3600 verkaufte Systeme
DOCconcept	**DOCexpert Computer GmbH** Kirschäckerstraße 27, 96052 Bamberg, Tel. 0951-9335200	docexpert.info@docexpert.de www.docexpertgruppe.de	umfassende Medizinische Dokumentation	2000 verkaufte Systeme *gehört zur DOCexpert Gruppe*
DOCexpertComfort			alle Fachgruppen	8300 verkaufte Systeme *gehört zur DOCexpert Gruppe*
DURIA	**DURIA eG** Kölner Lanstraße 240, 52305 Düren, Tel. 02421-27070	info@duria.de www.duria.de	alle Fachgruppen	1538 verkaufte Systeme (Stand 31.12.2002)
QUINCY PCnet und QUINCY WIN	**Frey ADV GmbH** Hohbeck 11, 40882 Ratingen, Tel. 02102-8742-0	info@frey.de www.frey.de	alle Fachgruppen	5900 verkaufte Systeme (davon 4150 WIN)
GENO-PRAX	**GENODATA SOFTWARE GMBH** Hinter Halfes 60, 52525 Heinsberg, Tel. 02452-939096	info@genodata-software.de www.genodata-software.de	alle Fachrichtungen und Krankenhäuser	232 verkaufte Systeme
ifa	**ifa systems AG** Augustinusstr.11b, 50226 Frechen, Tel. 02234-93367-0	info@ifasystems.de www.ifasystems.de	Augenärzte	2400 verkaufte Systeme

Produkte	Hersteller	E-Mail / Internet	Einsatzgebiete	weitere Angaben
MEDICAL OFFICE	**INDAMED EDV-Entwicklung und Vertrieb GmbH** Paul-Klee-Str. 63, 51375 Leverkusen	info@indamed.de www.indamed.de	alle Fachgruppen	362 verkaufte Systeme
InterARZT	**InterData Praxis-Computer GmbH** Alte Bahnhofsstr. 50-52, 48268 Greven, Tel. 02751-9331-0	info@interdata.de www.interdata.de	alle Fachgruppen	460 verkaufte Systeme
MCS-ISYNET	**MCS Modulare Computer und Software Systeme AG** Im Kappelhof 1, 65343 Eltville, Tel. 06123-690-0	arzt@mcs-ag.com www.mcs-ag.com	unabhängig, spezifisch durch MCS-Expertensystem	7830 verkaufte Systeme
MCS-INA	**MCS Modulare Computer und Software Systeme AG** Im Kappelhof 1, 65343 Eltville, Tel. 06123-690-0	arzt@mcs-ag.com www.mcs-ag.com	unabhängig, spezifisch durch MCS-Expertensystem	4500 verkaufte Systeme
Arztpraxis Wiegand DOS und Windows	**APW-Wiegand GmbH** Donaustr. 21, 65468 Trebur, Tel. 06147-3997	apw-wiegand@t-online.de www.apw-wiegand.de	alle Fachgruppen	850 Installationen
S3 Windows	**Mediamed Praxiscomputer GmbH** Auf den Besenäckern 23, 69502 Hemsbach, Tel. 06201-490-0	info@praxiscomputer.de www.praxiscomputer.de	alle Fachgruppen	1724 Installationen
PRAXIS-PRO-GRAMM	**MediSoftware Praxiscomputer-systeme** Steinstr. 1, 24118 Kiel, Tel. 0431-88687-0	mail@medisoftware.de http://www.arztcomputer.de	alle Fachgruppen	1327 verkaufte Systeme (01.10.2005)
MEDISTAR	**MEDISTAR Praxiscomputer GmbH** Karl-Wiechert-Allee 64, 30625 Hannover, Tel. 0511-5405-128	info@medistar.de www.medistar.de	alle Fachgruppen	18038 Ärzte (09.09.2003)
MEDYS für Mac OS 10.x sowie MEDYS für Windows	**MEDYS GmbH** Wilhelmstr. 96, 42489 Wülfrath, Tel. 02058-921120	info@medys.de www.medys.de	alle Ärzte außer Labormediziner	1700 verkaufte Systeme

Produkte	Hersteller	E-Mail / Internet	Einsatzgebiete	weitere Angaben
PROFIMED win	**PRO MEDISOFT Softwaresysteme im Gesundheitswesen** Besselstr. 25, 68219 Mannheim	MAF@PRO-Medisoft.de www.PRO-Medisoft.de	alle Fachgruppen	Ca. 20.000 Arbeitsplätze
easymed/ easymed für WIN	**promedico Computer für Medizin GmbH** Dom-Pedro-Str. 19, 80637 München, Tel. 089-9989200	info@promedico.com www.promedico.com	alle Fachgruppen	2361 verkaufte Systeme
MAP	**SALTRON GmbH** Am Brunnen 17-18, 85551 Kirchheim	support@saltron.de www.saltron.de	alle Fachrichtungen	267 Installationen
TurboMed	**TurboMed EDV GmbH** Schützenwall 59, 24114 Kiel, Tel. 0431-6592050	www.turbomed.de	unabhängig	9829 verkaufte Systeme
Data - AL	**Zimmer Elektromedizin GmbH** Junkerstr. 9, 89231 Neu-Ulm, Tel. 0731-97610	kontakt@data-al.de www.zimmer.de	alle Fachgruppen	Mehr als 1000 verkaufte Systeme

12.5 Sachwortverzeichnis

A

Abstract Message Definition 56
Ad-Hoc-Netz 104
ADT 148, 150
AIS 145, 162
Archivierung 213
Arztpraxis-Computersysteme 6
Arztsuche 75
Audits 16
Authentifizierung 101, 152

B

Barcode 121
Basis-Sicherheitscheck 241
BDT 150, 151
Bluetooth 98, 100
BS 7799 225, 227

C

Causal Reasoning 219
CDA 62, 155
Clinical Pathways 5, 127
CobiT 226
Code of Conduct 93
Content Management System 82

D

D2D 145, 153
Datenaustausch 65
Datenaustauschformat 179
Datensicherheit 113
DECT 98
Diagnosen 135

DICOM 183, 186, 194
DICOM Information Model 188
DIN EN ISO 18
Disease Management 163
Dokumentenmanagement 88
DRGs 12
DTA 163
DTD 62

E

EDI 148
EDIFACT 149, 169
EFQM 13, 15, 19, 34, 35
EG-Signaturrichtlinie 168
elektromagnetische Strahlung 118
elektronische Patientenakte 6
Encoding Rules 56
EPA 182, 195
ETA 219
EU-Datenschutzrichtlinie 217

F

Fallpauschalen 12
FHA 219
FMEA 219
Foren 73
FTA 219
Funknetzwerke 107

G

Gebäudekopplung 109
Gesundheitskarte 7
Gesundheitsportale 69, 79

Printed in the United States
By Bookmasters